Checkliste
Genetische Beratung

Checklisten der aktuellen Medizin

Herausgegeben von Alexander Sturm
Felix Largiadèr · Otto Wicki

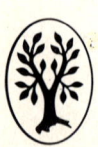 Georg Thieme Verlag Stuttgart · New York

Checkliste
Genetische Beratung

Ursel Theile
Unter Mitarbeit von Gesa Schwanitz,
Tiemo Grimm und Klaus Zerres

45 Abbildungen, 26 Tabellen

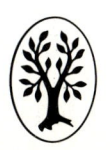

1992
Georg Thieme Verlag Stuttgart · New York

Die Deutsche Bibliothek – CIP-Einheitsaufnahme
Theile, Ursel:
Checkliste genetische Beratung : 26 Tabellen / Ursel Theile.
Unter Mitarb. von Gesa Schwanitz... – Stuttgart ; New York :
Thieme, 1992
    (Checklisten der aktuellen Medizin)

Wichtiger Hinweis: Wie jede Wissenschaft ist die Medizin ständigen Entwicklungen unterworfen. Forschung und klinische Erfahrung erweitern unsere Erkenntnisse, insbesondere was Behandlung und medikamentöse Therapie anbelangt. Soweit in diesem Werk eine Dosierung oder eine Applikation erwähnt wird, darf der Leser zwar darauf vertrauen, daß Autoren, Herausgeber und Verlag große Sorgfalt darauf verwandt haben, daß diese Angabe dem Wissensstand bei Fertigstellung des Werkes entspricht.
Für Angaben über Dosierungsanweisungen und Applikationsformen kann vom Verlag jedoch keine Gewähr übernommen werden. Jeder Benutzer ist angehalten, durch sorgfältige Prüfung der Beipackzettel der verwendeten Präparate und gegebenenfalls nach Konsultation eines Spezialisten festzustellen, ob die dort gegebene Empfehlung für Dosierungen oder die Beachtung von Kontraindikationen gegenüber der Angabe in diesem Buch abweicht. Eine solche Prüfung ist besonders wichtig bei selten verwendeten Präparaten oder solchen, die neu auf den Markt gebracht worden sind. Jede Dosierung oder Applikation erfolgt auf eigene Gefahr des Benutzers. Autoren und Verlag appellieren an jeden Benutzer, ihm etwa auffallende Ungenauigkeiten dem Verlag mitzuteilen.

Geschützte Warennamen (Warenzeichen) werden *nicht* besonders kenntlich gemacht. Aus dem Fehlen eines solchen Hinweises kann also nicht geschlossen werden, daß es sich um einen freien Warennamen handele.

Das Werk, einschließlich aller seiner Teile, ist urheberrechtlich geschützt. Jede Verwertung außerhalb der engen Grenzen des Urheberrechtsgesetzes ist ohne Zustimmung des Verlages unzulässig und strafbar. Das gilt insbesondere für Vervielfältigungen, Übersetzungen, Mikroverfilmungen und die Einspeicherung und Verarbeitung in elektronischen Systemen.

© 1992 Georg Thieme Verlag, Rüdigerstraße 14, D-7000 Stuttgart 30
Printed in Germany
Satz: Robert Hurler GmbH, D-7311 Notzingen (Linotronic 300)
Druck: Druckhaus Götz GmbH, D-7140 Ludwigsburg

ISBN 3-13-765501-3   1 2 3 4 5 6

Anschriften

Prof. Dr. Tiemo Grimm
Institut für Humangenetik
Biozentrum Am Hubland
8700 Würzburg

Prof. Dr. med. Felix Largiadèr
Vorsteher des Departements Chirurgie
und Direktor der Klinik für Viszeralchirurgie
Universitätsspital
CH-8091 Zürich

Prof. Dr. Gesa Schwanitz
Institut für Humangenetik
Wilhelmstraße 31
5300 Bonn 1

Prof. Dr. med. Alexander Sturm
Direktor der Med. Universitätsklinik
Ruhruniversität Bochum
Klinikum Marienhospital
4690 Herne/Westf.

Prof. Dr. med. Ursel Theile
Genetische Beratungsstelle Rheinland-Pfalz
Hafenstraße 6
6500 Mainz

Dr. med. Otto Wicki
Spezialarzt FMH für Chirurgie
CH-6707 Iragna

Priv.-Doz. Dr. Klaus Zerres
Leiter der Beratungsstelle
des Instituts für Humangenetik
Wilhelmstraße 31
5300 Bonn 1

Vorwort der Herausgeber

Die Checklisten der aktuellen Medizin sollen als Informations- und Nachschlagewerk dienen. Durch ihr handliches Format sind sie immer griffbereit und erlauben dem Arzt eine rasche Orientierung über:
- wesentliche Haupt- und Nebensymptome einer Erkrankung,
- notwendige und wichtige Untersuchungen zur Diagnostik,
- konservative und evtl. chirurgische Therapiemöglichkeiten,
- differentialdiagnostische und differentialtherapeutische Überlegungen bei schwierigen und wesentlichen Krankheitsbildern.

Die Checklisten wollen und können ein diagnostisches Handbuch oder ein großes Lehrbuch nicht ersetzen; sie wollen als übersichtliche Gedächtnisstütze dienen. Zur straffen, aber nicht vereinfachenden Gliederung wurden die meisten Angaben nur stichwortartig formuliert. Bewußt wurde zugunsten einer übersichtlichen praxis- und kliniknahen Aktualität in Diagnostik und Therapie der Nachteil fehlender Literaturhinweise und der Verzicht auf die Beschreibung sehr seltener Krankheitsbilder in Kauf genommen.

Die Checklisten sind vornehmlich für die Klinikärzte bestimmt, die auf dem im einzelnen abgehandelten Fachgebiet nicht spezialisiert sind, für niedergelassene Ärzte aller Fachrichtungen sowie fortgeschrittene Studenten. Die Checkliste gliedert sich in drei Teile:
- Der 1. Teil (graue Balken) beschreibt die Untersuchungstechniken in Praxis und Klinik.
- Der 2. Teil (blaue Balken) behandelt Ätiologie, Pathogenese und klinische Symptomatologie, zur Diagnose führende Befunde und Untersuchungsmethoden, evtl. die Differentialdiagnose sowie die konservative Therapie der einzelnen Krankheitsbilder.
- Der 3. Teil (rote Balken) enthält kurze Hinweise zur möglichen Operationsindikation, Operationsprinzip und Operationstechnik − soweit für das besprochene Fachgebiet zutreffend.

Bisher sind 27 Checklisten unterschiedlicher Themata − siehe letzte Seite dieser Checkliste − aus dem Bereich der konservativen und operativen Medizin erschienen.

Das Thema „Genetische Beratung" findet zunehmend Interesse und Bedeutung in der Medizin. Wir hoffen daher, daß sich auch diese Checkliste an die großen Erfolge der Vorgänger anschließen kann.

Wir sind dem Georg Thieme Verlag, insbesondere den Herren Dr. h.c. Günther Hauff und Dr. Dieter Bremkamp, für die tatkräftige Förderung und Realisierung dieses gemeinsam erarbeiteten Konzeptes sehr zu Dank verpflichtet.

Herne-Bochum, Zürich, Iragna Sommer 1991	Alexander Sturm Felix Largiadèr Otto Wicki

Vorwort des Verfassers

In diesem Band der Reihe „Checkliste der aktuellen Medizin" sind mir wichtig erscheinende Grundlagen der Humangenetik, Methoden genetischer Diagnostik, in der Beratungspraxis bedeutsame genetische Krankheitsbilder sowie häufige Fragen der täglichen Arbeit zusammengestellt. Diese Checkliste soll dem Arzt die Möglichkeit eröffnen, seinen Ratsuchenden ohne größeren Zeitaufwand eine erste Information zu geben. Spezielle und komplexere Fragestellungen bedürfen ausführlichen Literaturstudiums und somit der Bearbeitung in humangenetischen Fachinstitutionen.

Die Darstellung wendet sich an genetisch interessierte Kollegen in allen medizinischen Disziplinen, in erster Linie Allgemeinärzte, Geburtshelfer und Kinderärzte. Sie möchte aber auch Studenten der klinischen Semester den Bezug zwischen genetisch bedingtem Krankheitsbild und der häufig nachweisbaren psychosozialen Betroffenheit der Familien verdeutlichen. Letztlich hoffe ich, daß auch genetische Berater in diesem Buch manche Anregungen für die tägliche Arbeit finden mögen, vor allem wenn sie sich bei Beratungen außerhalb der Institute, fernab ihrer Bibliothek, schnell orientieren wollen.

Es muß als ein Wagnis gelten, heutzutage eine Checkliste über genetische Familienberatung zu veröffentlichen, da die genetische Wissenschaft sich so stark im Fluß befindet, daß täglich neue Erkenntnisse publiziert werden und die Annahmen von gestern z.T. heute bereits überholt sind. Aus diesem Grunde wird auf spezielle molekulargenetische Entwicklungen und Fakten meist verzichtet, da durch eine derartige Detailvermittlung manche andere, mir bedeutsamer erscheinende Anmerkungen zum klinischen Bild, aus denen sich differentialdiagnostische Zuordnungen ergeben können, keinen Raum mehr finden würden.

Da andererseits zytogenetische Diagnostik bei vielen Fragestellungen beinahe zur Routinemethode geworden ist, wird auf methodische Einzelheiten in diesem Bereich ausführlich eingegangen. Grenzen und Schwierigkeiten in der Bewertung werden aufgezeigt, um falschen Vorstellungen zur Aussagekraft dieser Untersuchungsmethode und einer fehlerhaften Indikation zu ihrer Anwendung zu begegnen. Noch mehr gilt dies für die sehr aufwendigen molekulargenetischen Diagnoseverfahren, die einerseits gezielter Indikation und andererseits, vor ihrer Durchführung, umfassender genetischer Beratung bedürfen. Beide Verfahren sind als Screening-Methode weder aus finanziellen noch personellen Gründen möglich. Gegen einen solchen Einsatz spricht auch die Gefahr, daß falsche Sicherheiten entstehen oder unnötige Ängste hervorgerufen werden.

Die Angaben zur Klinik sollen keineswegs Kenntnisse auf dem jeweiligen Facharztniveau vermitteln, sondern dem nicht speziell ausgebildeten Kollegen wichtige Aspekte des klinischen Bildes aufzeigen. So erscheinen z.B. die Beeinflussung des Krankheitsverlaufes der Mutter durch den Eintritt einer Schwangerschaft einerseits, mögliche Gefährdungen für das Kind durch unkontrollierte Medikationsänderungen während einer Schwangerschaft andererseits von Wichtigkeit, auch vermag die Angabe prognostischer Indikatoren im Einzelfall die Gewichtung bei der Frage erleichtern, ob genetische Beratung und Diagnostik erforderlich sind oder nicht.

Natürlich kann nur eine Auswahl aus der großen Zahl genetisch bedeutsamer Merkmale und Krankheitsbilder Berücksichtigung finden; dieser Auswahl liegen die Erfahrungen aus mehr als 19 Jahren genetischer Beratung zugrunde. Manche seltene Störung wurde hier aufgenommen, da über sie in den gängigen Publikationen kaum Angaben zu finden sind. Andererseits wurde z. B. auf Einzelheiten biochemischer Differenzierungen bei erblichen Stoffwechselkrankheiten o. ä. verzichtet, die in der Spezialliteratur nachzulesen sind.

Ich bin besonders dankbar, für die Gestaltung spezieller Themenkreise kompetente Mitarbeiter gewonnen zu haben. Frau Prof. Dr. Gesa Schwanitz danke ich für die Abfassung der Kapitel über zytogenetische Techniken und Probleme sowie die chromosomal bedingten Krankheitsbilder. Herr Prof. Dr. Tiemo Grimm übernahm die Bereiche Gentechnik, ihre Anwendung u. a. am Krankheitsbild der Muskeldystrophien, verschiedene Rechenverfahren und einzelne Kapitel im methodischen Teil. Herr Priv.-Doz. Dr. Klaus Zerres bearbeitete spezielle klinische Krankheitsgruppen wie Neurale und Spinale Muskelatrophien, Zystennieren, Potter-Sequenz und das Thema Krebs und Tumorkrankheiten.

Für Anregungen und Korrekturen sind die Autoren dankbar, bei mancher Vereinfachung in der Darstellung bitten sie um Nachsicht.

Dem Lektorat des Georg Thieme Verlages gilt unser Dank, besonders Herrn Dr. D. Bremkamp, der mit viel Geduld und vielerlei Rat und Hilfe zur Verfügung stand. Der gewissenhafte und unermüdliche Einsatz von Frau Clara Scheider, Mainz, bei der technischen Anfertigung des Manuskripts ist dankend hervorzuheben.

Mainz, im Sommer 1991 Ursel Theile

Inhaltsverzeichnis

Grundbegriffe der Genetik 1

Einführung 1
Autosomal dominanter Erbgang 2
Autosomal rezessiver Erbgang 4
X-chromosomal rezessiver Erbgang 6
X-chromosomal dominanter Erbgang 8
Multifaktorielle Vererbung 9
Polygenie 12
Pseudodominanz 13
Mutation 14
Nicht-Mendelsche Vererbung 15
Fehlbildung 16
Haupthistokompatibilitätskomplex 19
Populationsgenetik 20
Mitose und Meiose 21
Chromosomenstörungen 24
Geschlechtschromatin 35
Mosaike und Chimären 38

Methoden und Anwendung 40

Familienstammbaum 42
Risikoschätzungen der genetischen Beratung 42
Basisrisiko, Grundrisiko 43
Hautleisten und Furchensystem 44
Chromosomendiagnostik 46
Indikationen zur Chromosomenanalyse 54
Zellinkubation und Zellzüchtung zur Chromosomendarstellung 56
Voraussetzungen, Einschränkungen und Konsequenzen
einer Chromosomendiagnostik 63
Gentechnologie 66
Genotypdiagnostik bei Erbkrankheiten 69
Pränatale Diagnostik, vorgeburtliche Untersuchung .. 72
Bayessches Theorem, Verfahren zur Risikoschätzung .. 75
Hardy-Weinberg-Regel 78
Genetischer Abstammungsnachweis 79

Krankheitsbilder 81

Acheirie, Ektromelie 81
Achondrogenesis 82
Achondroplasie, Chondrodystrophie, chondrodystropher
Zwergwuchs, Parrot-Syndrom 83
Adrenale Hypoplasie, zytomegale adrenokortikale Hypoplasie . 85
Adrenogenitale Syndrome, AGS 86
Albinismus 88
Alkoholembryopathie, fetales Alkoholsyndrom 91
Alport-Syndrom 92
Alzheimersche Krankheit, präsenile Demenz 94

Inhaltsverzeichnis

Amyotrophe Lateralsklerose, Charcot-Sklerose 95
Analatresie, Anus imperforatus 97
Angeborene Taubheit (sog. Taubstummheit) 98
Aniridie, Irisaplasie 100
α_1-Antitrypsin-Mangel 101
Apert-Syndrom, Akrozephalosyndaktyliesyndrom 103
Arthrogryposis multiplex congenita (Amc), Amyoplasie,
multiple kongen. Kontrakturen, Guerin-Stern-Syndrom 104

Bauchdeckenaplasiesyndrom, Prune-belly-Sequenz,
Megazystis-Megaureter-Syndrom 106
Bloom-Syndrom 107
Brachydaktylie 109

CHARGE-Assoziation 111
Choanalatresie 113
Chorea Huntington, erblicher Veitstanz 114
Cornelia-de-Lange-Syndrom, Brachmann-de-Lange-Syndrom . 116

De-Grouchy-Syndrom I, Deletion 18p 117
De-Grouchy-Syndrom II, Deletion 18q 118
Diabetes insipidus, Wasserharnruhr 120
Diabetes mellitus, Zuckerkrankheit 122
Down-Syndrom, Mongolismus 126

Edwards-Syndrom 130
Ehlers-Danlos-Syndrome 133
Ektodermale Dysplasie 136
Epidermolysis bullosa 139
Epilepsie, Morbus sacer 142
Exostosen, multiple kartilaginäre 146

Familiäre Hypercholesterinämie 148
Familiäre Nesidioblastose, B-Zell-Hyperplasie des Pankreas .. 150
Fanconi-Anämie, Panmyelopathie Fanconi 151
Franceschetti-Syndrom, mandibulofaziale Dysostosis,
Treacher-Collins-Syndrom 152
Friedreichsche Ataxie 153

Galaktosämie 154
Gaumenspalte 156
Gicht und Hyperurikämie 157
Glaukom, grüner Star, Buphthalmus, Hydrophthalmus 159
Glykogenosen 161
Goldenhar-Syndrom, okuloaurikulo-vertebrale Dysplasie 164
Gruber-Meckel-Syndrom, Dysencephalia splanchnocystica ... 165

Hämophilie A, Bluterkrankheit 166
Hämophilie B 168
Hereditäres angioneurotisches Ödem, Quincke-Syndrom 169
Herzfehler, angeborene, kongenitale Herzdefekte (CHD) 170

Holt-Oram-Syndrom, Hand and heart syndrome 173
Homozystinurie 174
Hüftluxation, auch Hüftdysplasie 176
Hydrozephalus, Wasserkopf 178

Ichthyosis 181
Incontinentia pigmenti Bloch-Sulzberger 184
Ivemark-Syndrom 186

Juvenile familiäre Nephronophthise 188

Katarakt, grauer Star 190
Katzenschreisyndrom, Cri-du-chat-Syndrom,
Lejeune-Syndrom 192
Keratokonus 194
Klinefelter-Syndrom 195
Klippel-Feil-Syndrom 197
Klumpfuß, Talipes equinovarus 199

Lebersche Optikusatrophie 200
LEOPARD-Syndrom, progressive kardiomyopathische
Lentiginose 201
Lesch-Nyhan-Syndrom 203
Lippen-Kiefer-Gaumen-Spalte, umfaßt Hasenscharte und
Wolfsrachen 204
Louis-Bar-Syndrom, Ataxie-Teleangiektasie-Syndrom 206

Manisch-depressive Psychose, affektive Psychose, Zyklothymie 208
Marfan-Syndrom, Arachnodaktylie 212
Martin-Bell-Syndrom, Marker-X-Syndrom, fragiles X-Syndrom 214
Menkes-Syndrom, Kinky hair-disease 216
Metachromatische Leukodystrophie, Sulfatidose (MLD) 217
Mikrozephalie 219
Morbus Bechterew, Spondylitis ankylopoetica 221
Morbus Boeck, Sarkoidose 223
Morbus Crohn, Enteritis regionalis 225
Morbus Fabry, Angiokeratoma corporis diffusum
Glykosphingolipidose 227
Morbus Gaucher 229
Morbus Krabbe, Globoidzell-Leukodystrophie 231
Morbus Osler, Teleangiectasia hereditaria haemorrhagica 232
Morbus Parkinson, Parkinsonsche Krankheit, Paralysis agitans 234
Morbus Wilson, hepatozerebrale Degeneration 236
Mukolipidosen 238
Mukopolysaccharidosen (MPS) 239
Mukoviszidose, zystische Pankreasfibrose 243
Multiple Sklerose, Encephalomyelitis disseminata, Polysklerose 245
Muskeldystrophie Duchenne und Muskeldystrophie
Becker-Kiener 247
Myopie 249

Neurale Muskelatrophie, Charcot-Marie-Tooth-Syndrom,
HMSN I und II 250
Neuralrohrdefekt, dorsale Schlußstörung, umfaßt Spina bifida
und Anenzephalus, Meningozele, Myelomeningozele,
Myelozele und Enzephalozele sowie Rachischisis 252
Neurofibromatose Recklinghausen 254
Niemann-Pick-Krankheit, Sphingomyelinlipidose 256
Noonan-Syndrom 257

Osteogenesis imperfecta 259

Pätau-Syndrom 261
Pendred-Syndrom 263
Phenylketonurie (PKU), Föllingsche Krankheit 264
Poland-Syndrom 266
Polydaktylie, Vielfingrigkeit 267
Polyposis coli, familiäre Kolonpolypose 269
Potter-Sequenz, Oligohydramnionsyndrom, Dysplasia
renofacialis 270
Prader-Willi-Syndrom/Deletion 15q11 272
Psoriasis, Schuppenflechte 274
Pylorusstenose, Pylorushypertrophie, Pylorospasmus,
Magenpförtnerkrampf 276

Retinoblastom, Glioma retinae 277
Retinopathia pigmentosa, Retinitis pigmentosa 279
Romano-Ward-Syndrom, QT-Syndrom 281
Rubinstein-Taybi-Syndrom, Syndrom der breiten Daumen
(broad thumb syndrome) 282

Schizophrenie, schizophrene Psychose, Morbus Bleuler 283
Short-rib-polydactyly-Syndrom, Thoraxdystrophie-Polydakty-
lie-Syndrom, Typ Majewski und Typ Saldino-Noonan 286
Sichelzellanämie 288
Skoliose 290
Spalthand/Spaltfuß, Ektrodaktylie 292
Sphärozytose, Kugelzellanämie, familiärer hämolytischer
Ikterus 293
Sphingolipidosen 295
Spinale Muskelatrophien 296
Stargardtsche Makuladegeneration, juvenile
Makuladegeneration 300
Syndaktylie 301

Tay-Sachs-Syndrom, G_{M2}-Gangliosidose Typ I 303
Testikuläre Feminisierung 304
Thalassämie, Mittelmeeranämie 306
Triplo-X-Syndrom, Trisomie-X-Syndrom, XXX-Syndrom 308
Tuberöse Sklerose, Epiloia, umfaßt auch Morbus
Bourneville-Pringle 310

Turner-Syndrom, Ullrich-Turner-Syndrom, XO-Syndrom 312

Usher-Syndrom 315

VATER-Assoziation/VACTERL-Assoziation 317
Vitamin-D-resistente Rachitis, Phosphatdiabetes 318

Waardenburg-Syndrom, Klein-Waardenburg-Syndrom 319
Weill-Marchesani-Syndrom, Sphärophakie-Brachymorphie-
Syndrom 321
v. Willebrand-Jürgens-Syndrom 322
Williams-Beuren-Syndrom, supravalvuläre Aortenstenose,
Elfin face syndrome 324
Wilms-Tumor, Nephroblastom 326

Xeroderma pigmentosum 327
XX-Männer 329
XYY-Syndrom.................................. 330

Zwerchfelldefekt 332
Zystennieren 333

Beratungssituationen und Therapie 337
Altersrisiko der Mutter 337
Altersrisiko des Vaters............................ 340
Amaurose, Blindheit.............................. 342
Blutsverwandtschaft 343
Ehepaar mit gehäuften Spontanaborten 345
Exogene Belastungen in der Schwangerschaft 347
Fehlbildungs-/Retardierungssyndrom bei erstem Kind 350
Geistige Behinderung bei männlicher Person
in der Familie der ratsuchenden Frau.................. 351
Genetische Faktoren bei Krebs- und Tumorerkrankungen 353
Hörstörungen 355
Intersexualität 357
Therapie von Erbkrankheiten 359
Unerfüllter Kinderwunsch 360

**Anschriften genetischer Beratungsstellen in den alten
und neuen Bundesländern** 362

Sachverzeichnis 369

Grundbegriffe der Genetik
Einführung

Genetische Beratung ist ein ärztliches Angebot im Rahmen der Präventivmedizin für die einzelne Familie. Sie kann dem Paar mit Kinderwunsch bei der Risikoabschätzung für Nachkommen helfen, wenn aufgrund familiärer Belastungen Ängste oder Sorgen bestehen. Häufige Beratungsanlässe sind:
- Vorkommen eines ersten Kindes (oder mehrerer) mit Fehlbildung, Entwicklungsverzögerung oder Auffälligkeit,
- Vorkommen einer Auffälligkeit/Störung bei einem oder beiden Partnern eines Paares mit Kinderwunsch,
- Vorkommen schwerer Krankheiten/Auffälligkeiten in der Verwandtschaft,
- Häufung von Fehl- oder Totgeburten in einer Partnerschaft,
- Planung einer Verwandtenheirat,
- Wunsch nach pränataler Diagnostik (z. B. Alter, biochemisch oder molekulargenetisch nachweisbare Leiden),
- Belastung durch Drogen, Medikamente, Strahlen, Infektionskrankheiten, Impfungen in der Frühschwangerschaft.

Nach Erstellung des Familienstammbaumes möglichst Absicherung der vermuteten Diagnose durch
- klinisch-genetische Untersuchungsverfahren,
- zytogenetische Analyse,
- biochemische Diagnostik,
- ggf. indirekten oder direkten Genotypnachweis.

Invasive pränatale Diagnostik ist nur indiziert, wenn Voruntersuchung oder klare diagnostische Zuordnung einer Störung entsprechende Erfassungsmöglichkeiten erwarten lassen. Genetische Beratung wird freiwillig wahrgenommen; sie erfolgt weder direktiv noch aktiv. Die Beratungsaussage hat das höchste Risiko, jedoch im Einzelfall mit individueller Gewichtung, anzugeben.
Sie soll
- so verständlich wie möglich,
- so wissenschaftlich wie nötig,
- so exakt wie möglich,
- so ausführlich wie nötig,
- so einfühlsam wie möglich

gestaltet werden.
In jeder genetischen Beratung wird auf das allgemeine Basisrisiko hingewiesen. Behinderte oder Behinderungen werden durch genetische Beratung nicht diskriminiert. Der Berater muß, bei erhöhtem Risiko, auf die Gefahr des Wiederauftretens hinweisen oder kann, bei geringer Gefährdung, Ängste abbauen helfen.

Grundbegriffe der Genetik
Autosomal dominanter Erbgang

Definition

Vererbungsmodus, bei dem ein Merkmal durch ein Gen ausgelöst wird (monogen), welches gegenüber dem Allel auf dem homologen Chromosom dominant ist. Das Gen ist auf einem Autosom lokalisiert.

Erläuterung

Heterozygotie ist zur Manifestation des Merkmals in der Regel ausreichend (Ausnahmen s. unten), Homozytogie für dominante Merkmale wird sehr selten beobachtet, ist vermutlich meist letal. Die Merkmalsausprägung ist häufig intrafamiliär und interfamiliär unterschiedlich: Expressivitätsschwankungen. Fehlende phänotypische Ausprägung des Merkmals bei gesichertem Genotyp (z. B. betroffene Nachkommen) wird als verminderte Penetranz bezeichnet. Beide Geschlechter sind gleich häufig betroffen. In der Regel hat ein Betroffener einen ebenfalls betroffenen Elternteil.

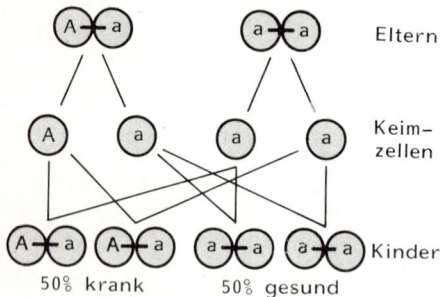

A = merkmalsauslösende Anlage
a = „gesunde" Anlage
Aa = betroffene Personen
aa = homozygot gesunde Personen

Anwendung

- Für die Nachkommen eines Betroffenen ist das Wiederholungsrisiko 50%, die Vererbung erfolgt unabhängig vom Geschlecht. Für Nachkommen gesunder Geschwister besteht kein Erkrankungsrisiko.

Grundbegriffe der Genetik
Autosomal dominanter Erbgang

- Wird in einer bis dahin unauffälligen Familie ein autosomal dominantes Merkmal erstmalig beobachtet, so ist es in aller Regel als Neumutation anzusehen. Für die Nachkommen des Betroffenen gelten die Gesetze des autosomal dominanten Erbganges. Sorgfältige Familienuntersuchungen zur Erfassung von Personen mit geringer Expressivität des Merkmals oder verminderter Penetranz notwendig.

Besonderheiten

- Bei Verdacht auf Neumutation ist differentialdiagnostisch eine Phänokopie in Betracht zu ziehen.
- Das Phänomen der Pseudodominanz bei autosomal rezessiven Merkmalen kann zu Verwechslungen mit dem autosomal dominanten Erbgang führen. Blutsverwandtschaft der Eltern oder Herkunft aus Isolaten sprechen eher für ein rezessiv vererbtes Merkmal.

Unterschreitet die Penetranz eines Gens den Wert von 80% deutlich, ist der autosomal dominante Erbgang für das betreffende Merkmal in Frage zu stellen.

Grundbegriffe der Genetik
Autosomal rezessiver Erbgang

Definition

Vererbungsmodus, bei dem ein Merkmal nur bei Homozygotie für das auslösende Gen auftritt.
Heterozygote Genträger sind klinisch nicht zu erkennen und nur in Einzelfällen durch spezielle biochemische Testverfahren oder molekulargenetische Techniken als solche zu identifizieren.

Erläuterung

- Beide Geschlechter sind gleich häufig betroffen, meist nur geringe Schwankungen in der Merkmalsausprägung. Das Gen ist auf einem Autosom lokalisiert.
- Betroffen sind gewöhnlich Geschwister, deren Eltern klinisch gesund sind (Ausnahme: Pseudodominanz!). Blutsverwandtschaft der Eltern oder Herkunft aus Isolaten liegt häufiger vor.

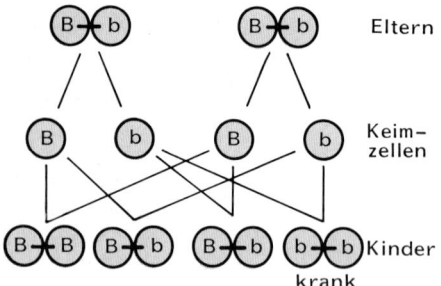

b = merkmalsauslösende Anlage
B = „gesunde" Anlage
BB = homozygot gesund
Bb = heterozygot, (meist) gesund, Überträger
bb = homozygot betroffen (krank)

Anwendung

- Haben gesunde Eltern ein Kind mit autosomal rezessiv vererbtem Merkmal, so beträgt das Wiederholungsrisiko für jedes weitere Kind 25%. Gesunde Geschwister sind mit einer Wahrscheinlichkeit von $2/3$ heterozygot für das Merkmal.
- Für Kinder eines Betroffenen besteht mit homozygot gesundem Partner kein Erkrankungsrisiko, alle Kinder sind heterozygot.

Grundbegriffe der Genetik
Autosomal rezessiver Erbgang

- Trifft ein selbst Betroffener auf einen heterozygoten Partner – diese Wahrscheinlichkeit ist abhängig von der Genfrequenz in der Bevölkerung – so haben die Kinder ein Risiko von 50%, wieder Merkmalsträger zu sein. Dieses Phänomen wird als Pseudodominanz bezeichnet. (vgl. S. 12).
- Gesunde Geschwister betroffener Personen sollten auf das erhöhte Risiko für Kinder bei Verwandtenehe hingewiesen werden.
- Fragen zwei homozygote Merkmalsträger eines gleichartigen familiären Leidens nach dem Risiko für Kinder, so ist Heterogenie dann zu diskutieren, wenn die Eltern nicht miteinander verwandt sind, nicht aus dem gleichen Isolat stammen und verschiedene Gene für das Merkmal in der Bevölkerung nachgewiesen sind. Ein erstes betroffenes Kind beweist allerdings, daß Heterogenie nicht vorliegt und bedeutet für weitere Nachkommen eine 100%ige Wiederholungswahrscheinlichkeit.

Besonderheiten

- Für eine Reihe klinischer Merkmale mit autosomal rezessivem Erbgang ist Heterogenie nachgewiesen. Dies bedeutet, daß phänotypisch identische Krankheitsbilder durch unterschiedliche Gene ausgelöst werden. Heterogenie führt dazu, daß doppelt Heterozygote gesund sind und erklärt die nicht so seltene Beobachtung, daß Nachkommen aus der Ehe zwischen zwei sicher homozygot Betroffenen mit dem gleichen klinischen Krankheitsbild gesund sind. Im Sinne der Heterogenie ist auch die Beobachtung zu werten, daß der zugrundeliegende Stoffwechseldefekt des einen Krankheitsbildes durch das Serum eines anderen Krankheitsträgers (in vitro) auszugleichen ist.

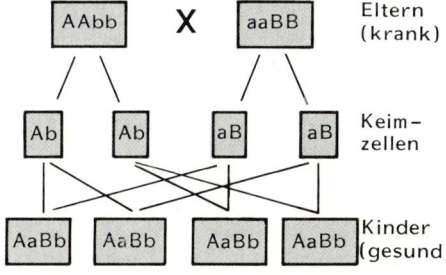

Ein Elternteil krank bei Homozygotie aa, der andere bei Homozygotie bb. Alle Kinder doppelt heterozygot AaBb, d.h. gesund, jedoch Überträger für a und b.
Beispiel: sog. Taubstummheit

Grundbegriffe der Genetik
X-chromosomal rezessiver Erbgang

Definition

Vererbungsmodus, bei dem das merkmalsauslösende Gen auf dem X-Chromosom liegt und sich gegenüber dem gesunden Allel rezessiv verhält.

Erläuterung

Betroffen sind nur Knaben, deren Mütter in der Regel gesunde Konduktorinnen sind. Bei manchen Merkmalen gelingt es, durch spezielle Tests (biochemische, molekulargenetische, gelegentlich histologische Untersuchung) die Konduktorinneneigenschaft zu sichern. Aufgrund der Hemizygotie der Männer für alle X-chromosomalen Gene kommt es bei ihnen zur Merkmalsmanifestation. Findet sich bei einer weiblichen Person eine Merkmalsausprägung, so ist nach einer chromosomalen Aberration zu suchen (45, XO; XXi; X-autosomale Translokation).

Anwendung

- Für Söhne einer Konduktorin besteht eine Erkrankungswahrscheinlichkeit von 50%, für Töchter eine Wahrscheinlichkeit von 50%, wieder Konduktorin zu sein. Alle Töchter eines Mannes mit X-chromosomal rezessivem Merkmal sind Konduktorinnen, alle Söhne sind gesund.

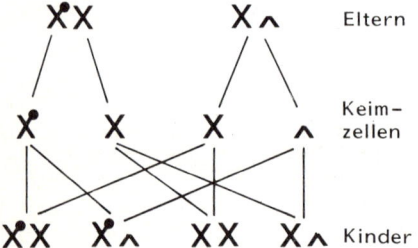

X˙ X-Chromosom mit merkmalsauslösendem Gen
X˙X Konduktorin
X˙∧ betroffener Sohn

- Frauen, die einen Sohn mit X-chromosomal rezessivem Merkmal geboren haben und mindestens einen betroffenen Bruder haben, sind als sichere Konduktorinnen anzusehen.

Grundbegriffe der Genetik
X-chromosomal rezessiver Erbgang

- Ist der betroffene Sohn die einzige Person in der Familie mit dem Merkmal, so kann er selbst Träger einer Neumutation sein oder die Mutation ist bereits in den Keimzellen der Mutter enthalten.
- Höheres Zeugungsalter des mütterlichen Großvaters des Erstbetroffenen könnte eine Mutation in den Keimzellen der Mutter erklären.
- Ist die Neumutation bei der Mutter anzunehmen, so gelten die im Erbschema abgeleiteten Wiederholungsrisiken. Ist der erstbetroffene Sohn Träger der Mutation, so ergibt sich für seine Geschwister kein erhöhtes Risiko (Ausnahme: Keimzellmosaik). Für seine Töchter ist Konduktorinneneigenschaft anzunehmen.
- Gesunde Brüder eines Betroffenen mit X-chromosomal rezessivem Erbgang haben für ihre Nachkommen kein Erkrankungsrisiko. Schwestern eines Betroffenen, die nicht Konduktorinnen sind, haben ebenfalls bei den Nachkommen kein erhöhtes Erkrankungsrisiko.
- Eine Vererbung von Vater auf Sohn kommt nicht vor.
Alle Töchter eines betroffenen Mannes sind Konduktorinnen.

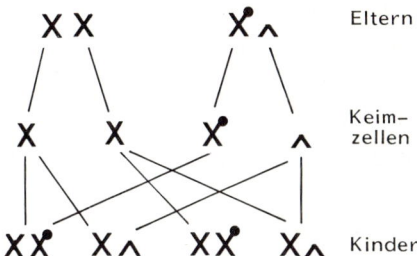

Die Möglichkeit, Konduktorinnen eines X-chromosomal rezessiv erblichen Merkmals nachzuweisen, beruht auf der Tatsache, daß in den Zellen weiblicher Personen nur jeweils eines der X-Chromosomen biologisch aktiv ist, während das andere inaktiviert als Sexchromatin oder Barr-Körperchen vorliegt. Zwischen dem 12. und 16. embryonalen Entwicklungstag wird in jeder weiblichen Zelle zufallsbedingt festgelegt, welches X-Chromosom aktiv bleibt und welches inaktiviert wird. Lediglich die Keimbahnzellen bleiben davon ausgenommen, hier sind weiterhin beide X-Chromosomen aktiv.

Alle aus den somatischen Stammzellen sich ableitenden Tochterzellen zeigen Aktivität bzw. Inaktivität des gleichen X-Chromosoms wie diese. In der Regel ist in 50% der Zellen das väterliche, in 50% das mütterliche X-Chromosom aktiv; weibliche Personen sind also bezüglich X-chromosomaler Merkmale Mosaike (Lyon-Hypothese).

Grundbegriffe der Genetik
X-chromosomal dominanter Erbgang

Definition

Vererbungsmodus, bei dem das merkmalsauslösende Gen auf dem X-Chromosom liegt und sich gegenüber dem gesunden Allel dominant verhält.

Erläuterung

In beiden Geschlechtern kommt es zur Merkmalsausprägung, heterozygote Frauen sind leichter als hemizygote Männer betroffen. Das Merkmal wird in aufeinanderfolgenden Generationen beobachtet, beide Geschlechter sind betroffen. Das Merkmal wird niemals vom Vater auf den Sohn vererbt. Der X-chromosomal dominante Erbgang ist außerordentlich selten.

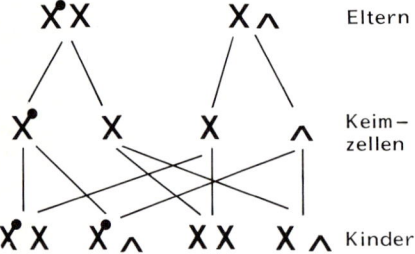

X˙X leicht betroffene Frau/Tochter
X˙∧ schwer betroffener Sohn/Mann

Anwendung

Entsprechend dem Erbschema ist bei Söhnen einer leicht betroffenen Frau in 50% mit dem Auftreten des Merkmals, und zwar in schwerer Form, zu rechnen. Die Töchter werden mit 50% Wahrscheinlichkeit so wie ihre Mutter betroffen sein. Für die Nachkommen gesunder Söhne und Töchter besteht kein Erkrankungsrisiko.

Besonderheiten

Manche Merkmale sind im männlichen Geschlecht letal, z.B. Incontinentia pigmenti Bloch-Sulzberger, es werden daher die Krankheitsmerkmale nur bei (heterozygoten) Frauen beobachtet.

Grundbegriffe der Genetik
Multifaktorielle Vererbung

Definition

Vererbungsmodus, der durch ein Zusammenwirken von Erbanlagen und Umweltfaktoren gekennzeichnet ist (Abb. 1).

Erläuterung

Im Einzelfall sind die Zahl der Erbanlagen sowie die Art der Umweltfaktoren nicht oder nur ungenau bekannt. Da die Merkmale nicht entsprechend den Mendelschen Erbgesetzen in den Familien beobachtet werden, läßt sich monogene Verursachung ausschließen.
Der Vergleich von Konkordanzraten bei eineiigen und zweieiigen Zwillingspaaren erlaubt die Abschätzung des Einflusses von Erbe und Umwelt für die jeweilige Störung. In gleicher Weise können auch Adoptionsstudien herangezogen werden.

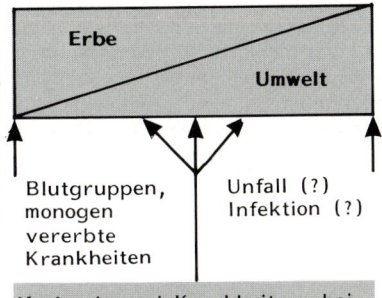

Abb. 1 Erbe/Umwelt-Diagramm

Anwendung

Krankheitsbilder und Merkmale mit multifaktorieller Vererbung kommen in der allgemeinen Bevölkerung relativ häufig vor, einzelne Störungen lassen deutliche Geschlechtsbevorzugungen erkennen. Besondere Häufungen in Isolaten werden beobachtet, für Kinder aus Ehen zwischen blutsverwandten Partnern besteht ein erhöhtes Manifestationsrisiko. Bei manchen Merkmalen ist es nicht möglich, polygene Vererbung und multifaktorielle Verursachung sicher voneinander abzugrenzen.

Grundbegriffe der Genetik
Multifaktorielle Vererbung

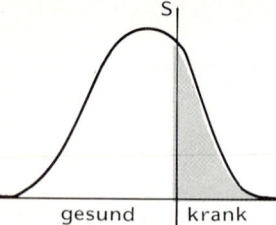

Abb. 2 Merkmalsverteilung in der Bevölkerung, multifaktorielle Vererbung mit Schwellenwert (S)

Für einige Krankheitsbilder ist eine Reihe von Umweltfaktoren als manifestationsfördernd nachgewiesen. Bei der Abhängigkeit der Merkmalsausprägung von Umweltfaktoren werden umweltlabile und umweltstabile Merkmale unterschieden, z. B. Körpergröße = umweltstabil, Körpergewicht = umweltlabil.

Für die Beratung werden bei multifaktoriell vererbten Merkmalen Risikozahlen für nahe Verwandte aufgrund großer Familienstatistiken als empirische Risikoziffern angegeben. Sie liegen meist für erstgradige Verwandte in einer ähnlichen Größenordnung.

Bei Merkmalen mit Geschlechtsbevorzugung ist der sog. Carter-Effekt zu beobachten, hierbei findet sich eine auffällige Geschlechterverteilung eines Merkmals unter den Nachkommen (Beispiel: Pylorusstenose im männlichen, Hüftluxation im weiblichen Geschlecht) (Abb. 3).

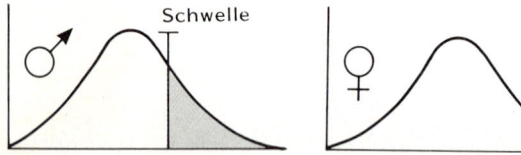

Abb. 3 Geschlechtsbevorzugung bei unterschiedlicher Lage des Schwellenwertes im männlichen und weiblichen Geschlecht am Beispiel der Pylorusstenose (nach Vogel u. Motulsky)

Es wird diskutiert, daß bei Personen des weniger häufig betroffenen Geschlechts geschlechtsspezifische Schutzfaktoren die Manifestation des Merkmals verhindern. Ist eine Person des seltener betroffenen Geschlechtes Merkmalsträger, wird unter den Kindern häufiger die Störung beobachtet als bei Nachkommen des bevorzugt betroffenen Geschlechtes. Diese Beobachtung wird durch Annahme einer relativ großen Zahl genetischer Faktoren für das Merkmal bei dem erkrankten Elternteil gedeutet, wodurch die Erkrankungswahrscheinlichkeit für die Nachkommen sich erhöht.

Grundbegriffe der Genetik
Polygenie

Definition

Zusammenwirken mehrerer oder vieler Gene zur Ausprägung morphologischer oder funktioneller Eigenschaften.

Erläuterung

Die Variabilität bestimmter Merkmale bei Personen, die im gleichen Milieu leben, macht ebenso wie die Merkmalsähnlichkeit zwischen nahen Blutsverwandten die Annahme einer größeren Zahl genetischer Faktoren für diese Variabilität wahrscheinlich. Die Merkmalsausprägungen lassen sich nicht durch die Wirkung eines einzelnen Gens erklären, mehrere Gene werden angenommen. Jedes für sich folgt einem bestimmten Erbgang, die Merkmalsausprägung entspricht der Summe der einzelnen Genwirkungen.
Beispiel: menschliche Hautfarbe, deren Variabilität besonders in Mischehen nach zwei bis drei Generationen deutlich erkennbar wird. Additive Genwirkung wird angenommen.

Grundbegriffe der Genetik
Pseudodominanz

Definition

Vorkommen eines autosomal rezessiv erblichen Merkmals in aufeinanderfolgenden Generationen.

Erläuterung

Als Folge einer Heirat zwischen einem homozygot Kranken und einem Heterozygoten kann es zum Wiederauftreten eines homozygoten Genstatus bei Kindern kommen, so daß diese wieder Merkmalsträger sind. Blutsverwandtschaft oder Herkunft der Eltern aus Isolaten werden häufiger beobachtet.

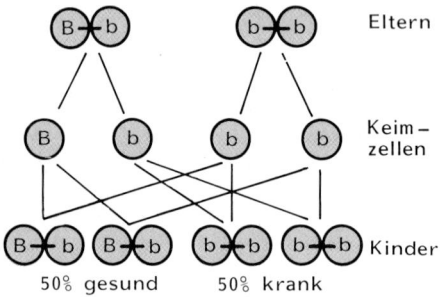

B = „gesunde" Anlage
b = merkmalsauslösende Anlage

Anwendung

Die Erfassung des Phänomens Pseudodominanz ist besonders wichtig für die Beratung der Nachkommen aus einer derartigen Familie, da bei Fehlannahme eines autosomal dominant vererbten Merkmals fälschlicherweise ein hohes Wiederholungsrisiko angegeben wird, das bei Vermeidung einer erneuten Verwandtenehe nicht zu erwarten ist.

Grundbegriffe der Genetik
Mutation

Definition

Mutation bezeichnet jede Art der Veränderung des Genoms, nicht jedoch den Austausch von Erbmaterial zwischen zwei homologen Chromosomen durch Rekombination.

Einzelformen der Mutation

- Genommutation:
  - numerische Veränderung des Chromosomensatzes (Polyploidie), z. B. Triploidie = 69 Chromosomen;
  - überzählige Chromosomen (Hyperploidie), z. B. Trisomie, Tetrasomie:
    Trisomie 21 = Down-Syndrom,
    Trisomie 13 = Patau-Syndrom,
    Trisomie 18 = Edwards-Syndrom,
    47,XXY = Klinefelter-Syndrom;
  - Verlust eines Chromosoms (Hypoploidie), z. B. Monosomie X, Ullrich-Turner-Syndrom.
- Chromosomenmutation: Strukturveränderungen einzelner Chromosomen, z. B.
  - Robertsonsche Translokation zwischen zwei akrozentrischen Chromosomen,
  - reziproke Translokation,
  - Deletion,
  - Duplikation,
  - Inversion.
- Genmutation: Veränderung eines einzelnen Gens. Die Ursachen können unterschiedlich sein:
  - Punktmutation: Austausch eines einzigen Basenpaares, Beispiel: Sichelzellanämie, Thymin ausgetauscht gegen Adenin,
  - Spleißmutation: unkorrekte Zusammenfügung der Exons eines Gens, z. B. verschiedene Formen der Thalassämie,
  - Deletionsmutation: Verlust eines oder mehrerer Basenpaare, Beispiel: 70% der Patienten mit Muskeldystrophie Duchenne zeigen solche Deletionen,
  - Duplikations- und Insertionsmutation: Veränderungen, die durch Verdoppelung von Genabschnitten entstehen (ungleiches Crossing-over oder Einfügung von DNA), Beispiel: 5% der Patienten mit Muskeldystrophie Duchenne zeigen eine Duplikation oder Insertion im Dystrophingen.
- Somatische Mutation: Mutation in somatischen Zellen, häufig bei Tumoren.
- Keimzellmutation: Mutation in der Keimbahn, die zur Mosaikbildung in den Keimzellen führen kann. Der Anteil der Keimzellmosaike unter den Müttern von Patienten mit Muskeldystrophie Duchenne wird auf 24% geschätzt.

Grundbegriffe der Genetik
Mutation

Häufigkeitsbestimmungen

- Mutationsrate: Als Mutationsrate (μ) bezeichnet man die Zahl der Mutationen pro Genort und Generation.
  Beispiele für einige Mutationsraten beim Menschen:
  - Achondroplasie   autosomal dominant $1,4 \times 10^{-5}$
  - Neurofibromatose   autosomal dominant $1 - 1,4 \times 10^{-4}$
  - myotone Dystrophie   autosomal dominant $1,3 \times 10^{-5}$
  - Phenylketonurie   autosomal rezessiv $2,5 \times 10^{-5}$
  - Muskeldystrophie Duchenne X-chromosomal $4 - 9 \times 10^{-5}$
  - Hämophilie A   X-chromosomal $3 - 5,7 \times 10^{-5}$

  Zunahme der Mutationsrate mit höherem väterlichen Zeugungsalter vgl. Altersrisiko des Vaters.

- Indirekte Schätzung der Mutationsrate:
  - autosomal dominanter Erbgang:
    $\mu = 1/2 \times$ Zahl der Merkmalsträger $\times$ Selektionskoeffizient,
    Selektionskoeffizient $= 1 -$ relative Fertilität,
  - autosomal rezessiver Erbgang:
    eine indirekte Schätzung ist praktisch nicht möglich,
  - X-chromosomal rezessiver Erbgang:
    $\mu = 1/3 \times$ Zahl der Merkmalsträger $\times$ Selektionskoeffizient.

Grundbegriffe der Genetik
Nicht-Mendelsche Vererbung

Problemstellung

Mitochondriale Vererbung und Imprinting stellen genetische Phänomene dar, die sich mit den klassischen Regeln der Mendelschen Vererbung nicht erklären lassen.

- Mitochondriale Vererbung: Mitochondrien sind Zellorganellen mit eigenem Genom. Sie können ihre genetische Information in funktionelle Peptide transkribieren und translatieren. Jedes menschliche Mitochondrium enthält etwa 10 kreisförmige DNA-Doppelhelices, die sich selbst reduplizieren. Diese mitochondriale DNA wird nur maternal vererbt.

Beispiele:
Lebersche hereditäre Optikusneuropathie: 100% der Töchter einer Genträgerin erkranken selbst oder sind Konduktorinnen. Nachkommen erkrankter Männer sind immer gesund.
Kearns-Sayre-Syndrom, eine mitochondriale Myopathie: Hier liegt eine Deletion in der mitochondrialen DNA vor. Die Krankheit tritt in der Regel nicht familiär auf.

- Imprinting: Beeinflussung der Expressivität eines Gens durch paternale oder maternale Vererbung.

Erläuterung: Als molekulare Basis des Imprinting werden Unterschiede des DNA-Methylierungsgrades bei Vater und Mutter diskutiert, durch die die Expressivität der Gene beeinflußt wird.

Beispiele:
Chorea Huntington, spinozerebellare Ataxie − frühes Erkrankungsalter bei paternaler Vererbung,
Neurofibromatose I und II − Patienten mit maternaler Vererbung schwerer betroffen,
Prader-Willi-Syndrom − Deletion auf väterlichem Chromosom 15 (Bande 15q 11−13),
Angelman-Syndrom − Deletion auf mütterlichem Chromosom 15.

Grundbegriffe der Genetik
Fehlbildung

Definition

Im allgemeinen Sprachgebrauch morphologischer Defekt eines Organs, eines Organteils oder eines Körperteils.

Erläuterung

Von primären Fehlbildungen, die auf einer endogenen Entwicklungsstörung beruhen, werden sekundäre unterschieden, die als Folge einer exogenen Einwirkung während der Organentwicklung auftreten. Hier ist eine normale Anlage in ihrer Entwicklung unterbrochen worden, so daß man heute von

- Disruption spricht. Disruption und Deformation betreffen Organe.
- Als Deformation werden Lageanomalien oder Verformungen von Körperteilen bezeichnet, die unter der Einwirkung mechanischer Kräfte oder als Folge einer verminderten mechanischen Widerstandskraft von Körperteilen entstehen. Hierfür sind verminderte intrauterine Bewegungsfähigkeit des Feten bei Oligohydramnion und Zwillingsschwangerschaft zu erwähnen, aber auch neuromuskuläre Erkrankungen oder neurologische Störungen, beispielsweise bei Neuralrohrdefekt.
- Als Dysplasie wird ein Gewebsdefekt definiert, dessen Ausprägung bei Geburt noch nicht abgeschlossen ist, der nicht selten zur malignen Entartung führen kann.
Beispiele: Wilms-Tumor oder Retinoblastom, die auf eine Gewebedysplasie mit der Potenz zur malignen Entartung zurückzuführen sind.
- Der Begriff Sequenz wurde für eine Reihe von Fehlbildungssyndromen, deren Pathogenese bezüglich der Ausprägung verschiedener Symptome bekannt ist, geprägt. So führt bei Potter-Sequenz die Nierenaplasie zum Oligohydramnion, dieses löst die typische Potter-Fazies, die Klumpstellung der Füße sowie die Hypoplasie der Lungen aus.
Beispiele:
Pierre-Robin-„Syndrom",
Prune-belly-„Syndrom".
Die Anwendung des Begriffs Sequenz setzt die Kenntnis der Pathogenese voraus.
- Mit dem Begriff Felddefekt wird ein Fehlbildungsmuster einer bestimmten Körperregion umschrieben, wobei mehrere Organ- oder Gewebeanteile Veränderungen aufweisen, die sich auf ein gemeinsames Entwicklungsfeld in der Embryonalperiode zurückführen lassen.
Beispiele:
Goldenhar-Syndrom,
Klippel-Feil-Syndrom.

Grundbegriffe der Genetik
Fehlbildung

Besonderheiten

- Begriffe wie Agenesie oder Aplasie für das Fehlen eines Organs werden synonym mit dem Begriff Fehlbildung verwendet, bei bekannter Pathogenese sollten die oben definierten Bezeichnungen bevorzugt werden.
- Der Begriff „Syndrom" stellt eine beschreibende Bezeichnung für ein Krankheitsbild oder Störungsmuster dar, das durch eine Reihe von obligaten Symptomen charakterisiert ist, zu denen einzelne fakultative Symptome hinzutreten können. Zur Ursache ist nichts ausgesagt, ist sie bekannt, so sollte diese in der Namensgebung Niederschlag finden. Aus historischen Gründen werden derartige Beobachtungen, deren Pathogenese unklar ist, nach Erstbeschreibern oder erstbetroffenen Patienten benannt.
- Als „Dysmorphie" werden kleinere, mit anthropometrischen Messungen charakterisierbare Abweichungen der äußeren Körperform bezeichnet.

Sie werden besonders im Bereich des Gesichtes, des Schädels, der Ohren, Hände und Füße erfaßt. Sie führen im Einzelfall zu dem für bestimmte Krankheitsbilder typischen „Aspekt" betroffener Personen, die mit ihren leiblichen Geschwistern weniger Ähnlichkeit zeigen als mit nicht verwandten anderen Syndromträgern.

Einzelne Dysmorphien sind häufig, finden sich auch in der Normalbevölkerung und haben meist keinen Krankheitswert. Treffen mehrere Dysmorphiezeichen immer wieder in typischer Weise zusammen, kann der sich darbietende Aspekt pathognomonisch sein.

Beispiele:
Vierfingerfurche,
Sandalenlücke,
hoher Gaumen,
Epikanthus,
Kielstirn,
breite Nasenwurzel u. a.

Grundbegriffe der Genetik
Haupthistokompatibilitätskomplex

Definition

Bei dem Haupthistokompatibilitätskomplex (MHC = major histocompatibility complex) handelt es sich um eine Gruppe von Genen (Gencluster) auf dem kurzen Arm des Chromosoms 6, die hoch polymorph sind. Die Gene dieses Clusters werden in drei Klassen unterteilt.

Einteilung

Gene der 1. Klasse:
Zu den Leukozytenantigenen (human leucocyte antigene = HLA) gehören die Gene HLA-A, HLA-B, HLA-C. Die Genprodukte sind Polypeptide, die an der Zelloberfläche als Erkennungssignal für zytotoxische T-Lymphozyten dienen.
Gene der 2. Klasse:
Die Gene der HLA-D-Region (HLA-DR, HLA-DQ, HLA-DP, HLA-DZ) produzieren Glykoproteine (Dimere von α- und β-Ketten). Sie spielen eine wichtige Rolle bei der zellulären Interaktion zwischen Immunzellen (Makrophagen, T- und B-Lymphozyten) und bestimmen Qualität und Quantität der Regulation des Immunsystems.
Gene der 3. Klasse:
Sie erzeugen einige Komplementfaktoren (C2, C4A, C4B) und Properdin (Bf), welches Proaktivator von C3 ist. Mit dieser Gengruppe ist der Genort der 21-Hydroxylase-Defizienz bei kongenitaler adrenaler Hyperplasie (AGS) eng gekoppelt.

Klinische Bedeutung

Bei einigen Krankheiten findet man Assoziationen zu einem bestimmten HLA-Haplotyp (s. unten). Am bekanntesten ist die Assoziation zwischen HLA-B27 und Morbus Bechterew. In der allgemeinen Bevölkerung wird HLA-B27 bei 9% beobachtet, bei Patienten mit Morbus Bechterew bei etwa 90%. Die genauen Ursachen einer solchen Assoziation sind noch nicht geklärt. Möglicherweise ist der Träger eines bestimmten HLA-Haplotyps empfänglicher gegenüber Faktoren, die den Ausbruch einer Krankheit beeinflussen (Tab. 1).
Eine Assoziation zwischen einem HLA-Haplotyp und einer Krankheit darf nicht mit einer Kopplung zweier Genorte verwechselt werden!

Grundbegriffe der Genetik
Haupthistokompatibilitätskomplex

Tabelle 1 Beispiele für die Assoziation zwischen HLA-Haplotyp und einigen Krankheitsbildern

Krankheit	HLA-Antigen	Häufigkeit % Patienten	Kontrolle	Relatives Risiko
Morbus Bechterew	B27	90	9,4	87,4
Reiter-Syndrom	B27	79	9,4	37,0
Psoriasis	Cw6	87	33,1	13,3
Diabetes (insulinabhängig)	D/DR3	56	28,2	3,3
	D/DR4	75	32,2	6,4
Multiple Sklerose	D/DR2	59	25,8	4,1

Grundbegriffe der Genetik
Populationsgenetik

Definition

Spezieller Wissenschaftszweig in der Humangenetik, der in bestimmten Bereichen enge Beziehungen zur klinischen Genetik aufweist. Die genetische Zusammensetzung einer Population wird durch das Zusammenwirken von Mutation, Selektion und genetischer Drift bestimmt.

Einzelfaktoren

- Allel: unterschiedliche Ausprägungen eines Gens.
- Gen: vererbbarer Faktor, der ein Merkmal bedingt.
  Ein Gen entspricht einem DNA-Abschnitt, der z. B. für die Synthese eines bestimmten Proteins codiert.
- Genetische Drift: Veränderung von Genfrequenzen durch Wanderungsbewegungen.
- Genfrequenz: Häufigkeit eines Gens in der Bevölkerung.
- Genlocus: Lage eines Gens auf einem Chromosomenabschnitt.
- Inzidenz: Rate der Merkmalsträger unter den Neugeborenen.
- Kopplung: Zwei Genorte gelten als gekoppelt, falls sie nicht unabhängig voneinander vererbt werden; die Rekombinationsrate muß dann kleiner als 0,5 sein.
- Panmixie: Partnerwahl innerhalb einer Population, unabhängig vom Genotyp beider Partner.
- Population: Gesamtheit aller Individuen einer Gruppe, die in reproduktivem Austausch stehen und einen gemeinsamen Genpool bilden.
- Prävalenz: Rate der Merkmalsträger unter der lebenden Bevölkerung.
- Rekombination: Austausch von DNA-Abschnitten auf homologen Chromosomen während der Meiose durch Crossing-over.
- Rekombinationsrate:
  θ = Wahrscheinlichkeit einer Rekombination zwischen zwei benachbarten Genorten. 1% Rekombination entspricht etwa 1 Zentimorgan (cM), d. h. einer Länge von etwa 1000 Basenpaaren.
- Segregation: Trennung von Allelen eines Gens auf homologen Chromosomen bei der Meiose und Verteilung auf verschiedene Gameten.
- Selektion: Einfluß von unterschiedlichem Reproduktionsverhalten auf einen Genlocus.

Grundbegriffe der Genetik
Mitose und Meiose

Mitose

Erläuterung

Bei Zellteilungen in somatischen Zellen muß das genetische Material vollständig auf die Tochterzellen verteilt werden. Dazu ist ein genauer Funktionsablauf erforderlich, der als Zellzyklus bezeichnet wird.

Normalbefund

- Zellzyklus in meristematischen Geweben:
Er wird zunächst unterteilt in die Interphase und in die Mitose, wobei die Mitose nur etwa 10% der Dauer des Zyklus in Anspruch nimmt.
Die Interphase wiederum wird unterteilt in die biochemische Synthesephase (G_1-Phase), in der die Chromosomen aus einer Chromatide bestehen, die S-Phase, in der in charakteristischer Abfolge das genetische Material repliziert wird, und in die anschließende G_2-Phase, in der Verbindungen synthetisiert werden, die für den geregelten Ablauf der nachfolgenden Mitose erforderlich sind.
Die Chromosomen liegen in diesem Stadium doppelsträngig vor und sind gegenüber G_1- und S-Phase stark verkürzt. Die Mitose dient dazu, durch Längsspaltung der Chromosomen und einen exakten Verteilungsvorgang Tochterzellen zu schaffen, die in ihrem Genom mit der Ausgangszelle identisch sind.
Die Mitose wird wiederum unterteilt in 4 charakteristische Stadien. Auf die G_2-Phase der Interphase folgt zunächst die Prophase. In ihrem Verlauf verkürzen sich die Chromosomen zunehmend und werden damit im mikroskopischen Bild als individuelle, fädige Strukturen sichtbar. Am Ende der Prophase lösen sich die Kernmembran und die Nukleolen auf, und die Chromosomen verteilen sich im Zytoplasma der Zelle. In der folgenden Metaphase ordnen sich die Chromosomen in der Äquatorialebene an, wobei die Zentromere zum Zentrum gerichtet sind, die Telomere der Chromosomenarme nach außen. Parallel hat sich das Zentriol geteilt und den Spindelapparat zwischen den Zellpolen ausgebildet. Durch die an den Kinetochoren ansetzenden Spindelfasern gelangen in der Anaphase die Chromatiden jedes Chromosoms an die entgegengesetzten Pole der Zelle.
In der anschließenden Telophase beginnen die Chromosomen sich durch Despiralisierung wieder zu verlängern, eine Kernmembran bildet sich, Nukleolen werden sichtbar, als Abschluß bildet sich zwischen den beiden Tochterkernen eine Zellmembran, und so sind zwei genetisch identische Tochterzellen aus der Ausgangszelle entstanden.

Grundbegriffe der Genetik
Mitose und Meiose

- Gestörter Ablauf des Mitosezyklus: Durch endogene wie auch durch exogene Faktoren kann der Verlauf einzelner Stadien des Zellzyklus wie auch seine Gesamtdauer gestört sein.

Meiose

Erläuterung

Der Ablauf der Meiose dient dazu, daß der somatische diploide Chromosomensatz auf den haploiden der Keimzellen reduziert wird. Dabei kommt es gleichzeitig zu einer Erhöhung der genetischen Vielfalt durch den Austausch homologer Chromosomensegmente jeweils zwischen väterlichem und mütterlichem Chromosom eines Paares.

Stadienablauf

Die Meiose gliedert sich in zwei Hauptabschnitte, die Reduktionsteilung oder Meiose I und eine anschließende mitotische Zellteilung, die Meiose II. Insgesamt dauert die Meiose wesentlich länger als die Mitose (bis zu maximal 45 Jahren bei Oozyten).
- Meiose I: Die Prophase der 1. meiotischen Zellteilung wird wiederum in 5 charakteristische Phasen unterteilt:
  - Leptotän,
  - Zygotän,
  - Pachytän,
  - Diplotän,
  - Diakinese.

Metaphase I: Die Chromosomen sind in der Äquatorialebene angeordnet.

Anaphase I: Mütterliche und väterliche Chromosomen eines Paares werden jeweils zufallsgemäß auf die beiden Zellpole verteilt und dadurch die genetische Vielfalt weiter erhöht, d.h., die entstehenden Tochterkerne werden genetisch ungleich sein.

Telophase I: Zwei haploide Chromosomensätze liegen an den Polen der Zelle.

Interkinese: Ein kurzes Interphasestadium vor Beginn der nächsten Teilung.
- Meiose II: Es handelt sich um eine typische Mitose, bei der die Chromatiden auf die beiden Zellpole verteilt werden.

Grundbegriffe der Genetik
Mitose und Meiose

Besonderheiten im Meioseablauf

Charakteristische Unterschiede bestehen beim Menschen bei dem Meioseablauf im männlichen und weiblichen Geschlecht.
– Prophase der Meiose I im weiblichen Geschlecht: Bereits im 4. Schwangerschaftsmonat beginnt bei weiblichen Feten in den Ovarien die Ausbildung von Stadien der Prophase I. Sie gelangen bis zum Diplotän, in dem sie dann bis zur Geschlechtsreife verharren. Dieses Ruhestadium wird als Diktyotän bezeichnet.
– Ausbildung des sog. „sex-vesicle" im männlichen Geschlecht: Während die beiden X-Chromosomen in weiblichen Zellen die Meiose in gleicher Weise wie die Autosomen durchlaufen, bildet sich in männlichen Zellen aus X- und Y-Chromosomen ein stark kondensierter Chromatinkörper. Dieser XY-Körper ist vom Zygotän bis zum Diplotän nachweisbar. In den Endbereichen der kurzen Arme von X- und Y-Chromosom findet dabei eine Paarung statt, und ein Crossing-over erfolgt in den sog. pseudoautosomalen Regionen.

Störungen der Meiose

– Non-disjunction: Durch die Ausbildung von Univalenten und Trivalenten in der Meiose I sowie durch Nichttrennung der Chromatiden in der Meiose II kommt es zur Ausbildung aneuploider Keimzellen.
– Meioseabbruch durch gestörte Gonosomenpaarung,
– Entstehung diploider Keimzellen.
• Endogene und exogene Faktoren und ihre Bedeutung für den gestörten Meioseablauf:
– erhöhtes mütterliches Alter bei der Schwangerschaft,
– genetisch bedingte Tendenz zum Non-disjunction.

Grundbegriffe der Genetik
Chromosomenstörungen

Veränderungen des Karyotyps sind 2 großen Mutationsgruppen zuzuordnen, den Genom- und den Chromosomenmutationen.

Genommutationen

Erläuterung

Liegen Veränderungen in der Zahl ganzer Genome vor, so spricht man von Polyploidie. Ist der haploide Chromosomensatz verdreifacht worden, so spricht man von Triploidie, ist er vervierfacht von Tetraploidie. Sind dagegen einzelne Chromosomen fehlverteilt, so wird dies als Aneuploidie bezeichnet. Liegen zusätzliche Chromosomen vor, so handelt es sich um eine Hyperploidie, fehlen Chromosomen, so handelt es sich um eine Hypoploidie.

Polyploidie

Triploidie:
- Fruchtanlagen: Triploide Zygoten können durch Störungen bei der 1. und bei der 2. meiotischen Teilung entstehen, sowohl in der Oogenese wie auch in der Spermiogenese, oder sie sind auf eine Dispermie zurückzuführen.
Unter Spontanaborten mit Chromosomenanomalie des 1. Trimenons finden sich triploide Fruchtanlagen in einer Häufigkeit von 15−20%, unter wachstumsretardierten Feten des 2. Trimenons umfassen sie etwa 10−15% der Chromosomenstörungen.
Lebendgeborene Kinder sind extrem selten. Die überwiegende Mehrzahl weist die Störung als Mosaik auf.
- Tumorzellen: Triploide Karyotypen oder solche, die um eine Hauptzahl von 69 nach oben und unten schwanken, finden sich in verschiedenen Tumoren.
Am bekanntesten ist die etablierte Zellinie eines Zervixtumors (He-La-Linie).

Tetraploidie:
- Fruchtanlagen: Tetraploide Fruchtanlagen entstehen wesentlich seltener als triploide. Sie können sowohl auf meiotische Störungen wie auf eine gestörte 1. Mitose der Zygote zurückgeführt werden.
Unter Spontanaborten mit Chromosomenstörung finden sie sich in etwa 5% der Fälle, unter Feten mit gestörter Entwicklung aufgrund einer Chromosomenaberration spielen sie quantitativ keine Rolle. Einzelfälle von fehlgebildeten Feten und lebend geborenen Kindern wurden beschrieben, bei letzteren liegen in der Regel postzygotisch entstandene Mosaike vor.

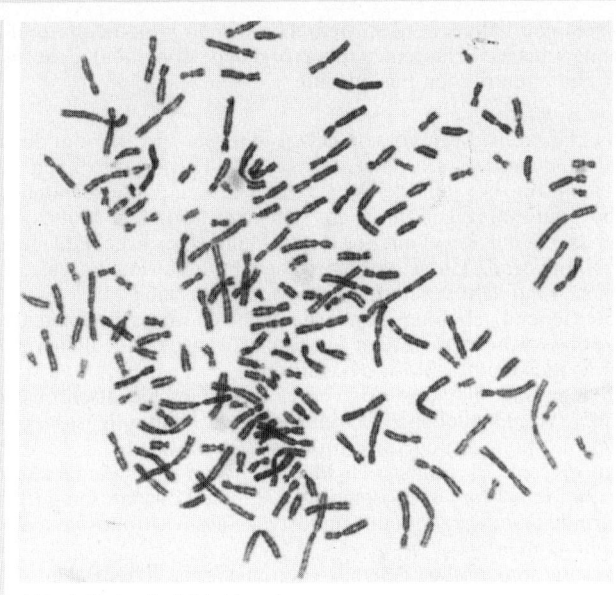

Grundbegriffe der Genetik
Chromosomenstörungen

Abb. 4 Hochpolyploide Metaphase

- Tumorzellen: In Tumorgeweben finden sich teilweise tetraploide oder annähernd tetraploide Mitosen, es können aber auch höhere Ploidiestufen auftreten. (Abb. 4).
- Zytostatische Behandlung von Patienten mit Spindelgiften: In der Tumortherapie werden vielfach Substanzen eingesetzt, welche die Ausbildung des Spindelapparates in der Mitose blockieren. Als Folge treten beim Patienten vermehrt tetraploide Mitosen auf.
- Zellkulturen mit Tendenz zur Bildung tetraploider Zellinien: Im Rahmen normaler mitotischer Zellteilungen treten in vivo wie auch in vitro in jeweils spezifischer Häufigkeit tetraploide Mitosen auf. Einzelne Zellsysteme neigen jedoch in Kultur besonders zur Polyploidisierung. Dies sind vor allem Amnionzellkulturen.

Dadurch können bei der Diagnostik große Probleme entstehen, da es gilt, irrelevante In-vitro-Aberrationen von echten abzugrenzen.

Aneuploidie

Hypoploide Karyotypen ($2n = 45$) können bei phänotypisch gesunden Menschen auftreten, wenn 2 akrozentrische Chromosomen miteinander verschmolzen sind. Es handelt sich dabei jedoch nicht um einen echten Verlust, sondern nur um den Umbau von genetischem Material.

Grundbegriffe der Genetik
Chromosomenstörungen

In seltenen Fällen werden Menschen mit 2n = 44 beobachtet. Sie können aus Verwandtenehen hervorgehen, wenn beide Eltern Träger einer zentrischen Fusion sind.

Monosomie:
- Fruchtanlagen: Monosomen Zellen fehlt ein Chromosom des normalen diploiden Chromosomensatzes. Theoretisch kann jedes Chromosom bei der Meiose verloren gehen. Untersuchungen an Abortmaterial zeigen durch das Fehlen autosomaler Monosomien, daß dise in der Regel mit der Entwicklung einer Fruchtanlage nicht vereinbar sind. Unter pathologischen Frühschwangerschaften finden sich nur sehr vereinzelt Fälle mit Monosomie 21.
Unter lebend geborenen Kindern mit chromosomal bedingten Fehlbildungssyndromen werden als Einzelkasuistiken lediglich solche mit Monosomie-21-Mosaik beschrieben.
Im Gegensatz hierzu ist der Verlust eines Geschlechtschromosoms häufig (vgl. Darstellung zur Monosomie X). Auffällig ist hier allerdings der hohe Anteil von Chromosomenmosaiken.
- Tumorzellen: Es finden sich Monosomien verschiedener Autosomen wie auch der Gonosomen. Bestimmte Chromosomen fehlen bevorzugt bei spezifischen Tumortypen (z.B. Monosomie 22 bei Meningiomen).
- Alterung somatischer Zellen: In verschiedenen somatischen Zellsystemen des Menschen nimmt mit zunehmendem Alter die Anzahl hypoploider Zellen zu. Dabei gehen ganz bevorzugt Geschlechtschromosomen verloren, das Y-Chromosom in männlichen und ein X-Chromosom in weiblichen Zellen.
- Permanente Zellinien: Bei der Etablierung permanenter Zellinien kann es zur Ausbildung einer monosomen Stammlinie kommen.
- Induzierte Monosomien: Nach Einwirkung von Mutagenen in vivo wie in vitro, die die Ausbildung des Spindelapparates beeinträchtigen, kommt es zur vermehrten Bildung von monosomen Tochterzellen.

Trisomie:
- Fruchtanlagen: Eine große Zahl von Trisomien der Autosomen führt bereits vor der Implantation der Fruchtanlage zu deren Absterben. Die häufigste Entstehungsursache sind Störungen der Meiose I bei der Keimzellbildung im weiblichen Geschlecht. Daneben kommen Störungen der Meiose II in beiden Geschlechtern, der Meiose I beim Mann vor. Von den etwa 60% pathologischen Frühschwangerschaften, die durch Chromosomenstörungen bedingt sind, werden ungefähr 50% durch verschiedene Trisomien verursacht.
Die dabei beteiligten Chromosomen weichen in der Häufigkeit ihres Vorkommens von der bei lebend geborenen Kindern ab.
Unter Feten mit gestörter Entwicklung im 2.Trimenon beobachtet man bei der Analyse der klinischen Symptome in Abhängigkeit von den jeweiligen Leitsymptomen Chromosomenstörungen in einer

Grundbegriffe der Genetik
Chromosomenstörungen

Häufigkeit bis zu 50%. Unter lebend geborenen Kindern finden sich nur 3 durchgehende Trisomien der Autosomen, daneben allerdings einzelne Mosaiktrisomien (vgl. kasuistische Darstellungen). Die Trisomie des X-Chromosoms ist durch die X-Inaktivierung (2 fakultativ heterochromatische X-Chromosomen) eine vergleichsweise geringfügige Störung.

- Tumorzellen: Wie charakteristische Monosomien bei bestimmten Tumorformen kennen wir auch typische Trisomien. Im Verlauf der Tumorentwicklung können sekundär weitere Verschiebungen im Karyotyp auftreten.
- Sekundäre Trisomien: In wesentlich geringerem Ausmaß als dies für Hypoploidien gilt, finden sich in alternden Zellen einzelne überzählige Chromosomen.
- Permanente Zellinien: Bei der Etablierung kann es ebenso wie zur Ausbildung monosomer, zur Entstehung trisomer Stammlinien kommen.
- Induzierte Trisomien: Die Ursachen ihrer Entstehung sind die gleichen wie bei Monosomien.

Tetrasomie, Pentasomie und doppelte Trisomie:
Tetra- und Pentasomie sind als Sonderformen von Störungen der Gonosomen bekannt (vgl. kasuistische Darstellungen). Doppelte Trisomien sind selten, aber insgesamt häufiger, als es dem zufallsgemäßen Zusammentreffen zweier Aneuploidien entsprechen würde.

Chromosomenmutationen

Erläuterung

In dieser Gruppe sind intra- und interdromosomale Strukturaberrationen zusammengefaßt. Als Sonderformen werden Chromosomenbruchsyndrome und Fragile sites erläutert.

Konstitutive Aberrationen

Die Veränderungen treten an lokalisierten Regionen eines oder mehrerer Chromosomen auf und kommen beim Träger in allen oder in einem Teil der Zellen (Mosaikbildung) in gleicher Form vor.

Intrachromosomale Umbauten:
- Deletionen: Sie können interkalar wie auch terminal auftreten. Einzelne Deletionen sind offenbar besonders häufig, so daß der Phänotyp des Trägers gut bekannt ist (vgl. Kasuistiken).
- Duplikationen und Insertionen: Verdoppelungen von Chromosomensegmenten können zu dem Erscheinungsbild partieller Trisomien führen.

Grundbegriffe der Genetik
Chromosomenstörungen

- Ringchromosomen: Sie sind die Folge von Bruchereignissen am kurzen wie am langen Arm und fehlerhaften Verschmelzungen der Bruchstellen. Nach Lage der Bruchstellen und Art der Verschmelzung können neben Stückverlusten auch partielle Duplikationen auftreten.
- Inversionen: Ein Chromosom bricht an zwei Stellen, und das entstehende interkalare Bruchstück dreht sich um 180 Grad, bevor es wieder an den Bruchstellen verschmilzt. Enthält das invertierte Stück das Zentromer, so spricht man von *peri*zentrischer Inversion, ist das Zentromer nicht beteiligt, von *para*zentrischer Inversion. Geht bei dem Umbauvorgang genetisches Material verloren oder wird es verdoppelt, so wird dies negative Auswirkungen für den Träger haben. Ist das Genom balanciert geblieben, so ist der Träger gesund, hat jedoch ein erhöhtes Risiko für die Bildung nichtbalancierter Keimzellen.
- Isochromosomen: Sie entstehen in der Meiose wie auch in postzygotischen Mitosen durch eine Querteilung des Zentromers und anschließende Verdoppelung des zentromerhaltigen Abschnittes. In seltenen Fällen können zwei funktionsfähige Zentromere entstehen, so daß anschließend Isochromosomen der langen wie der kurzen Arme vorliegen. In der Mehrzahl der Fälle wird jedoch nach der gestörten Zentromerteilung der eine Chromosomenarm trisom, der andere monosom vorhanden sein.
Isochromosomenbildung ist besonders häufig bei dem X-Chromosom beobachtet worden (vgl. Kasuistik: Turner-Syndrom).
- Dizentrische Chromosomen mit Inaktivierung eines der Zentromere: Molekulargenetische Analysen haben gezeigt, daß diese Aberrationsform zwar das gleiche Autosom betrifft, daß sie aber aus einem intra- wie einem interchromosomalen Umbau resultieren kann. Sie stellen somit eine Sonderform der Duplikation dar und werden am häufigsten für das X-Chromosom beschrieben.

Sonderform
- Fragile Chromosomenregionen (fragile sites): Auf verschiedenen Autosomen wie auch im Endbereich der langen Arme des X-Chromosoms können spezifische Bruchstellen auftreten.
Eine fragile Stelle im X-Chromosom ist mit einem charakteristischen Phänotyp des Trägers verbunden (vgl. Kasuistik: Martin-Bell-Syndrom).
Träger von fragilen Autosomenregionen sind phänotypisch unauffällig, jedoch besteht möglicherweise eine Korrelation zu bestimmten Protoonkogenen.

Interchromosomale Umbauten:
- Reziproke Translokationen: Stückaustausche zwischen nicht homologen Chromosomen sind beim Menschen nicht selten. In etwa 99% der Fälle erfolgen sie zwischen 2 Chromosomen, in 1% zwischen 3 und mehr.
Auf dem einzelnen Chromosom ist die Verteilung der Bruchstellen

Grundbegriffe der Genetik
Chromosomenstörungen

nicht zufallsgemäß, GC-reiche Regionen sind häufiger betroffen als AT-reiche. Ebenso ist die interchromosomale Beteiligung der Chromosomen an reziproken Translokationen nicht zufallsgemäß. Überrepräsentiert sind die Chromosomen 9, 10, 11, 13, 14, 18, 21 und 22. Auch scheinen zwischen bestimmten Chromosomen gehäuft Stückaustausche stattzufinden.

- Balancierte Translokationen: Der Umbau läßt keine quantitativen Veränderungen des genetischen Materials erkennen.
  Die Mehrzahl der Träger wird phänotypisch gesund sein.
  Schwieriger ist die Situation für anscheinend balancierte Translokationen de novo, wie sie z. B. als Zufallsbefund bei der pränatalen Diagnostik nachgewiesen werden. Hier muß bei etwa 10% der Fälle damit gerechnet werden, daß der Träger Fehlbildungen und/oder eine Entwicklungsretardierung aufweist, daß er steril oder in seiner Fertilität eingeschränkt ist oder auch ein erhöhtes Tumorrisiko hat, da der Bruch in der Region eines Onkogens erfolgt ist.
- Unbalancierte Translokationen: Der Träger wird in der Regel einen Abschnitt des 1. Translokationschromosoms dreifach (trisom) und einen des 2. Translokationschromosoms nur einfach (monosom) aufweisen. Von ganz wenigen Ausnahmen abgesehen, muß für alle Träger unbalancierter Translokationen damit gerechnet werden, daß sie geistig behindert sind und körperliche Fehlbildungen und Dysmorphien aufweisen.

- Zentrische Fusionen oder Robertsonsche Translokationen: Es handelt sich hierbei um die Verschmelzung ganzer Chromosomenarme der akrozentrischen Chromosomen (Gruppen D und G). Sie entstehen durch zwei Brüche im zentromernahen Bereich und anschließende Verschmelzung der langen euchromatischen Arme. Je nach Lage der Bruchpunkte können auch aus diesem Umbau dizentrische Translokationschromosomen hervorgehe. Eines der Zentromere wird zufallsgemäß inaktiviert.

In seltenen Fällen entsteht ein zweites Fusionsprodukt, das aus einem Zentromer, den kurzen Armen, je zwei Satellitenstielen und Satelliten besteht. In der Regel gehen jedoch diese Bereiche verloren, und der Fusionsträger hat dann 45 Chromosomen. Die Häufigkeit zentrischer Fusionen in der Bevölkerung ist sehr hoch und beträgt etwa 1:1000.

Die Beteiligung der einzelnen Chromosomen an zentrischen Fusionen ist nicht zufallsgemäß: Die Kombinationen 13/14 und 14/21 sind am häufigsten und machen zusammen über die Hälfte dieser Fusionen aus.

Von besonderer Bedeutung für die genetische Beratung sind Homologenfusionen. Träger dieser Robertsonschen Translokation können nur aneuploide Keimzellen bilden, d. h., das Risiko für die Geburt eines Kindes mit chromosomal bedingtem Fehlbildungssyndrom bzw. für eine Fehlgeburt beträgt 100%.

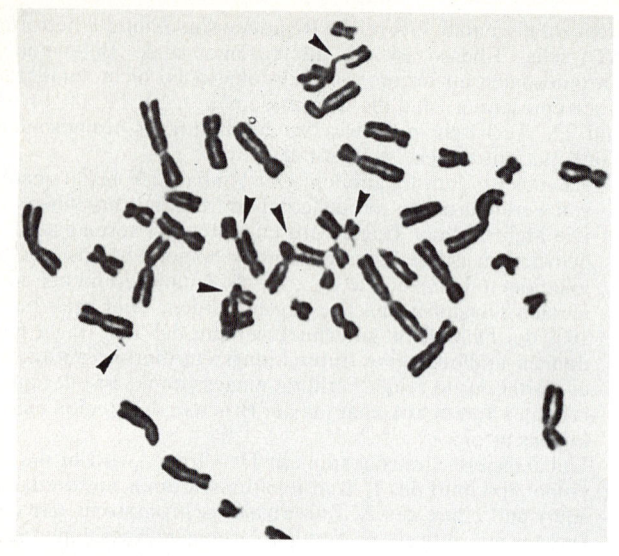

Grundbegriffe der Genetik
Chromosomenstörungen

Abb. 5 Sekundäre Strukturaberrationen der Chromosomen: Chromatid- und Isochromatidbrüche

Sekundäre Aberrationen

Die Störungen sind auf verschiedenen Chromosomen des Genoms und in unterschiedlichen Regionen eines Chromosoms lokalisiert.

Spontane Rate chromosomaler Aberrationen:
In jedem Organismus tritt spontan eine gewisse Anzahl von Chromosomenbrüchen auf.
Unterschiedliche somatische Zellsysteme wie auch verschiedene Keimzellstadien zeigen eine jeweils spezifische Sensibilität und spontane Bruchrate.

Induzierte Chromosomenaberrationen:
Störungen der Chromosomenstruktur können hervorgerufen werden durch physikalische und chemische Agenzien sowie durch verschiedene Viren. Diese chromosomenschädigenden Einflüsse werden auch als Clastogene bezeichnet.
Bei chemischen Clastogenen ist besonders zu beobachten, daß ein Teil von ihnen erst nach Metabolisierung in der wirksamen Form vorliegt, so daß hier In-vitro-Tests falsch-negative Befunde ergeben können.

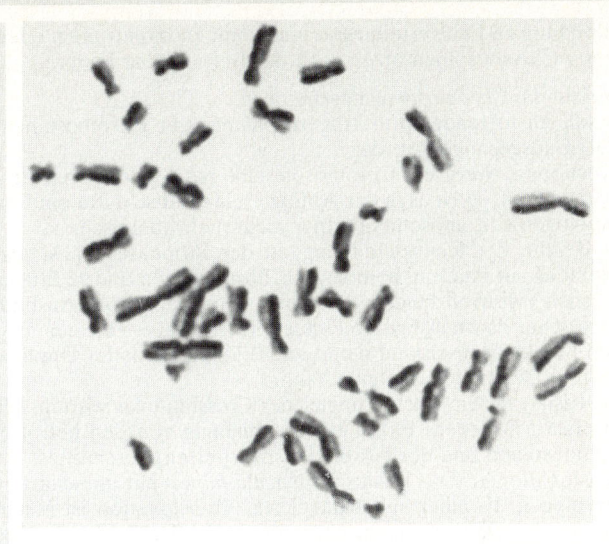

Grundbegriffe der Genetik
Chromosomenstörungen

Abb. 6 Differentielle Schwesterchromatiddarstellung mit Chromatidaustauschen (SCE).

Chromosomenbruchsyndrome:
Wir kennen beim Menschen eine Reihe von DNA-Repair-Defekten, die monogen bedingt sind und in der Mehrzahl einem autosomal rezessivem Erbgang folgen. Sie führen zu vermehrten Chromosomenbrüchen und -umbauten, die häufig sehr charakteristische Aberrationsmuster zeigen. Im mikroskopischen Bild imponieren vor allem Umbaufiguren auf chromatidaler Basis, die zur Entstehung von Translokationsfiguren (Kreuze, Triradiale) führen (Abb. 5).
Der Anteil gestörter Zellen kann durch Mutagene sehr stark gesteigert werden. Dies macht man sich bei der pränatalen Diagnostik zunutze, wo den Zellkulturen Mutagene hinzugefügt werden.
Führt man bei Patienten mit Chromosomenbruchsyndromen eine differentielle Darstellung der beiden Schwesterchromatiden jedes Chromosoms durch, so tritt, insbesondere bei Patienten mit Bloom-Syndrom, eine stark erhöhte Rate von Stückaustauschen zwischen den beiden Schwesterchromatiden auf (SCE-Rate) (Abb. 6).

Keimzellbildung und genetisches Risiko

Numerische Chromosomenaberrationen:
Personen mit aneuploidem Chromosomensatz (z. B. Träger zentrischer Fusionen) haben ein erhöhtes Risiko, daß es bei der Keim-

Grundbegriffe der Genetik
Chromosomenstörungen

zellbildung zu Fehlverteilungen und somit zu monosomen oder trisomen Chromosomensätzen nach der Befruchtung kommt.

Strukturelle Chromosomenaberrationen:
Es soll im folgenden von Trägern balancierter Chromosomenumbauten ausgegangen werden.

- Inversionen: Weist ein Chromosom eine para- oder perizentrische Inversion auf, so ist es in der Abfolge seiner Abschnitte mit seinem homologen Chromosomenpartner nicht mehr identisch.

  Zu Beginn der Keimzellbildung, in der Prophase der Meiose I, kommt es zur Paarung homologer Chromosomen und zu Stückaustauschen zwischen beiden. Die Inversion bedingt die Ausbildung spezifischer Paarungsfiguren (Schleifen), so daß es zu einem ungleichen Stückaustausch und damit zur Bildung partieller Duplikationen und Deletionen kommen kann.

  Das Risiko für ein solches ungleiches Crossing-over wird im Mittel bei etwa 5% liegen. Es ist jedoch abhängig von den betroffenen Chromosomen und der Größe des invertierten Abschnittes.

- Translokationen: Das Risiko für Nachkommen mit unbalanciertem Karyotyp in Familien mit balancierter Translokation ist abhängig von der Art der beteiligten Chromosomen, der Größe der ausgetauschten Abschnitte und dem Geschlecht des Translokationsträgers.

  Bei reziproken Translokationen haben im Mittel weibliche Träger ein Risiko von 20%, männliche von 10%; für zentrische Fusionen sind diese Mittelwerte weniger als halb so groß und betragen für Frauen 8% und für Männer 4%.

  Bei Familien mit reziproken Translokationen ist es für die Risikobestimmung entscheidend, die individuelle Translokation so exakt wie möglich zu bestimmen:

  - Es gibt reziproke Translokationen, die nur in balancierter Form weitergegeben werden. Hier ist gewöhnlich die Fertilität etwas reduziert, aber weder das Abortrisiko noch das Risiko für die Geburt eines Kindes mit chromosomal bedingten Fehlbildungen ist erhöht.
  - Bei anderen Translokationsformen führen alle unbalancierten Karyotypen zum Spontanabort. Das Abortrisiko ist somit erhöht, aber alle geborenen Kinder sind gesund und weisen in gleicher Häufigkeit wiederum eine balancierte Translokation oder einen normalen Karyotyp auf.
  - Bei einer dritten Gruppe ist von zwei möglichen unbalancierten Formen die eine lebensfähig, während die andere zum frühen Absterben der Fruchtanlage führt.
    Hier muß für den Translokationsträger mit vermehrten Aborten und mit der Geburt behinderter Kinder gerechnet werden.
  - Sind beide Formen der unbalancierten Translokation lebensfähig, so erhöht sich das Risiko für die Geburt von Kindern mit angeborenen Fehlbildungssyndromen.

Grundbegriffe der Genetik
Chromosomenstörungen

Keimzelle des Partners mit normalem Karyotyp

3   15

T_1 T_2 t(3;15)(q29;q13)

mögliche Keimzellbildung des Translokationsträgers

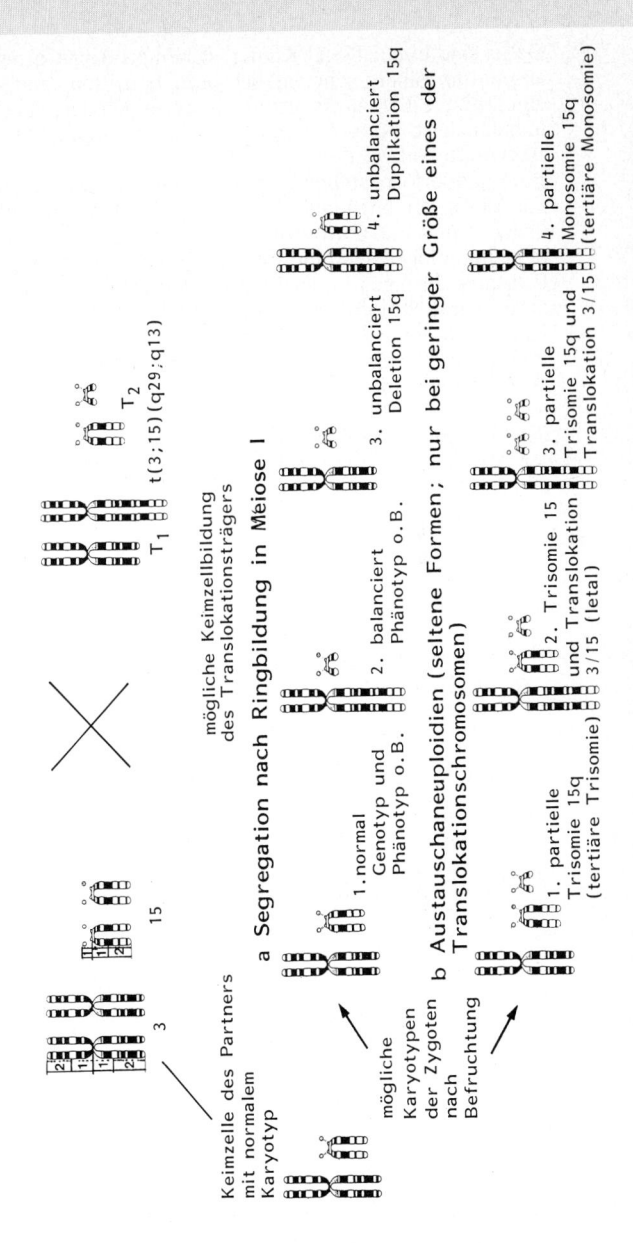

a Segregation nach Ringbildung in Meiose I

mögliche Karyotypen der Zygoten nach Befruchtung

1. normal Genotyp und Phänotyp o.B.
2. balanciert Phänotyp o.B.
3. unbalanciert Deletion 15q
4. unbalanciert Duplikation 15q

b Austauschaneuploidien (seltene Formen; nur bei geringer Größe eines der Translokationschromosomen)

1. partielle Trisomie 15q (tertiäre Trisomie)
2. Trisomie 15 und Translokation 3/15 (letal)
3. partielle Trisomie 15q und Translokation 3/15
4. partielle Monosomie 15q (tertiäre Monosomie)

Abb. 7 Schematische Darstellung einer reziproken Autosomentranslokation und ihrer theoretischen Verteilungsmöglichkeiten.

Grundbegriffe der Genetik
Chromosomenstörungen

Dabei sind in der Regel Kinder, denen größere Chromosomenabschnitte fehlen, sehr viel schwerer betroffen, und sie haben eine kürzere Lebenserwartung als solche Kinder, bei denen der unbalancierte Karyotyp überwiegend verdreifachte (trisome) Abschnitte aufweist.

- Eine Sonderform stellen reziproke Translokationen dar, bei denen eines der entstandenen Translokationschromosomen sehr klein ist und nur noch wenige gemeinsame Abschnitte mit seinem homologen Chromosom hat. Hier kommt es gehäuft zu Paarungsstörungen in der Meiose, und als Folge kann das kleinere Translokationschromosom fehlverteilt werden und beim Kind dann überzählig oder fehlend sein.

Es sind für Nachkommen balancierter Translokationsträger hier also nicht nur die beiden Formen unbalancierter Translokationen zu berücksichtigen, sondern zusätzlich die Fehlverteilung des kleineren Translokationschromosoms.

In der Abb. 7 ist eine reziproke Translokation mit unterschiedlich großen Translokationschromosomen, den möglichen Formen der Keimzellbildung und den zu erwartenden Fruchtanlagen dargestellt.

Grundbegriffe der Genetik
Geschlechtschromatin

Definition

Die Bestimmung des Geschlechtschromatins geht von der Analyse von Interphasezellen aus. Es wird dabei zwischen dem in weiblichen Zellen vorliegenden X- und dem in männlichen Zellen vorhandenen Y-Chromatin unterschieden.

X-Chromatin

Erläuterung

In Zellen eines weiblichen Organismus wird in der frühen Ontogenese, 12. Tag der Trophoblast- und 16. Tag der Embryoblastentwicklung, eines der beiden X-Chromosomen inaktiviert. Dabei werden das väterliche und das mütterliche X-Chromosom der weiblichen Fruchtanlage zufallsgemäß betroffen, jedoch werden alle Tochterzellen in der Folge das gleiche X-Chromosom wie ihre Ausgangszelle inaktivieren.
Liegen in einer Zelle mehr als 2 X-Chromosomen vor (bis maximal 5 beim Menschen), so werden alle bis auf eines, das zellphysiologisch aktiv ist, inaktiviert. Die Zahl der X-Chromatinkörper entspricht somit der Zahl der X-Chromosomen minus eins. Dieser Mechanismus bedingt eine Dosiskompensation für X-gekoppelte Gene (Lyon-Hypothese). Das inaktivierte X-Chromosom ist in der Interphase des Zellzyklus wie auch im G_o-Stadium stark kondensiert, d.h. fakultativ heterochromatisch. In der Replikationsphase (S-Phase) ist es das Chromosom, das am spätesten repliziert.
Das stark kondensierte X-Chromosom weicht in seinem Färbeverhalten von dem übrigen Chromatin des Zellkerns ab. Es tritt in 2 Erscheinungsformen auf.
- Barr-Körper: Das X-Chromatin ist in länglich-ovaler Form der Innenseite der Zellkernmembran angelagert. Da er immer aus der gleichen Menge Chromosomenmaterial gebildet wird, weist er eine konstante Größe auf (Abb. 8).
  Ausnahmen sind zu erwarten bei strukturellen Aberrationen des X-Chromosoms.
- Drumstick oder trommelschlägelförmiger Anhang: In segmentkernigen Granulozyten liegt das inaktivierte X-Chromosom als gestielter Anhang des Zellkerns vor (Abb. 9).

Y-Chromatin

Erläuterung

Das Y-Chromatin entspricht dem distalen Teil des langen Armes des Y-Chromosoms (Yq12 bis q terminal).

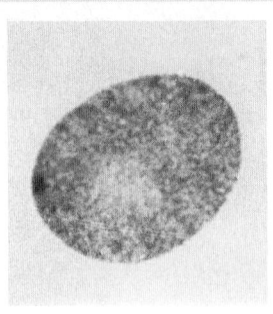

Grundbegriffe der Genetik
Geschlechtschromatin

Abb. 8 Zellkern einer Schleimhautzelle mit Barr-Körper (X-Chromatin)

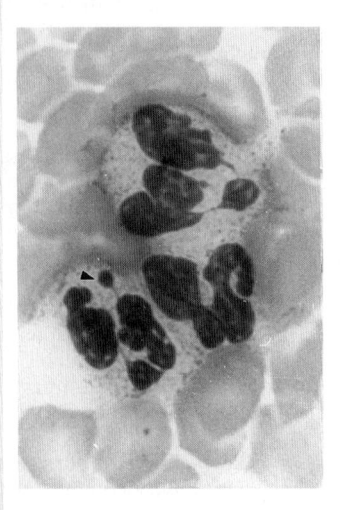

Abb. 9 Segmentkerniger Granulozyt mit Drumstick (X-Chromatin)

Diese Region ist konstitutiv heterochromatisch und damit genetisch „leer". Die Länge des Abschnittes kann somit, bedingt durch Deletionen und Duplikationen, in seiner Länge variieren, ohne daß dies für den Träger von Bedeutung ist.
Der heterochromatische Y-Abschnitt lagert bei Färbung mit dem Fluoreszenzfarbstoff Quinacrinmustard diesen am stärksten von allen Abschnitten des menschlichen Genoms interkalar ein.
Er zeigt damit eine intensive brillante Fluoreszenz und erscheint somit als leuchtendes Körperchen im nur schwach fluoreszierenden Zellkern. Dieser Fluoreszenzkörper oder F-Body entspricht somit dem distalen Teil des Y-Chromosoms, seine Anzahl in der Zelle direkt der Anzahl der vorhandenen Y-Chromosomen (Abb. 10). Da-

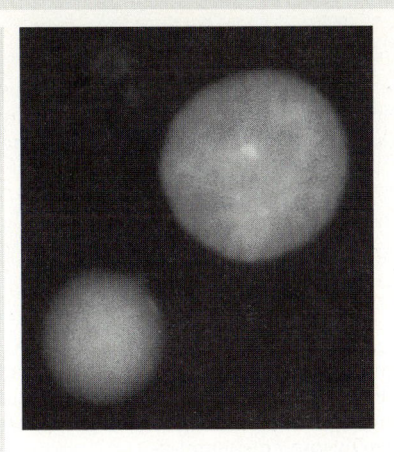

Grundbegriffe der Genetik
Geschlechtschromatin

Abb. 10 Lymphozyt mit F-Body (Y-Chromatin)

her entspricht auch die Bestimmung des Y-Chromatins der Bestimmung der Anzahl der Y-Chromosomen.

Diagnostische Bedeutung

- Screening-Untersuchungen bei Neugeborenen zur Erfassung von Zahlanomalien der Geschlechtschromosomen.
- Zusatzuntersuchungen bei Mosaikbefunden der Geschlechtschromosomen.

Nachweismethoden

Bevorzugte Zellsysteme:
- Schleimhautzellen,
- Zellen des Haarbulbus,
- segmentkernige Granulozyten im Blutausstrich.

Fehlermöglichkeiten

- X-Chromatin:
  - hormonbedingter Abfall der X-Chromatin-positiven Zellen.
- Y-Chromatin:
  - falsch-negativer Befund bei männlichen Probanden aufgrund verkürzten Abschnittes Yq12,
  - falsch-positiver Befund bei weiblicher Probandin durch Translokation von Yq12 auf ein Autosom,
  - falsch-positiver Befund bei weiblicher Probandin durch vergrößerte Autosomenvariante mit brillanter Fluoreszenz.

Grundbegriffe der Genetik
Mosaike und Chimären

Definition

Mosaiken und Chimären ist gemeinsam, daß in einem Organismus Zellen mit unterschiedlichen Karyotypen vorkommen. Chimären gehen auf zwei verschiedene Zygoten zurück, Mosaike auf eine Zygote.

Chimären

Erläuterung

- Die beiden Fruchtanlagen bei Zwillingsschwangerschaften verschmelzen gelegentlich in einem sehr frühen Entwicklungsstadium zu einer gemeinsamen Fruchtanlage. Die noch undifferenzierten Zellen entwickeln sich im weiteren Verlauf der Ontogenese so, als ob sie einer gemeinsamen Zygote entstammten.
- Bei gleichgeschlechtlichen Zygoten treten beim Träger zwei verschiedene Serien von Chromosomenpolymorphismen auf. Der Nachweis kann beim Menschen, der aus zwei Zygoten hervorgegangen ist, auch durch die Feststellung von zwei verschiedenen Blutgruppen und HLA-Systemen geführt werden.
- Bei verschiedengeschlechtlichen Fruchtanlagen wird sich ein echter Hermaphroditismus ausbilden. Je nach Verteilung männlicher und weiblicher Zellen kann auch der Phänotyp eines der beiden Geschlechter vorherrschend sein.

Mosaike

Erläuterung

- Bei den mitotischen Zellteilungen *nach* der Befruchtung kann es bei der Aufteilung der Chromosomenhälften auf zwei Tochterkerne zur Fehlverteilung oder zur „mitotischen Non-disjunction" kommen. Eine Tochterzelle ist in der Folge trisom, die andere monosom für das fehlverteilte Chromosom. Bei autosomaler Monosomie wird diese Zelle in der Folge meist zugrundegehen.
- Strukturelle Aberrationen können auch postzygotisch gebildet werden,
  - durch Querteilung des Zentromers und anschließende Armverdoppelung (Isochromosom)
  - durch ungleiches somatisches Crossing-over (Deletionen und Duplikationen).

Grundbegriffe der Genetik
Mosaike und Chimären

- Nach dem Zeitpunkt ihrer Entstehung in der Ontogenese zeigen Mosaike untereinander somit
  - eine gleichmäßige Verteilung über embryonales und extraembryonales Gewebe,
  - ein isoliertes Vorkommen in extraembryonalem oder embryonalem Gewebe (das erstere ist wesentlich häufiger),
  - eine Beschränkung auf eines der Keimblätter,
  - ein Vorkommen nur in bestimmten Organen, wobei Gonadenmosaike am bekanntesten sind.
- Sekundär können Mosaike durch somatische Mutationen in bestimmten meristematischen Geweben entstehen.

Konsequenzen

- Bei der Feststellung einer Diskrepanz zwischen Chromosomenbefund und Phänotyp muß an das Vorliegen eines Chromosomenmosaiks mit ungleicher Gewebebeteiligung gedacht werden:
  - Untersuchung eines zweiten Zellsystems, möglichst aus einem anderen Gewebe.
- Beim pränatalen Nachweis eines Chromosomenmosaiks im extraembryonalen Gewebe bei normaler Entwicklung des Feten:
  - Feststellung des fetalen Karyotyps durch Analyse fetalen Gewebes,
  - Feststellung – soweit möglich –, ob die gestörte Plazenta eine normale Entwicklung des Feten überhaupt ermöglicht.

Methoden und Anwendung
Familienstammbaum

Definition

Schematisierte graphische Darstellung aller Angehörigen einer ratsuchenden Familie, möglichst über drei bis vier Generationen, zur weitgehend vollständigen Erfassung der jeweils vorkommenden Auffälligkeiten oder Erkrankungen (Abb. 11).

Durchführung

Es werden nicht nur alle lebenden Verwandten des ratsuchenden Paares, sondern möglichst auch die Verstorbenen so vollständig wie möglich mit Todesursache und Todesalter erfaßt, außerdem Fehl- und Totgeburten aufgezeichnet. Bei den Geschwistern der Ratsuchenden und ihrer Eltern werden Geburtenreihenfolge, Geschlecht und Nachkommen vermerkt. Zu markieren ist, ob über erkrankte Personen ärztliche Befundberichte oder eigene Untersuchungsergebnisse vorliegen und ob Blutsverwandtschaft zwischen Ehepartnern besteht. Gleiche Merkmale oder Krankheiten werden mit gleichen Symbolen charakterisiert.

Es empfiehlt sich, von wichtigen Personen der Familie, vor allem aber von Erkrankten, den Vornamen zu notieren. Das Alter bei Manifestation sowie das Sterbealter betroffener Personen sind zu dokumentieren. Diese Daten können für die differentialdiagnostische Zuordnung einzelner Krankheitsbilder große Bedeutung erlangen.

Nutzen

Mit Hilfe einer derartigen graphischen Darstellung ist es in vielen Fällen leicht möglich, Erblichkeit eines Merkmals festzustellen und, nicht selten, den in der Familie in Frage kommenden Erbgang unmittelbar abzulesen. Dies gilt besonders bei geschlechtsgebundenem Erbgang eines Merkmals, wobei auf unterschiedliche Manifestation in beiden Geschlechtern besonders zu achten ist.

Methoden und Anwendung
Familienstammbaum

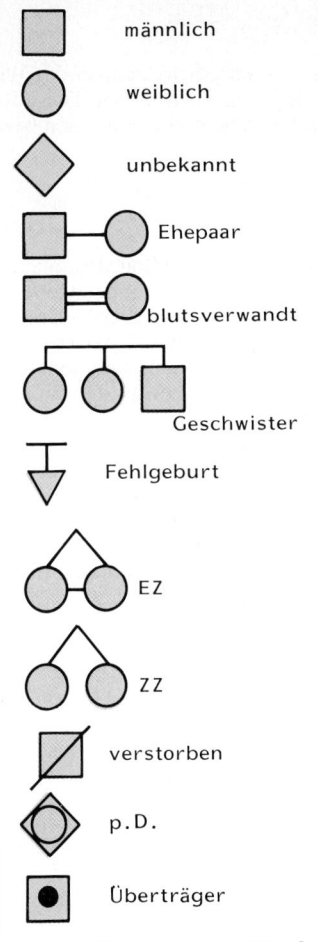

- ▣ männlich
- ◯ weiblich
- ◇ unbekannt
- ▣—◯ Ehepaar
- ▣=◯ blutsverwandt
- ◯ ◯ ▣ Geschwister
- ▽ Fehlgeburt
- ◯◯ EZ
- ◯ ◯ ZZ
- ▣ verstorben
- ◇ p.D.
- ▣ Überträger

Abb. 11 Wichtige gebräuchliche Symbole für die Skizzierung des Familienstammbaumes

Methoden und Anwendung
Risikoschätzungen der genetischen Beratung

Problemstellung

In der genetischen Beratung sind häufig Schätzungen des Wiederholungsrisikos für bestimmte Ereignisse erforderlich. Diese Risikoschätzungen können auf unterschiedlichen Informationen beruhen.

Verfahrensweisen

- Empirische Risikodaten:
  Bei empirischen Risikoangaben beruhen die Schätzungen auf beobachteten Daten, weniger auf theoretischen Überlegungen. Besonders bei chromosomalen und multifaktoriell bedingten Erkrankungen werden empirische Risikoangaben benützt. Sie werden aufgrund großer Familienstammbäume erfaßt und sind abhängig von der Zahl der kranken und gesunden Personen in der Familie und von deren Verwandtschaftsgrad.
- Mendelsche Erbgänge:
  Ist eine Erbkrankheit einem monogenen Erbgang zuzuordnen, so kann aufgrund des Erbganges ein Wiederholungsrisiko angegeben werden. Es beträgt z.B. bei autosomal rezessivem Erbgang 25%, wenn beide Eltern Genträger (Heterozygote) sind. Dieses Risiko ist unabhängig von der Inzidenz der Krankheit und der Anzahl der betroffenen und gesunden Geschwister.
- Bayessches Theorem s. S. 75.

Methoden und Anwendung
Basisrisiko, Grundrisiko

Definition

Allgemeine Wahrscheinlichkeit, eine Störung bei einem Kind zu beobachten, die aus der Familienvorgeschichte nicht abzuleiten ist, nicht vorhersehbar und auch nicht verhütbar ist. Im allgemeinen lassen sich Störungen, die zum Basisrisiko gerechnet werden, nicht durch pränatale Untersuchungsverfahren erfassen. Ausnahmen stellen Chromosomenaberrationen mit höherem Alter der Eltern und im Ultraschall erfaßbare Fehlentwicklungen der Kinder dar.

Erläuterung

2% aller Neugeborenen weisen eine genetisch bedingte Fehlbildung oder Behinderung auf. Chromosomenstörungen werden bei 0,5 aller Lebendgeburten beobachtet. Unter Einschluß nicht genetischer, durch exogene Faktoren oder den Geburtsvorgang bedingter Störungen, wird für alle Neugeborenen eine Wahrscheinlichkeit von 2−4% − von manchen Arbeitsgruppen auch 5% − als Basis- oder Grundrisiko angegeben.

Besonderheiten

Aufgrund der bei nahen Blutsverwandten vorhandenen Übereinstimmung in einem bestimmten Anteil der Erbanlagen wird das Basisrisiko für Kinder aus Ehen zwischen Vettern ersten Grades als erhöht angegeben, diese Erhöhung bezieht sich sowohl auf monogene Merkmale wie auf multifaktoriell vererbte Störungen. Für entferntere Verwandtschaft zwischen den Ehepartnern ergibt sich praktisch kein erhöhtes Basisrisiko (vgl. Verwandtenehe/Blutsverwandtschaft).

Methoden und Anwendung
Hautleisten und Furchensystem

Diagnose

Zu diagnostischen Zwecken analysiert; Leistentypen und Furchenbildung auf Fingern und Zehen, Handflächen und Fußsohlen.

Dermatoglyphen

Erläuterung

Leistenstruktur:
- Normalbefund: Leisten zeigen alters- und geschlechtsabhängig typische Höhe und Breite. Regelmäßiger Verlauf mit Poren der Schweißdrüsen in charakteristischen Abständen. Morphologische Besonderheiten sind die sog. Minutiae.
- Veränderungen mit diagnostischer Bedeutung:
  - Leistenaplasie,
  - Leistendysplasie,
  - Veränderungen von Leistenhöhe und -breite,
  - Veränderungen des Minutiaemusters,
  - unregelmäßiger Leistenverlauf,
  - Veränderungen der Porenzahl und/oder -größe.

Musterbildungen auf Finger- und Zehenbeeren:
- Normalbefund: Auf den distalen Gliedern drei Hauptmustertypen: Wirbel, Schleife, Bogen. Seitenunterschiede sind möglich. Wesentlich sind der ethnische Hintergrund und familiäre Besonderheiten.
- Veränderungen mit diagnostischer Bedeutung:
  - Reduktion oder Erhöhung der Leistenzahl eines Musters,
  - Veränderung des Mustertyps gegenüber ethnischen und familiären Befunden,
  - Unvollständigkeit der Musterdifferenzierung,
  - Uniformität der Musterbildung.

Bemusterung der Palmae:
- Normalbefund:
  - Hauptlinienverläufe meist diagonal,
  - Bemusterung von Interdigitalräumen in charakteristischer Verteilung,
  - proximale Position des axialen Triradius (Schnittpunkt der Linien von den Fingern 2 und 5).
- Veränderungen mit diagnostischer Bedeutung:
  - Reduktion oder Fehlen von Hauptlinien,
  - transversaler oder longitudinaler Hauptlinienverlauf,
  - qualitative oder quantitative Veränderung in der Felderbemusterung,
  - Fehlen des axialen Triradius,
  - distale Verschiebung des axialen Triradius.

Methoden und Anwendung
Hautleisten und Furchensystem

Bemusterung der Fußsohlen:
Normalbefunde und Besonderheiten wie auf den Händen.

Furchensystem

Erläuterung

Haupt- und Nebenfurchen auf den Palmae:
- Normalbefund: Berücksichtigt werden die Drei- und Fünffingerfurche, Daumenfurche und Mittelhandfurche.
- Veränderungen mit diagnostischer Bedeutung:
  - nicht familiär bedingtes Vorkommen einer Vierfingerfurche (entstanden durch Verschmelzung von Drei- und Fünffingerfurchen),
  - Reduktion von Handfurchen,
  - extreme Vertiefung von Handfurchen durch Verdickung der Epidermis.

Beugefurchen auf den Fingern:
- Normalbefund: Auf dem Daumen sind 2, auf allen anderen Fingern 3 Beugefurchen.
Durch die Länge der Fingerglieder Bestimmung der Distanz zwischen ihnen.
- Veränderungen von diagnostischer Bedeutung:
  - Fehlen einer Beugefurche (gehäuft auf dem 5. Finger),
  - Veränderung der Abstände zwischen den Beugefurchen,
  - Ausbildung von 3 Beugefurchen auf dem Daumen.

Furchenbildung auf der Fußsohle:
- Normalbefund: Berücksichtigt wird die Furche zwischen 1. und 2. Zehe, die sog. Sandalenfurche.
- Veränderungen von diagnostischer Bedeutung:
  - Vergrößerung des Intertarsalabstandes führt zur Betonung der Furche,
  - Vertiefung der Furche durch Verdickung der Epidermis.

Bewertung

Durch die Zusammenfassung verschiedener veränderter Merkmale Bildung von Scores, die diagnostisch eine Hilfe sind.
Am bekanntesten sind die sog. Down-Syndrom-Scores.

Methoden und Anwendung
Chromosomendiagnostik

Chromosomenstruktur

Lange Zeit bestand keine Verbindung zwischen der DNA-Diagnostik an menschlichen Chromosomen und den lichtmikroskopisch sichtbaren Strukturen. In neuerer Zeit konnte jedoch diese Lücke geschlossen werden.

Aufbau des Chromatins

Definition

Es setzt sich in der Hauptsache aus DNA und Proteinen, vor allem Histonen, zusammen. Die unterste Organisationsstufe ist die DNA-Doppelhelix. Sie hat einen Durchmesser von 2 nm. Die folgende Struktur entsteht durch die Ausbildung der Nukleosome. Hier ist die DNA-Doppelhelix um Histonoktamere herumgewunden. Der Durchmesser dieser Strukturen beträgt 11 nm.
Im nächsten Schritt werden durch ein spezifisches Histon die Nukleosomfibrillen zur nächsthöheren Struktureinheit aufgebaut. Diese Chromatinfibrillen haben einen Durchmesser von 30 nm. Diese Stränge können im Elektronenmikroskop sichtbar gemacht werden.
Die nächste Packungseinheit entsteht durch Schleifenbildung und dichte Aufspiralisierung der Fibrillen. Hier bilden sich Strukturen unterschiedlicher Durchmessers (700 bis 300 nm) in Abhängigkeit davon, ob es sich bei der Region um Euchromatin oder konstitutives Heterochromatin handelt.
Diese Strukturen sind im Lichtmikroskop erkennbar. Die Endstruktur bildet dann das kondensierte Chromosom in der Metaphase. Es hat einen mittleren Durchmesser von 1400 nm.
Es wird im folgenden aufgrund seiner Größe und spezifischer morphologischer Merkmale näher charakterisiert und klassifiziert.

Differentieller Aufbau der Chromosomen

Definition

Das geeignetste Stadium zur Strukturanalyse der Chromosomen ist die Metaphase. Die Chromosomen sind stark kondensiert, und durch verschiedene Behandlungen können sie zusätzlich kontrahiert und über ein vergrößertes Zellvolumen verteilt werden.

Chromosomengröße:
Da die Länge der Chromosomen zwischen früher und später Metaphase sehr starke Differenzen aufweist, wird in der Regel die relative Chromosomenlänge angegeben, die auf die Länge des autoso-

Grundbegriffe der Genetik
Chromosomendiagnostik

malen Genoms bezogen wird. Zwischen den längsten Chromosomen des menschlichen Genoms und den kleinsten besteht eine Relation von etwa 5:1.

Zentromerlokalisation und Armindex:
Jedes Metaphasechromosom ist durch eine Einschnürungsregion, das sog. Zentromer, in zwei sog. Arme unterteilt. Nach der Position des Zentromers werden die Chromosomen in metazentrische, submetazentrische und akrozentrische unterteilt. Der kurze Arm wird mit p, der lange mit q bezeichnet.

Longitudinale Differenzierung der Chromosomenarme:
Jeder Chromosomenarm wird distal durch ein sog. Telomer abgeschlossen. Zwischen Telomer und Zentromer erstreckt sich eine jeweils charakteristische Abfolge von euchromatischen sowie heterochromatischen Regionen, wobei euchromatische Bereiche wiederum in AT- und GC-reiche Banden unterteilt werden. Das konstitutive Heterochromatin ist insbesondere in den zentromernahen Abschnitten aller Chromosomen zu finden, es treten extreme Heterochromatinblöcke auf, die bis zu 30–40% der Gesamtlänge des Chromosoms ausmachen können.
Eine weitere strukturelle Besonderheit der Chromosomen sind die nukleolusorganisierenden Regionen (NOR) der Chromosomen 13–15 und 21–22. Sie sitzen fadenförmig den kurzen Armen dieser akrozentrischen Chromosomen auf. Distal enden sie an den sog. Satelliten. Sie werden daher auch als Satellitenstiele bezeichnet.

Chromosomennomenklatur

Chromosomencharakterisierung
Jedes Chromosom wird zunächst durch Größe und Zentromerlage charakterisiert. Danach werden Besonderheiten wie die Ausbildung von polymorphen, heterochromatischen Regionen und von Satelliten und Satellitenstielen berücksichtigt.
Die eigentliche Identifizierung des einzelnen Chromosoms erfolgt jedoch durch sein jeweils charakteristisches Bandenmuster (Abb. 12–16).
Die longitudinale Differenzierung eines Chromosoms führt zu einer für jedes Chromosom typischen Abfolge intensiv und weniger intensiv gefärbter Abschnitte. Danach wurde für jedes Chromosom ein typisches Bandenschema gezeichnet.
Kurzer wie langer Arm werden, jeweils beim Zentromer beginnend und nach distal fortschreitend, in besonders charakteristische Abschnitte, sog. „landmarks", unterteilt. Die Bereiche zwischen den Landmarks werden als Regionen bezeichnet und mit fortlaufenden Nummern, bei 1 beginnend, beschriftet. Jede Region kann in eine jeweils unterschiedliche Anzahl von Banden untergliedert werden.

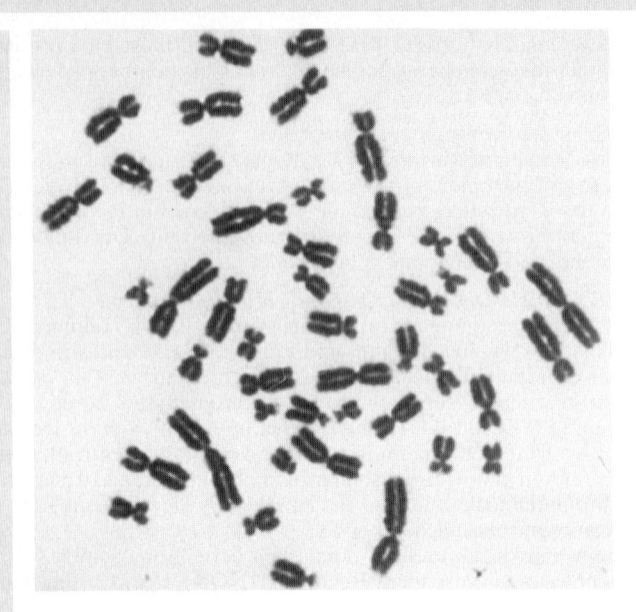

Methoden und Anwendung
Chromosomendiagnostik

Abb. 12 Homogen gefärbte Chromosomen (Orcein)

Werden sehr schwach kontrahierte, d. h. lange Chromosomen analysiert, so kann man zahlreiche Banden wiederum in Subbanden untergliedern. Damit ist jeder Abschnitt auf einem Chromosom durch eine kurze Formel zu charakterisieren, z. B.:
1q24.2
Die erste Zahl (1) bezeichnet das Chromosom,
q bedeutet langer Arm,
2 Nummer der Region,
4 Nummer der Bande,
2 Nummer der Subbande.

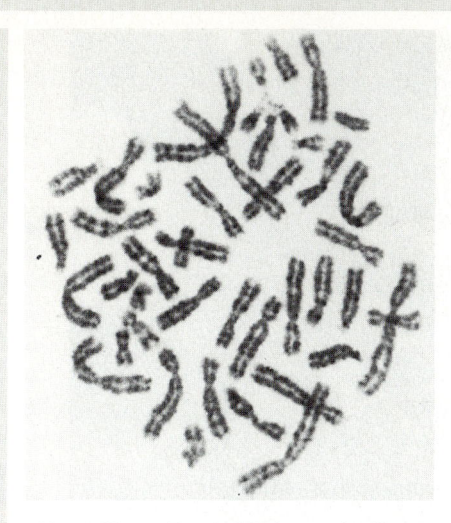

Methoden und Anwendung
Chromosomendiagnostik

Abb. 13 Giemsa-Trypsin-Bänderung der Chromosomen (GTG)

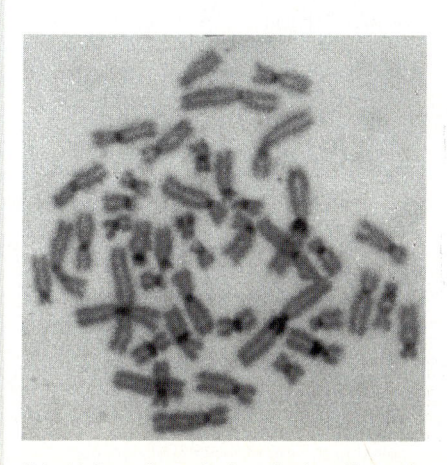

Abb. 14 Darstellung des konstitutiven Heterochromatins (CBG)

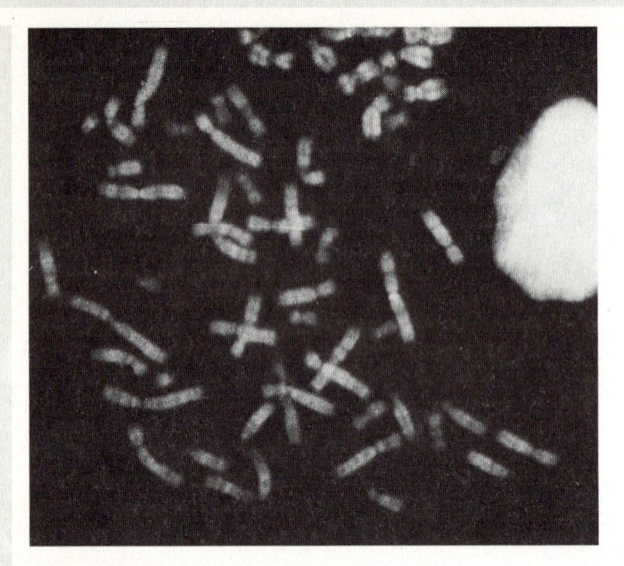

Methoden uns Anwendung
Chromosomendiagnostik

Abb. 15 Bänderung mit Quinacrinmustard (QFQ)

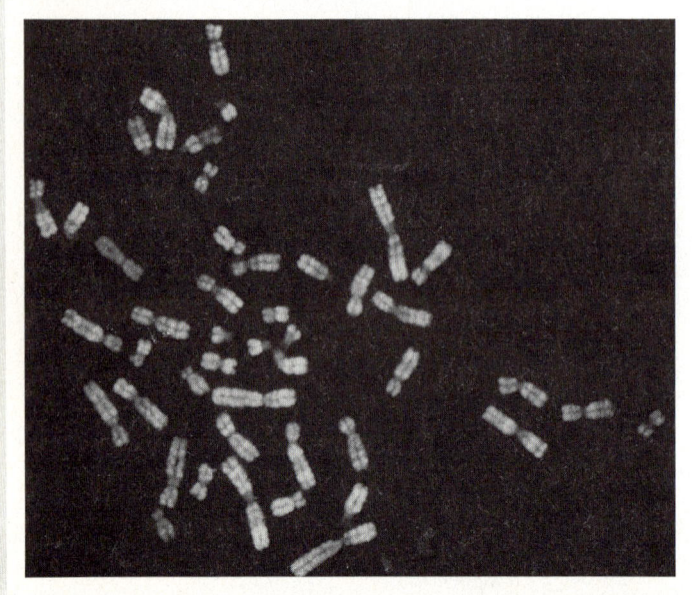

Abb. 16 Reverse Chromosomenbänderung mit spät replizierendem X-Chromosom (RBA) bei 9 Uhr, blaßgefärbt, im weiblichen Geschlecht

Methoden und Anwendung
Chromosomendiagnostik

Karyotypanalyse:
Nachdem es durch die Bandendarstellung der Chromosomen möglich wurde, auch Chromosomen gleicher Größe und Zentromerlage sicher zu unterscheiden, wurde 1971 bei der Pariser Konferenz ein international verbindliches Schema zur Identifizierung und Anordnung menschlicher Chromosomen aufgestellt. Dabei werden die Autosomen nach abfallender Größe mit den Ziffern 1−22 bezeichnet, morphologisch ähnliche Chromosomen werden den Gruppen A−G zugeordnet, die Geschlechtschromosomen werden mit den Buchstaben X und Y bezeichnet.
Es liegt somit das Diagramm eines menschlichen Karyotyps zur Diagnostik vor (Abb. 17 u. 18).
Werden nun die Chromosomen aus einer Metaphasenaufnahme ausgeschnitten und entsprechend dem Karyotypschema angeordnet, so bezeichnet man dies als Karyogramm. Der Karyotyp jedes Menschen kann wiederum in einer Formel angegeben werden. Dabei steht an erster Stelle die Chromosomenzahl, es folgt die Angabe der Geschlechtschromosomen und schließlich die zur Diagnostik angewandten Bandentechniken.

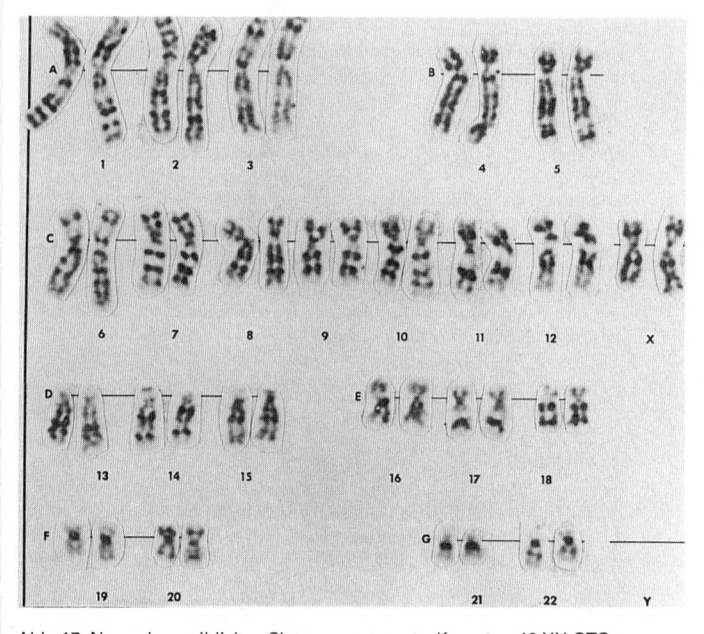

Abb. 17 Normaler weiblicher Chromosomensatz, Karyotyp 46,XX,GTG

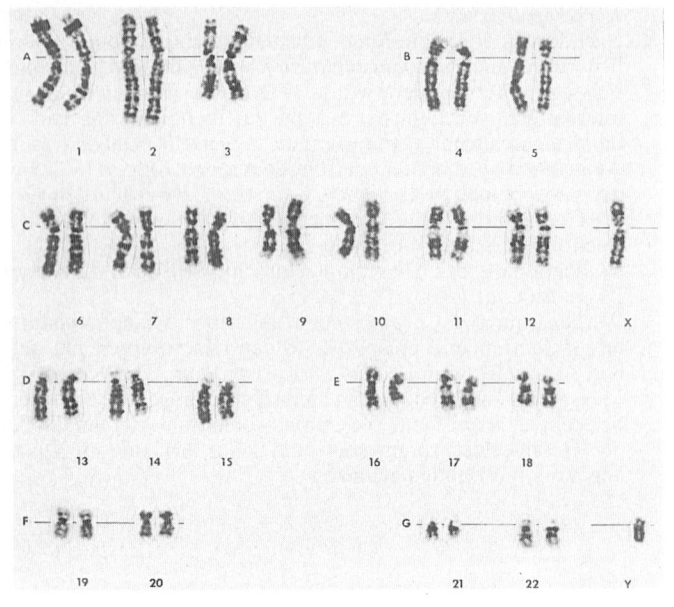

Methoden und Anwendung
Chromosomendiagnostik

Abb. 18 Normaler männlicher Chromosomensatz, Karyotyp 46,XY,GTG

Z. B. stellt
46,XY,QFQ
einen normalen männlichen Karyotyp dar, der mit Quinacrinmustard zur Bandendarstellung gefärbt wurde.
Numerische Chromosomenanomalien werden durch Änderung der Chromosomenzahl unter Angabe des betroffenen Chromosoms (z.B. 47,XX,+21), strukturelle Aberrationen durch die Angabe des Aberrationstyps, der betroffenen Chromosomen und Chromosomenabschnitte (z.B. 46,XX,t(12;15)(p11;q24) charakterisiert.

Kartierung menschlicher Chromosomen

Definition

Die Lokalisation menschlicher Gene für normale Merkmale, wie z. B. Blutgruppen oder das HLA-System, wie auch für Genmutation, z. B. Muskeldystrophie Duchenne oder zystische Fibrose, auf Chromosomen oder Chromosomenabschnitten des menschlichen Genoms ist ein Forschungszweig, der sich sehr stark in der Entwicklung befindet.

Grundbegriffe der Genetik
Chromosomendiagnostik

Familienuntersuchungen bei geschlechtsgebundenen Merkmalen:
Lange vor dem Beginn der Chromosomendiagnostik war bekannt, daß bestimmte Merkmale wie Rotgrünblindheit und Krankheiten wie Hämophilie nur von der gesunden Mutter an den betroffenen Sohn vererbt werden konnten, niemals vom Vater an den Sohn. Die sehr selten erkrankten Mädchen fielen zusätzlich durch Minderwüchsigkeit auf. Durch Stammbaumanalysen und durch den Chromosomenbefund, 45,X0, bei den weiblichen Betroffenen konnte gezeigt werden, daß es sich um eine X-chromosomale Vererbung handelt und daß Mädchen mit Turner-Syndrom wie ihre betroffenen Brüder das X-Chromosom mit Mutation von der Mutter geerbt haben.

Chromosomenmutationen:
Durch die Karyotypanalyse war es in der Folge möglich, eine Reihe weiterer Gene zu lokalisieren. Dazu dienten einmal Deletionen, insbesondere des X-Chromosoms, Translokationen und Chromosomenpolymorphismen, die die Bestiummung der Herkunft des aberranten Chromosoms von einem der Eltern erlauben.

Analysen von Hybridzellen:
Werden Säugerzellen, die defekt für einen bestimmten Stoffwechselschritt sind, mit normalen menschlichen Zellen hybridisiert, so können letztere die Negativmutante ausgleichen.
Da in derartigen Hybridzellen zunehmend menschliche Chromosomen verloren gehen, läßt sich anhand regelmäßiger Karyotypanlagen feststellen, wann welches Chromosom eliminiert wird und durch welchen Chromosomenverlust der Defekt wieder in Erscheinung tritt.

Genproduktanalyse:
Liegen bei einem Menschen Chromosomen oder Chromosomenabschnitte vermehrt oder vermindert vor, so werden Genprodukte quantitativ verändert auftreten. Umgekehrt kann aus der (quantitativen und qualitativen) Veränderung eines Genproduktes im Zusammenhang mit einer Chromosomenmutation auf die Lage des zugrundeliegenden Gens geschlossen werden.

In-situ-Hybridisierung:
Chromosomen werden mit markierten DNA-Abschnitten bekannter Herkunft hybridisiert. Diese Methoden sind sehr exakt, und zum Nachweis ist es nicht – wie bei der Genproduktanalyse – erforderlich, daß das analysierte Gen exprimiert wird. Häufig werden überlappende DNA Sequenzen zur Hybridisierung verwendet, um eine genaue Lokalisation zu erzielen. Kartiert wurden durch diese Methode Kollagengene, Onkogene, Wachstumsgene, Immunglobulingene u. a.
Neben zytogenetischen Methoden werden zur Genkartierung zunehmend molekulargenetische Techniken eingesetzt.

Methoden und Anwendung
Indikationen zur Chromosomenanalyse

Somatische Zellen

Pränatal:
- Erhöhtes Risiko für eine Chromosomenstörung de novo beim Feten:
  - durch erhöhtes mütterliches Alter und/oder erniedrigtes Serum-AFP bei der Schwangerschaft,
  - durch vorangegangene Geburt eines Kindes mit Chromosomenaberration de novo.
- Erhöhtes Risiko für eine Chromosomenstörung beim Feten durch familiäre Faktoren:
  - durch das Vorliegen eines balancierten, strukturellen Chromosomenumbaus (Translokation, Inversion) bei einem der Eltern,
  - durch das Vorliegen einer Gonosomenstörung oder eines Chromosomenmosaiks bei einem der Eltern.
- Belastung eines der Eltern durch Substanzen, für die eine chromosomenschädigende Nebenwirkung bekannt ist.
- Auffälliger Ultraschallbefund beim Feten wie Wachstumsretardierung und/oder fetale Fehlbildung und abnormes Bewegungsmuster.

Postnatal:
- Intersexuelles äußeres Genitale beim Neugeborenen, wobei adrenogenitales Syndrom und mütterliche Hormonbehandlung ausgeschlossen sind.
- Angeborene Fehlbildungen, Dysmorphien, kombiniert mit neurologischen Besonderheiten und Wachstumsretardierung:
  - Die Zuordnung zu einem bekannten, chromosomal bedingten Fehlbildungssyndrom ist bereits aufgrund des Phänotyps mit großer Wahrscheinlichkeit möglich (vgl. Darstellung zu Trisomie 13, 18, 21).
  - Das Symptommuster ist unbekannt; da jedoch verschiedene Keimblätter und Organsysteme betroffen sind, ist eine der zahlreichen strukturellen Chromosomenstörungen auszuschließen.
- Kleinkind mit statomotorischer Retardierung, einzelnen Fehlbildungen und Dysmorphien.
- Verzögerte oder ausbleibende sekundäre Geschlechtsentwicklung.
- Sterilität: primäre Amenorrhoe, Aspermie.
- Ehepaare mit gehäuften Spontanaborten.
- Ehepaare mit verstorbenen Kindern, die einen Fehlbildungskomplex aufwiesen, der an eine Chromosomenstörung denken läßt.
- Angehörige von Trägern einer strukturellen Chromosomenaberration (in der Regel Verwandte 1. Grades), die ein erhöhtes Risiko haben, Träger eines balancierten Chromosomenumbaus zu sein.
- Verdacht auf das Vorliegen einer Leukämie oder eines soliden Tumors, der durch eine spezifische Chromosomenveränderung näher charakterisiert werden kann.

Indikationen zur Chromosomenanalyse

- Polymorphismenanalyse (konstitutives Heterochromatin):
  - Familienuntersuchungen zum Abstammungsnachweis,
  - Eiigkeitsdiagnostik bei Zwillingen.

Keimzellen

(seltene Einzelfälle bei gezielter Fragestellung)

Meioseuntersuchungen nach Hodenbiopsie:
- Sterilität,
- Subfertilität,
- Exposition gegenüber Mutagenen,
- Verdacht auf Chromosomenstörung als Gonadenmosaik.

Meioseuntersuchungen nach Ovarbiopsie:
- Verdacht auf Gonosomenstörung mit erhöhtem Gonadoblastomrisiko,
- Verdacht auf Chromosomenstörung als Gonadenmosaik.

Methoden und Anendung
Zellinkubation und Zellzüchtung zur Chromosomendarstellung

Probenentnahme und Probentransport

Da die verschiedenen Zellsysteme sehr unterschiedliche minimale Probengrößen bzw. Zellzahlen erfordern und jeweils spezifische Vorbehandlungen, muß immer vor der geplanten Entnahme mit dem vorgesehenen Labor Rücksprache genommen werden.
Im folgenden sind daher nur einige allgemeine Kriterien zusammengefaßt:

- Erforderlich sind eine sterile Entnahme und ein schneller Transport der Probe.
- Bei Biopsiematerial muß die Probe in ein geeignetes Medium übertragen werden.
- Die Probengröße muß jeweils eine für das Zellsystem spezifische minimale Zellzahl aufweisen.
- Proben dürfen beim Versand weder tiefgefroren werden, noch sollten sie zu stark erwärmt werden.
- Die Transportzeit sollte 24 h nicht übersteigen.
- Bei der postmortalen Entnahme von Zellen ist die sehr unterschiedliche Vitalität der verschiedenen Zelltypen unbedingt zu berücksichtigen.
- Liegen Erkrankungen des Patienten vor oder wird er mit Medikamenten behandelt, von denen ein negativer Einfluß auf das Zellwachstum zu erwarten ist, so muß dies dem zytogenetischen Labor unbedingt mitgeteilt werden.
- Eine mögliche Kontamination der Patientenzellen mit Fremdzellen (Blutspende, Abortmaterial) muß soweit wie möglich vermieden werden. Ist sie eingetreten, so muß das zytogenetische Labor unbedingt darüber informiert werden.
- Die Bearbeitungszeiten für eine Zellprobe sind abhängig vom Zelltyp (s. unten) und von der jeweiligen Fragestellung.

Darüber sollte der Patient bei der Indikationsstellung bereits informiert werden.

Zelltyp und Kulturmethode

Pränatal:
- Chorionzottenbiopsie (CVS):
  - Untersuchungszeitraum ist überwiegend die 8.–12. Schwangerschaftswoche, bei Mosaikverdacht oder pathologischer Fetalentwicklung auch das 2. Trimenon.
  - Die Probengröße sollte mindestens 5 mg betragen.
  - Die Probe muß direkt nach der Entnahme im Umkehrmikroskop beurteilt und anschließend in frisches Medium übertragen werden (Abb. 19).

Methoden und Anwendung
Zellinkubation und Zellzüchtung zur Chromosomendarstellung

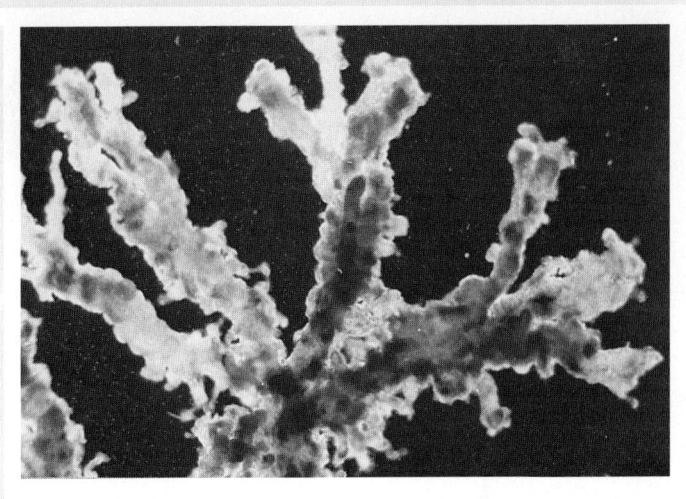

Abb. 19 Chorionzottenbiopsie, 12. Schwangerschaftswoche.

Zytotrophoblast:
Die in vivo ablaufenden Zellteilungen können nach Kurzinkubation direkt präpariert werden.
Es treten somit keine kulturbedingten Veränderungen gegenüber den Verhältnissen in vivo auf.
Der Befund liegt innerhalb weniger Tage vor.
Zottenstroma:
Die Zellen müssen in der Gewebelangzeitkultur erst zum Auswachsen und zur Zellteilung stimuliert werden.
Der Befund wird nach etwa 2–3 Wochen vorliegen.
Zottenstroma und Zytotrophoblast weisen aufgrund der ontogenetischen Differenzierungsvorgänge eine unterschiedlich enge Beziehung zum Embryo auf.
Daher sind auch die teilweise differierenden zytogenetischen Befunde zu erklären.
Nach Chorionzottenbiopsie wird extraembryonales Gewebe untersucht. Nach den heute vorliegenden Erfahrungen wird der Befund beim Embryo nicht immer mit dem Befund aus extraembryonalem Gewebe identisch sein: In jeweils etwa 1% der Fälle werden falsch-negative und falsch-positive Befunde erhoben.
Kulturversager treten in einer Häufigkeit von etwa 0,5–1% auf. Die Ursache ist überwiegend eine reduzierte Vitalität des Gewebes.

Methoden und Anwendung
Zellinkubation und Zellzüchtung zur Chromosomendarstellung

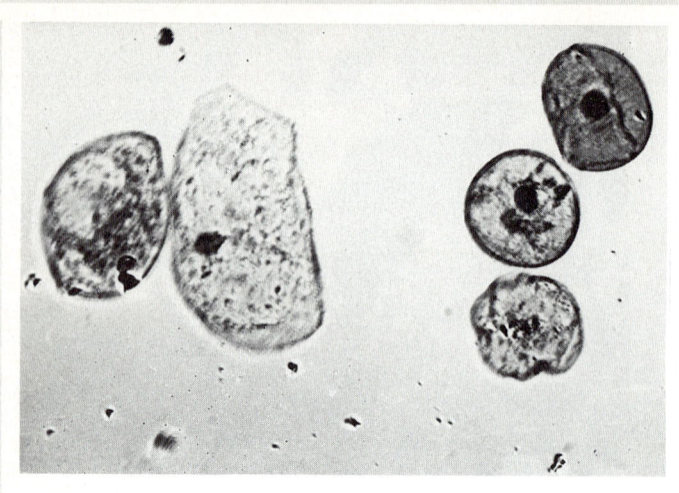

Abb. 20 Fruchtwasserpunktat, 17. Schwangerschaftswoche.

- Fruchtwasserpunktion, Amniozentese (AC):
  - Untersuchungszeitraum überwiegend 15.–18. Schwangerschaftswoche.
  - Die Punktionsmenge sollte mindestens 5 ml betragen (Optimum 15–20 ml).
  - Die Proben sollten spätestens nach 24 h beim Zytogenetiker zur Bearbeitung vorliegen. Je kürzer die Transportzeit, um so günstiger die Chancen für ein gutes und schnelles Zellwachstum.
  - Die Proben müssen bonitiert werden hinsichtlich der Beimengungen (quantitativ und Alter) von Blut.
  - Der Anteil vitaler Zellen wird im Umkehrmikroskop vor Ansetzen der Kulturen bestimmt (Abb. 20).

Die Kulturdauer ist abhängig von dem Anteil vitaler Zellen, der Art des Kulturmediums und der gewählten Kultivierungsmethode. In der Regel können die Kulturen nach 10–14 Tagen abgebrochen werden (Abb. 21).
Untersucht werden die im Fruchtwasser schwimmenden Zellen. Sie sind gemischt fetaler und extrafetaler Herkunft.
Die Zellen des Feten leiten sich aus den 3 verschiedenen Keimblättern her:
- Ektodermaler Herkunft sind die abgeschilferten Zellen von den äußeren Epidermisschichten der Körperoberfläche.
- Überwiegend entodermaler Herkunft sind Zellen des Epithels aus dem Verdauungs- und Respirationstrakt.

Methoden und Anwendung
Zellinkubation und Zellzüchtung zur Chromosomendarstellung

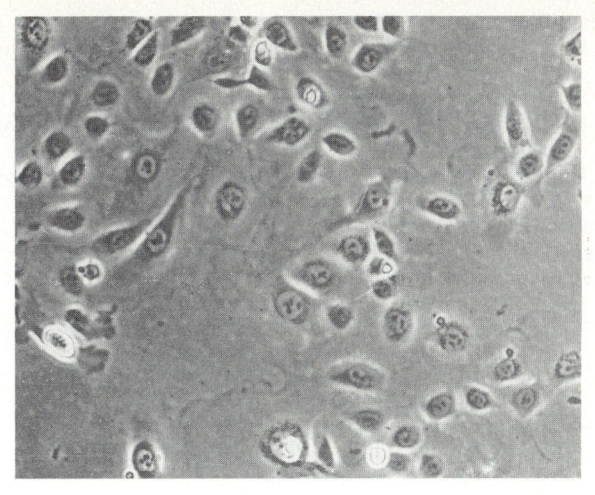

Abb. 21 Gewebelangzeitkultur

- Mesodermaler Herkunft sind die Zellen des Urogenitalsystems.
- Extraembryonaler Herkunft sind Zellen, die sich von der Innenseite der Eihäute abgeschilfert haben. Entsprechend der unterschiedlichen Herkunft ist die Morphologie der Zellen aus dem Fruchtwasserpunktat sehr heterogen.

Kulturversager treten in einer Häufigkeit von etwa 0,5−1% auf. Sie sind in der Mehrzahl der Fälle durch einen der folgenden Faktoren bedingt:
- Das Punktat enthält keine vitalen Zellen.
- Das Punktat enthält zu wenig vitale Zellen. Dies ist gehäuft der Fall, wenn die Amniozentese vor der 15. Schwangerschaftswoche durchgeführt wurde.
- Extrem hohe Blutbeimengungen (das Punktat gleicht einer Blutprobe): Die Erythrozyten verhindern ein normales Ansetzen und Auswachsen der Fruchtwasserzellen.
- Braunes bis olivfarbenes Punktat, Konsistenz nicht normal dünnflüssig: Alte Blutungen in die Fruchtblase mit teilweiser Hämolysierung sowie ein intrauteriner Fruchttod können die Ursache sein.

Eine nachträgliche Zuordnung der ausgewerteten Zellteilungsstadien zu Zellen embryonaler oder extraembryonaler Herkunft ist nicht möglich.

Methoden und Anwendung
Zellinkubation und Zellzüchtung zur Chromosomendarstellung

- Fetale Blutpunktion (FBS):
  - Untersuchungszeitraum überwiegend 20.–24. Schwangerschaftswoche.
  - Die Probengröße sollte 1 ml betragen.
  - Die Probe muß direkt nach der Entnahme kontrolliert werden (HbF-Bestimmung).
  - Unmittelbar danach sollte sie in das untersuchende zytogenetische Labor transportiert werden.

  Untersucht werden nach FBS fetale Zellen mesodermaler Herkunft. Die Kulturdauer beträgt mindestens 48 h, bei sehr geringer Leukozytenzahl sollte immer 72 h kultiviert werden, um eine ausreichende Anzahl von Mitosen zu gewinnen.

  Kulturversager sind seltener als 1% und mitbestimmt durch die Art der Indikationsstellung und die Vitalität des Feten.

  Die häufigsten Ursachen für fehlende Teilungsaktivität sind:
  - intrauteriner Fruchttod,
  - zu geringer Probenumfang,
  - Leukopenie beim Feten,
  - primäre Transformationsstörung.

  Postnatal
  (eingeschlossen sind pathologische Schwangerschaften nach spontaner oder induzierter Ausstoßung der Frucht):
  Unabhängig vom Zelltyp gilt für alle Proben, daß sie nicht mehrfach umgefüllt werden dürfen, da sonst der Anteil unsteriler Proben signifikant steigt, während gleichzeitig die Zahl vitaler Zellen abfällt.

- Blutpunktion zur Lymphozytenkultur:
  - Der Untersuchungszeitraum ist von der Geburt bis zu einem Alter von über 90 Jahren gegeben.
  Allerdings sinkt ab etwa 80 Jahre die Transformierbarkeit der Zellen deutlich ab, so daß ein ausreichendes Zellwachstum nur erreicht wird, wenn die zum Ansatz verwendete Menge Vollblut erhöht wird oder wenn die Leukozyten abgetrennt und dann angesetzt werden.
  - Die Probenmenge wird in der Regel 2–10 ml Blut betragen, das mit Heparin versetzt ist.
  - Die Haltbarkeit der Blutprobe bis zum Ansatz der Zellkulturen kann bis zu 5 Tagen betragen, wenn es bei +10 °C gelagert wird. Werden Blutproben, auch kurzfristig, auf 39 °C und darüber erwärmt, so sind die Zellen irreversibel geschädigt.
  - Die Zellkulturen werden in der Regel für 72 h angesetzt, in Sonderfällen können sie um einen Zellzyklus verlängert oder verkürzt werden (Abb. 22).
  - Faktoren, die eine Transformation und Anzüchtung der Lymphozyten beeinträchtigen oder blockieren, sind:
    a) geringe Anzahl von T-Lymphozyten,
    b) verminderte Immunantwort auf das Mitogen,

Methoden und Anwendung
Zellinkubation und Zellzüchtung zur Chromosomendarstellung

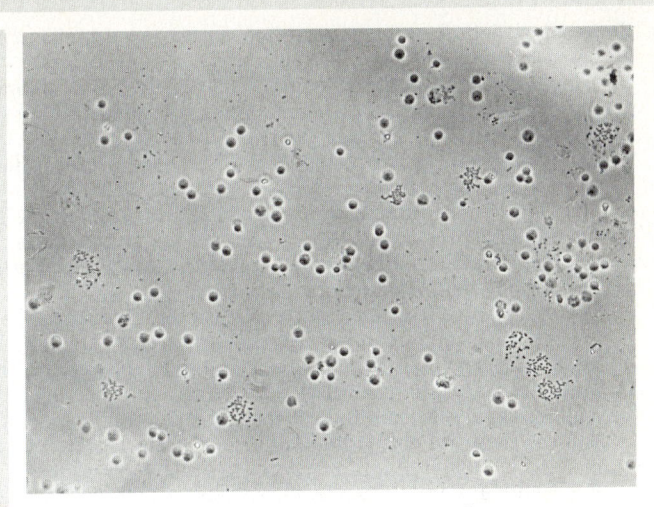

Abb. 22   Zellpräparation nach Lymphozytenkultur, Übersicht

c) krankheitsbedingte Transformationsstörungen:
   Morbus Hodgkin,
   Leukämie,
   infektiöse Mononukleose,
   verschiedene Autoimmunerkrankungen,
   Behandlung mit Zytostatika,
   Behandlung mit Corticoiden, insbesondere Sexualhormonen,
   Patienten nach Splenektomie.
- Knochenmark: Knochenmarkspunktate müssen direkt in präparierte Röhrchen mit Kulturmedium bei Zimmertemperatur eingetropft und unmittelbar in das zytogenetische Labor transportiert werden.

Die anschließende Bearbeitung der Zellprobe ist von der jeweils gegebenen Fragestellung abhängig zu machen, so daß entweder eine Direktpräparation der in vivo ablaufenden Zellteilungen oder eine Kurzzeitinkubation erforderlich ist.

Da bei den zu untersuchenden Erkrankungen (meist Leukämien, teilweise Anämien) die maligne veränderten Zellen oft extreme sekundäre Strukturveränderungen der Chromosomen aufweisen, die nur eine grobe Bandenanalyse ermöglichen, sind die Aussagemöglichkeiten oft sehr eingeschränkt.

Methoden und Anwendung
Zellinkubation und Zellzüchtung zur Chromosomendarstellung

- Gewebebiopsien: Gewebeproben können praktisch von allen Organen entnommen werden.
  Für diagnostische Zwecke am gebräuchlichsten sind Eihautbiopsien aus Abortmaterial, Achillessehnenbiopsien bei Feten und postpartal Biopsien der Haut und der Ovarien.
  - Die Proben sollten mindestens 2 mm Kantenlänge bzw. ein Gewicht von 5 mg haben.
  - Das Biopsiematerial muß direkt in ein steriles Gefäß mit steriler physiologischer Kochsalzlösung oder besser mit Medium, das mit Antibiotika und Fungizonen versetzt ist, überführt werden. Die Lösung muß Raumtemperatur haben.
  - Die Probe sollte so schnell wie möglich in das untersuchende zytogenetische Labor transportiert werden.

   Da es sich um Langzeitgewebekulturen handelt, werden Chromosomenpräparate frühestens nach 2–3 Wochen vorliegen. Die Kulturen sind sehr empfindlich gegenüber Kontaminationen, so daß vor allem auf eine sterile Probenentnahme geachtet werden muß.

   Bei Hautbiopsien muß unbedingt darauf geachtet werden, daß kein Fettgewebe anhaftet. Dies führt sonst in der Mehrzahl der Fälle zu Kulturversagern.
- Weitere Zellsysteme: Bei der Untersuchung von Biopsien solider Tumoren, von Lymphknoten, Lymphomen sowie serösen Effusionen, Aszitespunktaten und Biopsien von Gonaden sind jeweils sehr spezifische Vorbehandlungen der Proben erforderlich, so daß diese Untersuchungen den jeweils etablierten Methoden des angesprochenen zytogenetischen Labors angepaßt werden sollten.

Methoden und Anwendung
Voraussetzungen, Einschränkungen und Konsequenzen einer Chromosomendiagnostik

Wahl des Untersuchungszeitpunktes und des relevanten Zellsystems

- Behandlung des Patienten mit Medikamenten, die eine Transformation (besonders Lymphozyten) oder ein Auswachsen der Zellen behindern.
  Konsequenzen:
  - Verschiebung der Untersuchung,
  - Wahl des am wenigsten betroffenen Zellsystems.
- Primäre Transformationsstörung.
  Konsequenzen:
  - Entnahme von Zellteilungsstadien in vivo,
  - Entnahme aus einem nicht betroffenen Zellsystem.
- Kontamination des Patientenblutes durch Fremdblut bei Bluttransfusion.
  Konsequenzen:
  - Verschiebung der Untersuchung,
  - Verwendung von gegengeschlechtlichem Spenderblut.
- Bei pränataler Chromosomendiagnostik Kontamination einer kindlichen Zellprobe durch mütterliche Zellen:
  - Möglichkeiten der Differenzierung durch Lymphozytenanalysen der elterlichen Chromosomenpolymorphismen und anschließenden Vergleich mit den fraglich kindlichen Zellen,
  - Entnahme einer 2. Zellprobe, möglichst aus einem anderen Zellsystem.
- Normalbefund der Chromosomenanalyse bei typischem Phänotyp des Patienten für eine bestimmte Chromosomenstörung:
  - Untersuchung eines 2. Zellsystems mit Herkunft möglichst aus einem anderen Keimblatt,
  - Ausschluß einer Phänokopie, evtl. auch durch ergänzende Hautleistendiagnostik.

Wertung des ausgewählten Merkmalskomplexes

- Altersabhängige morphologische Merkmale müssen von altersunabhängigen unterschieden werden:
  - Die Verwendung von Symptomlisten für Fehlbildungen und Dysmorphien erleichtert die Dokumentation,
  - Fotografien der Patienten in verschiedenem Alter sollten herangezogen werden.
- Morphologische Besonderheiten ohne Krankheitswert (wie z.B. Epikanthus, Vierfingerfurche) kommen auch in der Normalbevölkerung in jeweils charakteristischer Häufigkeit vor. Wichtig sind daher:

Methoden und Anwendung
Voraussetzungen, Einschränkungen und Konsequenzen einer Chromosomendiagnostik

- die Berücksichtigung familiärer Besonderheiten,
- der Bezug auf den ethnischen Hintergrund.
● Überlagerung des Symptomenkomplexes einer Chromosomenstörung durch eine zusätzliche Störung:
  - Schwierigkeiten bei der Wertung der verschiedenen Anomalien,
  - Schwierigkeiten bei der Zuordnung.

Chromosomenbefund und Prognose

● Berücksichtigung von Beobachtungen an Kindern verschiedener Altersstufen aus der Literatur.
  Einschränkung in der Wertung ist zu empfehlen, denn
  - häufig wird nicht zwischen gut und weniger gut geförderten Kindern unterschieden,
  - die Förderungsmöglichkeiten der Kinder zum Untersuchungszeitpunkt entsprechen oft nicht den heutigen Möglichkeiten.
● Es dürfen nicht Befunde bei Kindern, die in sozial schwieriger Situation aufwuchsen, auf Kinder aus intakten Familien übertragen werden.
● Die jeweilige Familie muß in die Entwicklungsprognose mit einbezogen werden.
  Dies ist insbesondere für Anomalien der Geschlechtschromosomen von entscheidender Bedeutung.
● Kinder mit Chromosomenveränderung in allen Zellen dürfen nicht mit solchen, die Partialstörungen (Mosaike) aufweisen, verglichen werden, da sonst für beide Gruppen nicht relevante Bezugsgrößen gewählt werden.

Grenzen und Fehlermöglichkeiten

Pränatale Chromosomendiagnostik:
● Bestimmung des mütterlichen anstelle des kindlichen Karyotyps: Dieses Risiko liegt bei Zusammenstellung größerer Untersuchungsserien in der Größenordnung von 0,5–1‰ und ist dabei von den Erfahrungen der beteiligten Untersuchungszentren abhängig. Möglichkeiten zur Verminderung des Risikos sind
  - Einbeziehen des fetalen Geschlechts entsprechend der Ultraschallbefundung,
  - Bewertung der eingesandten Proben (CVS, AC, FBS) auf mögliche mütterliche Kontamination und dann möglicherweise Untersuchung eines 2. fetalen Zellsystems,
  - Kontrolle der Chromosomenpolymorphismen,
  - bei FBS: HbF-Bestimmung.
● Nichterfassung einer fetalen Chromosomenstörung als Mosaik: Eine 100%ige Erfassung von Mosaiken wird nie möglich sein, da

Methoden und Anwendung

Voraussetzungen, Einschränkungen und Konsequenzen einer Chromosomendiagnostik

  zum einen kleinere Mosaike nicht immer im Biopsiematerial vorliegen werden, zum anderen weil evtl. das untersuchte Zellsystem nicht betroffen ist.
  – Bei auffälligem Phänotyp des Feten im Ultraschall mit Hinweisen auf ein Chromosomensyndrom sollte daher bei Normalbefund der 1. Chromosomenanalyse die Durchführung einer 2. diskutiert werden.
- Unterscheidung zwischen Mosaiken und Pseudomosaiken: Insbesondere bei der Anzüchtung von Zellen aus dem Fruchtwasser spielt das Auftreten von pathologischen Einzelzellen und Pseudomosaiken eine Rolle.
  Sie sind in vitro entstanden und können daher bei der Diagnostik vernachlässigt werden.
  Nicht immer sind sie jedoch sicher von echten Mosaiken zu unterscheiden. Das Risiko einer Fehlinterpretation kann verringert werden:
  – durch das Anlegen von mehreren Parallelkulturen,
  – durch die Auswertung von Primärkulturen.
  Bei offen bleibenden Befunden sollte ein 2. Zellsystem untersucht werden.

Postnatale Chromosomendiagnostik:
- Diskrepanz zwischen Phänotyp und Karyotyp: Hier ist die Erhebung von Zusatzuntersuchungen einfacher als bei der Pränataldiagnostik. Berücksichtigt werden sollte auch immer, welche Chromosomen besonders zur Mosaikbildung neigen (z. B. Chromosom 8, Gonosomen).
- Phänotyp des Probanden und evtl. sogar Familienbefunde wie erbliche Chromosomenstörung, dabei Karyotyp des Probanden scheinbar normal: Strukturelle Chromosomenaberrationen, die im ausgetauschten Chromosomensegment kaum vom Ausgangschromosom abweichen, sind sehr schwer zu erfassen.
  Hilfreich können sein:
  – die Anwendung sehr unterschiedlicher Bandentechniken,
  – die Untersuchung der fraglich balancierten Eltern.
- Phänotyp des Probanden entspricht einer bekannten Chromosomenstörung (z. B. Prader-Willi-Syndrom), sein Karyotyp ist jedoch normal: Es kann sich um eine submikroskopische Deletion in dem für den Phänotyp der Chromosomenstörung relevanten Bandenabschnitt handeln.
  – Ergänzend zur Chromosomenanalyse kann hier die In-situ-Hybridisierung eingesetzt werden.

Methoden und Anwendung
Gentechnologie

Definition

Modernes Verfahren zur Analyse und Synthese genetischer Eigenschaften und Merkmale auf molekularer Ebene.

Erläuterungen

- Aufbau des Genoms: Desoxyribonucleinsäure (DNA) ist die Basis der Erbinformation. Sie ist in Form einer Doppelhelix, in der sich jeweils zwei spezifische Basen gegenüberliegen (Adenin und Thymin bzw. Guanin und Cytosin), aufgebaut. Drei Basen bilden ein Codon. Dieser genetische (Triplett-)Code ist allgemein gültig. Auf dem DNA-Faden sind die Gene gespeichert.
- Ein Gen besteht in der Regel aus mehreren codierenden Abschnitten (Exons), die durch nicht codierende Abschnitte (Introns) unterbrochen sind. Bei der Transkription entsteht zuerst die Kern-RNA (Ribonucleinsäure), durch Spleißen werden die Introns herausgeschnitten, die dabei gebildete m-RNA (= messenger-RNA oder Boten-RNA) enthält nur codierende Abschnitte. Bei der Translation bilden die Tripletts jeweils eine Aminosäure im Protein.
- Restriktionsenzyme erkennen in der doppelsträngigen DNA spezifische Sequenzen von 4, 6 oder 8 Basenpaaren und zerschneiden dort den DNA-Doppelstrang (Tab. 2). Mehrere hundert solcher „enzymatischer Scheren" mit unterschiedlichen Erkennungssequenzen sind bisher bekannt. Mit ihrer Hilfe kann hochmolekulare DNA reproduzierbar in definierte Restriktionsfragmente zerlegt werden.

Tabelle 2 Beispiel zweier Restriktionsenzyme mit ihren Schnittstellen

Kurzbezeichnung des Enzyms	Isoliert aus dem Mikroorganismus	Erkennungssequenz und Lage der Schnittstelle [|]
Eco RI	Escherichia coli	---G | A-A-T-T-C--- ---C-T-T-A-A | G---
Bam HI	Bacillus amyloliquefaciens	---G | G-A-T-C-C--- ---C-C-T-A-G | G---

Untersuchungsverfahren

- Southern-Hybridisierung: Restriktionsfragmente der DNA lassen sich durch Elektrophorese im Agarose- oder Polyacrylamidgel nach ihrem Molekulargewicht auftrennen. Je kleiner die Restriktionsfragmente sind, desto schneller wandern sie im elektrischen Feld. Nach dieser elektrophoretischen Auftrennung können die DNA-Fragmente zu Einzelsträngen denaturiert und auf Trägerfolien übertragen werden.

Methoden und Anwendung
Gentechnologie

- Radioaktiv markierte DNA-Sonden bilden nur mit den DNA-Einzelsträngen, mit denen sie eine ausreichende Sequenzhomologie aufweisen, eine Reassoziation zu einem doppelsträngigen Molekül. Nach Auswaschen der nicht gebundenen DNA-Einzelstränge der DNA-Sonde können diese radioaktiv markierten doppelsträngigen DNA-Abschnitte autoradiographisch sichtbar gemacht werden (Southern-Hybridisierung) (Abb. 23). Als DNA-Sonden werden klonierte DNA-Abschnitte oder synthetische DNA-Moleküle, sog. Oligonucleotide, verwendet. Unter Klonierung versteht man die identische Vermehrung einer DNA-Sequenz.
- Polymerasekettenreaktion (PCR, Polymerase chain reaction) ist eine neue Methode für In-vitro-Klonierung. In wenigen Stunden kann ein genau definiertes DNA-Fragment in sehr großen Mengen amplifiziert werden. Sog. Primer (= synthetisch hergestellte Oligonucleotide vom Anfang und Ende des zu untersuchenden DNA-Fragments) lagern sich der denaturierten DNA an den homologen Abschnitten an. Durch Zugabe einer DNA-Polymerase wird der DNA-Abschnitt zwischen den beiden Primern synthetisiert. Dieser Vorgang kann beliebig wiederholt werden, so daß das synthetisierte DNA-Fragment exponentiell vervielfältigt wird. Nach elektrophoretischer Auftrennung und mit Hilfe einer spezifischen Färbung kann das gesuchte DNA-Fragment dargestellt werden. Mit dieser Methode können z.B. bekannte Deletionen in Genen nachgewiesen werden.

Anwendungsbereiche der Gentechnologie

- Rohstoffgewinnung, biologische Stoffumwandlung, Produktion von organischen Substanzen unter Verzicht von Erdölprodukten.
- Pflanzenproduktion, z.B. Züchtung von schädlingsresistenten Pflanzensorten.
- Tierproduktion, z.B. qualitative und quantitative Verbesserung der Tierzüchtung.
- Einsatz im Umweltschutz, z.B. Abbau von Schadstoffen durch neuentwickelte Bakterienstämme.
- Medizin:
  Entwicklung von neuen Methoden in der Diagnostik, Therapie und Prophylaxe, z.B. Produktion von Humaninsulin und Impfstoffen,
  Diagnostik von Erbkrankheiten und Gentherapie, z.B. verbesserte Diagnostik bei vielen Erbkrankheiten.

Methoden und Anwendung
Gentechnologie

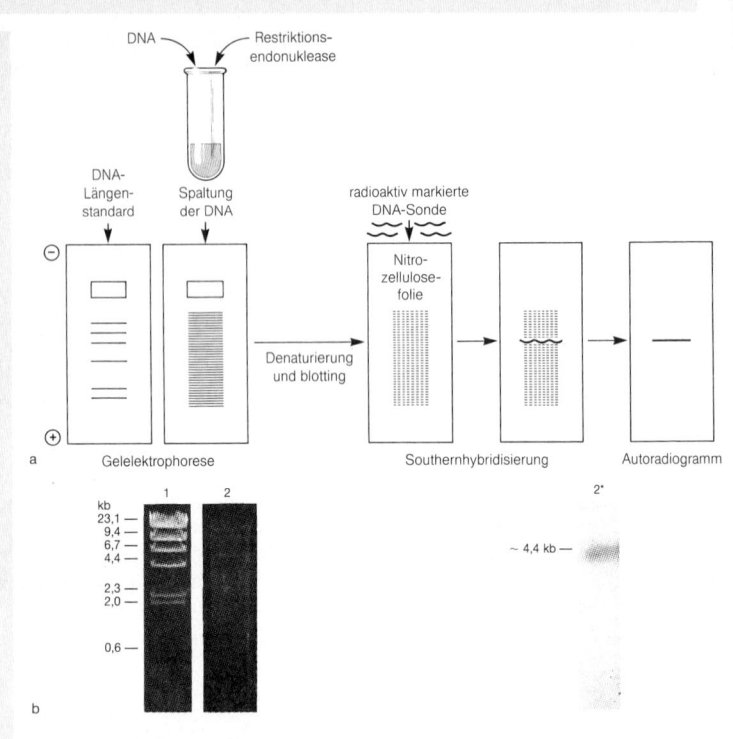

Abb. 23 a u. b Darstellung spezifischer Restriktionsfragmente der menschlichen DNA durch die Southern-Hybridisierungstechnik (aus Murken, J.: Pränatale Diagnostik und Therapie. Enke, Stuttgart 1987)
a Prinzip der Methode. Die menschliche DNA (1–10 µg, z. B. aus peripheren Lymphozyten isoliert) wird mit einer Restriktionsendonuclease spezifisch geschnitten. Die resultierenden Fragmente werden elektrophoretisch nach Länge getrennt, dann denaturiert. Die nun einzelsträngigen DNA-Fragmente werden durch „blotting" vom Gel auf Nitrocellulosefolie übertragen, wobei die relative Lage der Fragmente nicht verändert wird, und dort fixiert. Es folgt die Inkubation mit einer radioaktiv markierten, ebenfalls denaturierten DNA-Sonde. Da einzelsträngige DNA-Moleküle einen Doppelstrang bilden können, wenn ihre Basen einander komplementär sind, lagert sich die DNA-Sonde spezifisch an sequenzhomologe Fragmente an. Die betreffende Fragmentbande wird dadurch radioaktiv markiert und kann durch Abwaschen der nichtgebundenen Sondenmoleküle autoradiographisch nachgewiesen werden. Die Länge des markierten Fragments läßt sich mit Hilfe eines DNA-Längenstandards, der im gleichen Gel wie die restringierte menschliche DNA elektrophoretisiert wurde, bestimmen
b DNA-Spaltmuster nach Gelelektrophorese
1 Längenstandard (DNA des E.-coli-Phagen-Lambda mit der Restriktionsendonuklease Hind III gespalten). Jede Bande repräsentiert ein Restriktionsfragment mit definierter Länge
2 Gespaltene menschliche DNA
2* Autoradiogramm zu 2 nach Southern-Hybridisierung mit einer radioaktiv markierten DNA-Sonde. Die schwarze Bande repräsentiert das Restriktionsfragment, das zur Sonde komplementär ist. Die Länge des Fragments, mit Hilfe des Längenstandards 1 errechnet, beträgt ca. 4,4 kb

Methoden und Anwendung
Genotypdiagnostik bei Erbkrankheiten

Definition

Anwendung molekulargenetischer Techniken zur Erfassung von Erbkrankheiten oder der Übertragereigenschaft für Erbkrankheiten.

Voraussetzungen

Restriktionsfragmentlängenpolymorphismen: Manche DNA-Sonden hybridisieren mit Restriktionsfragmenten von variabler Länge. Diese Längenvariabilität wird als Restriktionsfragmentlängenpolymorphismus (= RFLP) bezeichnet (Abb. 24). Der betreffende DNA-Abschnitt kann als Merkmal im Sinne der Mendelschen Regeln aufgefaßt werden. Die unterschiedlich großen Fragmente entsprechen den verschiedenen Allelen dieses Merkmals. Diese Allele werden kodominant vererbt.

Anwendung

- Direkte Genotypdiagnostik: Verändert eine Mutation die Schnittstelle eines Restriktionsenzyms, kann mit Hilfe der Southern-Hybridisierung die Mutation unmittelbar nachgewiesen werden.
  Beispiel: Die Sichelzellanämie wird durch eine Punktmutation im β-Globin-Gen verursacht. Der Austausch der Base A in T in der Position 17 des β-Globin-Gens zerstört die Spaltstelle des Restriktionsenzyms Mst II. Genträger der Sichelzellanämie zeigen daher ein DNA-Fragment, das für das mutierte Gen charakteristisch ist.
- Indirekte Genotypdiagnostik: indirekter Nachweis eines defekten Gens durch einen gekoppelten RFLP.

Definition

Solange bei der Erbkrankheit zwar die Lokalisation des Gens, aber noch nicht der molekulare Basisdefekt bekannt ist, kann die molekulargenetische Diagnostik nur über eine indirekte Methode erfolgen.

Erläuterung

Gene, die auf dem gleichen Chromosom lokalisiert sind, werden nicht unabhängig voneinander, sondern in der Regel gemeinsam vererbt, sie sind gekoppelt. Gekoppelte Gene können jedoch gelegentlich durch Crossing-over getrennt werden. Je weiter zwei Gen-

Methoden und Anwendung
Genotypdiagnostik bei Erbkrankheiten

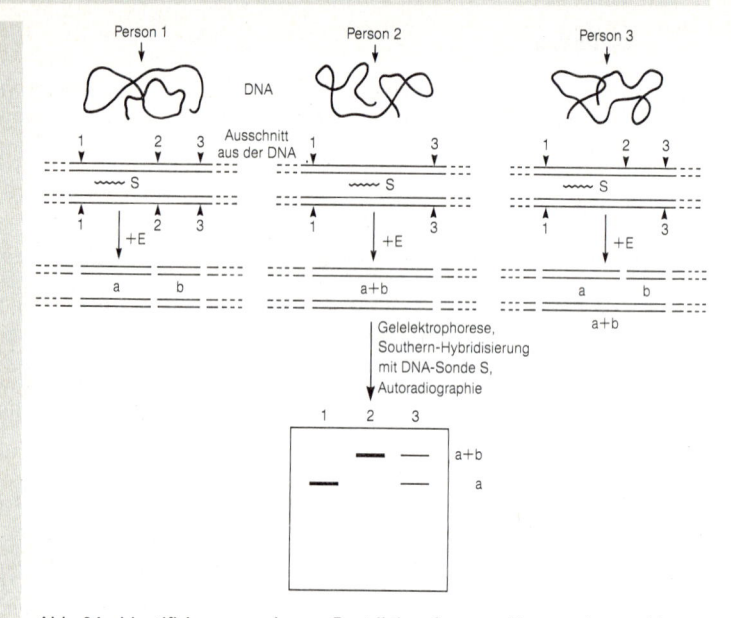

Abb. 24 Identifizierung eines Restriktionsfragmentlängenpolymorphismus (RFLP). Die DNA von Person 1 wird in dem hier dargestellten DNA-Abschnitt an drei Stellen (▼) von einem spezifischen Restriktionsenzym (E) geschnitten. Die Position dieser Schnittstellen ist auf der DNA der beiden homologen Chromosomen identisch (Homozygotie). Bei Person 2 wird die DNA im entsprechenden Abschnitt nur zweimal geschnitten. Auf der DNA der homologen Chromosomen fehlt jeweils die Schnittstelle 2. Die Spaltprodukte, die bei der Behandlung der DNA mit E entstehen, sind somit bei Person 1 und 2 unterschiedlich. An Stelle der Fragmente a und b bei Person 1 tritt bei Person 2 das Fragment der Länge a+b auf. Dieser Unterschied wird durch gelelektrophoretische Auftrennung der gespaltenen DNA und Southern-Hybridisierung (s. Abb. 23 a u. b) mit der Sonde S (~) sichtbar. Die Sonde S ist zu einer Region zwischen Schnittstelle 1 und 2 komplementär und markiert deshalb bei Person 1 und bei Person 2 unterschiedlich lange Fragmente: a bzw. a+b. Die Sonde zeigt einen RFLP an. Bande a und Bande a+b repräsentieren zwei verschiedene Allele des polymorphen Restriktionsortes. Treten Bande a und Bande a+b gleichzeitig auf, ist das Individuum heterozygot (Person 3) (aus Murken, J.: Pränatale Diagnostik und Therapie. Enke, Stuttgart 1987)

orte voneinander entfernt sind, desto häufiger wird zwischen ihnen ein Crossing-over auftreten. Die Rekombinationshäufigkeit wird in Zentimorgan (cM) angegeben. Bei einem Abstand von 1 cM beträgt die Rekombinationshäufigkeit etwa 1%. Dies entspricht im Durchschnitt einer DNA-Sequenz mit einer Länge von etwa 1000 Kilobasenpaaren (kb).

Methoden und Anwendung
Genotypdiagnostik bei Erbkrankheiten

Vorgehensweise

Bei der indirekten Genotypdiagnostik untersucht man in Familien die Segregation (Verteilung) bestimmter Chromosomenabschnitte, z. B. mit Hilfe von RFLP. Man ermittelt zunächst, in welcher Kombination das Defektallel und die Allele der Markergene (RFLP) beim Indexpatienten vorliegen (Feststellung der Phase). Aus der Segregation der Markerallele in der übrigen Familie kann man Rückschlüsse auf die Vererbung des Defektallels ziehen, das selbst nicht unmittelbar nachgewiesen werden kann. Die Markergene und das Defektgen sollten eng gekoppelt sein.

Da aber auch bei enger Kopplung grundsätzlich Crossing-over-Vorgänge zwischen diesen beiden Genorten nicht ausgeschlossen sind, handelt es sich bei der indirekten Genotypdiagnostik immer um eine Wahrscheinlichkeitsdiagnose.

Bewertung

Eine indirekte Genotypdiagnostik kann immer nur im Rahmen einer Familienuntersuchung erfolgen, in die neben dem Patienten und seinen Eltern meist auch andere Angehörige einbezogen werden müssen. Anwendbarkeit und Aussagekraft der Methode sind bei den 3 klassischen Mendelschen Erbgängen unterschiedlich.

- Autosomal dominanter Erbgang.
  Es sollten möglichst drei Generationen oder eine große Geschwisterreihe mit gesicherten Kranken und Gesunden zur Verfügung stehen. Die Betroffenen sollten für die RFLP heterozygot sein.
- Autosomal rezessiver Erbgang.
  Es müssen in der Regel nur die Eltern des Patienten, dieser selbst und ggf. dessen Geschwister untersucht werden. Am günstigsten ist die Situation, wenn beide Eltern heterozygot und der Erkrankte homozygot für die RFLP-Allele sind.
- X-chromosomal rezessiver Erbgang.
  Es müssen insbesondere die männlichen Angehörigen (krank oder gesund) zur Verfügung stehen, da deren X-chromosomale Allelkombination (Haplotyp) eindeutig feststeht. Wichtig sind vor allem der Vater und Großvater mütterlicherseits der ratsuchenden Frauen.

Beachte:
Ohne Kenntnis der Familienanamnese und ohne gesicherte klinische Diagnose der betroffenen Familienangehörigen kann mit der indirekten Genotypdiagnostik bei einer Einzelperson eine klinische Diagnose weder gestellt noch überprüft werden.

Methoden und Anwendung
Pränatale Diagnostik, vorgeburtliche Untersuchung

Definition

Untersuchungen während der Schwangerschaft mit dem Ziel, Normabweichungen im Schwangerschaftsverlauf oder Veränderungen des heranwachsenden Kindes zu erfassen mit der Folge, den Geburtsvorgang darauf abzustimmen, frühzeitige therapeutische Maßnahmen einzuleiten (intrauterin oder unmittelbar postnatal) bzw. bei Nachweis einer schweren, nicht behandelbaren Störung den Abbruch der Schwangerschaft in Erwägung zu ziehen.

Methoden

Nichtinvasive Untersuchungen:
- Analyse des mütterlichen Blutes auf Antikörper:
  - Röteln, Toxoplasmose, Zytomegalie u. a.,
  - Blutgruppenunverträglichkeit (ABO, Rh, Kk u. a.)
- Nachweis bestimmter fetaler Stoffwechselprodukte, deren Konzentration unter krankhaften Bedingungen verändert sein kann:
  - α_1-Fetoprotein (AFP),
  - Acetylcholinesterase (ACHe).
- Schwangerschaftsspezifische Hormone, deren unzeitgemäßer Abfall Gefährdungen für das Kind anzeigen kann:
  - HCG u. a.
- Sonographie:
  - Anwendung zur Erfassung der zeitgerechten Fetalentwicklung im Schwangerschaftsverlauf,
  - Erfassung innerer und äußerer Fehlentwicklungen des Feten,
  - Erfassung der äußeren Körperform, Merkmalen der Gesichtsbildung, Beobachtungen des Bewegungsmusters des Feten.
- Röntgenuntersuchung (eine Aufnahme, selten notwendig!):
  - zur Erfassung familiärer Knochenentwicklungsstörungen, für die biochemische oder molekulargenetische Analysen noch nicht zur Verfügung stehen,
  - Beurteilung besonders gelenknaher Anteile der Röhrenknochen,
  - Beurteilung der Konfiguration und Verkalkung der Wirbelkörper.
- Echokardiographie mit Farbstoff-Flow-Messungen:
  - Nachweis komplexer Herzfehlbildungen und Shunt-Vitien.

Invasive Untersuchungen:
Diese Methoden erlauben die Gewinnung von Trophoblastgewebe oder Fruchtwasser, welches fetale Zellen enthält. Zur Verfügung stehen:

Methoden und Anwendung
Pränatale Diagnostik, vorgeburtliche Untersuchung

- Chorionzottenbiopsie (CVS)
  I   9.–11. Woche,
  II 12.–13. Woche,
- Amniozentese (AC) 14–17. Woche,
- Fetoskopie 18.–22. Woche,
- Nabelschnurpunktion ab 20. Woche.
  Die genannten Methoden erlauben
  – an Zellen (Trophoblast, fetale Zellen): Bestimmung von Chromosomen, Bestimmung biochemischer Defekte, molekulargenetische Analysen;
  – im Fruchtwasser die Bestimmung von:
  Eiweißkörpern (AFP, ACHe),
  biochemischen Stoffwechselprodukten (bei erblichen Stoffwechseldefekten),
  Schwangerschaftshormonen,
  Bilirubin;
  – im Nabelschnurblut:
  Blutanalysen (z. B. Thalassämie, Sichelzellanämie, Antikörper, z. B. Rh-Unverträglichkeit),
  HLA-Typen-Bestimmung;
  – an Hautbiopsien die Analyse:
  elektronenoptischer Veränderungen der Haut und Hautanhangsorgane (z. B. bei Ichthyosen, Epidermolysen u. ä.).

Indikationen

Als Indikationen zur pränatalen invasiven Diagnostik gelten:
– Alter der Mutter (mehr als 35 Jahre),
– Alter des Vaters (mehr als 45 bis 50 Jahre),
– Zustand nach Geburt eines Kindes mit Chromosomenaberration,
– Zustand nach Geburt eines Kindes mit Neuralrohrdefekt,
– Zustand nach Geburt eines Kindes mit pränatal erfaßbarem erblichen Stoffwechseldefekt,
– erhöhtes Risiko für X-chromosomal vererbte schwere Störung,
– einer oder beide Eltern Translokationsträger,
– Zustand nach Geburt eines Kindes mit elektronenoptisch erfaßbarer schwerer erblicher Hautkrankheit,
– hochgradiger Verdacht auf infektiöse Embryopathie,
– hohes Risiko für schwere erbliche Blutkrankheit,
– psychische Belastungen.
- Als psychische Belastungen werden im Hinblick auf pränatale Diagnostik von den meisten Arbeitsgruppen folgende Situationen anerkannt:
  – beruflicher und/oder persönlicher Kontakt zu kranken oder behinderten Kindern bzw. zu Arbeitsbereichen der Pränataldiagnostik,

Methoden und Anwendung
Pränatale Diagnostik, vorgeburtliche Untersuchung

- besonders belastete Familiensituationen, z. B. bereits vorhandenes, schwer geschädigtes Kind, auch dann, wenn für dessen Krankheitsbild pränatale Diagnostik keine Erfassungsmöglichkeiten bietet.
- Allgemeine Ängste aufgrund besonderer Umweltbelastungen werden dann als Indikation zur pränatalen Diagnostik akzeptiert, wenn die betroffene Frau andernfalls den Schwangerschaftsabbruch ernsthaft in Erwägung zieht.

Methoden und Anwendung
Bayessches Theorem, Verfahren zur Risikoschätzung

Definition

Das Bayessche Theorem ist ein mathematisches Verfahren zur Risikoabschätzung für bestimmte Wahrscheinlichkeiten. Es ermöglicht die Verknüpfung von A-priori-Wahrscheinlichkeiten (z. B. Mutationsrate, Genfrequenzen, Stammbauminformationen) mit konditionalen Wahrscheinlichkeiten (z. B. Phänotyp- oder Genotypinformationen, Stammbaum der nächsten Generation) zu einer A-posteriori-Wahrscheinlichkeit für ein bestimmtes Ereignis.

Anwendung

- Heterozygotenrisiko bei X-chromosomal rezessivem Erbgang:
  - Stammbauminformation: Eine Mutter mit einem kranken (z. B. Muskeldystrophie Duchenne) und zwei gesunden Söhnen möchte ihr Heterozygotenrisiko für diese Muskelkrankheit erfahren.
  - Muskeldystrophie Duchenne ist eine letale X-chromosomale Erbkrankheit. Die A-priori-Wahrscheinlichkeit für Heterozygotie irgendeiner Frau beträgt das Vierfache der Neumutationsrate (μ).

Die A-priori-Wahrscheinlichkeit nicht heterozygot zu sein, ist daher $1-4\mu$. Da 4μ gegenüber 1 sehr klein ist, kann für diese Gegenwahrscheinlichkeit angenähert 1 angenommen werden.

  - Eine konditionale Wahrscheinlichkeit ist die Stammbauminformation: ein kranker und zwei gesunde Söhne.
  - Für eine heterozygote Frau beträgt die Wahrscheinlichkeit, einen kranken Sohn zu haben, $1/2$ und die Wahrscheinlichkeit für zwei gesunde Söhne $1/2 \times 1/2$.
  - Für eine nicht heterozygote Frau betragen diese Wahrscheinlichkeiten μ, da sie nur durch eine Neumutation einen kranken Sohn haben kann, bzw. 1 für die zwei gesunden Söhne. Die Verknüpfung der A-priori-Wahrscheinlichkeiten mit den konditionalen Wahrscheinlichkeiten durch Multiplikation ergibt die verbundenen Wahrscheinlichkeiten.
  - Für das Ereignis, heterozygot zu sein, lautet die verbundene Wahrscheinlichkeit:
  $4\mu \times 1/2 \times 1/2 \times 1/2 = 1/2\, \mu$
  - Für das Ereignis, nicht heterozygot zu sein, lautet die verbundene Wahrscheinlichkeit:
  $1 \times \mu \times 1 \times 1 = \mu$

Die A-posteriori-Wahrscheinlichkeit, daß das Ereignis, heterozygot zu sein, vorliegt, bildet der Quotient aus der verbundenen Wahrscheinlichkeit dieses Ereignisses und der Summe aller verbundenen Ereignisse:

Methoden und Anwendung
Bayessches Theorem, Verfahren zur Risikoschätzung

H = Mutter ist heterozygot für Muskeldystrophie Duchenne:

$$H = \frac{1/2\,\mu}{1/2\,\mu + \mu} = 1/3 = 33{,}3\%$$

Zusammenfassung:

Wahrscheinlichkeit		heterozygot	nicht heterozygot
a priori	Mutter	4μ	$1-4\mu \approx 1$
konditionale	kranker Sohn	$1/2$	μ
	gesunder Sohn	$1/2$	1
	gesunder Sohn	$1/2$	1
verbundene		$1/2\,\mu$	μ

- Autosomal dominanter Erbgang mit spätem Erkrankungsalter:
  - Stammbauminformation: Ein gesunder Mann ist 20 Jahre alt. Sein Vater ist mit 60 Jahren noch gesund. Seine Großmutter war an Chorea Huntington erkrankt. Er möchte sein Heterozygotenrisiko erfahren.
  - Der Ratsuchende und sein Vater können aufgrund des späten Erkrankungsalters der Chorea Huntington noch an diesem Leiden erkranken. Berücksichtigt man das Alter der beiden Personen nicht, beträgt das Heterozygotenrisiko für den Ratsuchenden 25%. Da der Vater mit 60 Jahren noch gesund ist, reduziert sich jedoch sein Risiko, Genträger für Chorea Huntington zu sein. Er hat eine 6mal höhere Wahrscheinlichkeit, Nichtgenträger zu sein.
  - Diese Zusatzinformation kann mit Hilfe des Bayesschen Theorems bei der Heterozygotenrisikoeinschätzung berücksichtigt werden.

Zusammenfassung:

Großmutter		Genträger 1		
		Genträger		Nichtgenträger
Vater mit 60 J. gesund		$1/2$ 1		$1/2$ 6
	Genträger	Nichtgenträger		Nichtgenträger
Sohn	$1/2$	$1/2$		1
	$1/4$	$1/4$		3

Methoden und Anwendung
Bayessches Theorem, Verfahren zur Risikoschätzung

A-posteriori-Wahrscheinlichkeit für den Sohn, Genträger (S) für Chorea Huntington zu sein:

$$S = \frac{1/4}{1/4 + 1/4 + 3} = 1/14 \approx 7\%$$

Durch zusätzliche Informationen (Vater ist 60 Jahre alt und noch gesund) verändert sich die Wahrscheinlichkeit, Genträger zu sein, von 25 auf 7%.

Methoden und Anwendung
Hardy-Weinberg-Regel

Definition

Rechenverfahren zur Bestimmung von Genfrequenzen unter Berücksichtigung der Häufigkeit von genetischen Krankheitsbildern in der Population.

Erläuterung

In einer Population mit Panmixie und einem Gleichgewicht zwischen Mutation und Selektion stehen die Genfrequenzen von zwei oder mehr Allelen in einem Gleichgewicht; bei zwei Allelen ist z. B. mit den Genfrequenzen p für das Allel A und q für das Allel a zu rechnen, d. h. $p + q = 1$.
Dies bedeutet:
Homozygote   AA : p^2
Heterozygote   Aa : $2pq$
Homozygote   aa : q^2
Daraus ergibt sich:
$p^2 + 2pq + q^2 = 1$

Anwendung

Aus dem Anteil der Kranken unter den Neugeborenen in der Bevölkerung (Inzidenz) kann die Genfrequenz geschätzt werden.
– Bei autosomal dominantem Erbgang:
 Inzidenz = $2pq$
 Falls die Krankheit selten ist und daher q sehr klein wird, so ist p fast 1.
 Inzidenz $\approx 2q$ oder
 Genfrequenz (q) = Inzidenz durch 2
– bei autosomal rezessivem Erbgang:
 Inzidenz = q^2
 Genfrequenz (q) = Wurzel aus Inzidenz
 Inzidenz der Heterozygoten $\approx 2q$
– bei X-chromosomal rezessivem Erbgang:
 Inzidenz = q (männlich)
 Inzidenz der Heterozygoten = 2p (weiblich) q (weiblich) = $^2/_3$ q (männlich) + $^1/_3$ q (männlich) × relative Fertilität (männlich)
Nur bei normaler relativer Fertilität der Kranken ist die Genfrequenz im männlichen und weiblichen Geschlecht gleich.

Methoden und Anwendung
Genetischer Abstammungsnachweis

Problemstellung

Bei strittiger Vaterschaft kann der genetische Abstammungsnachweis zur Klärung dienen. Dieser Nachweis kann auf Proteinebene (Blutgruppenmerkmale, Enzympolymorphismen, HLA-System) oder auf DNA-Ebene (DNA-Fingerprinting) erfolgen.

Vorgehensweise

Durch Vergleich der Informationen beim Kind, seiner Mutter und des Präsumptivvaters gelingt es, die Vaterschaft nachzuweisen oder auszuschließen.
- Auf Proteinebene stehen genügend Systeme zur Verfügung:
  - Blutgruppen: AB0, Rhesus, MNS, Duffy, Kidd,
  - Serumproteine: Haptoglobine, GM, Gc, Komplementkomponente C3,
  - Erythrozytenenzyme: Phosphoglucomutase, saure Phosphatasen, Esterase D, Adenylatkinase,
  - HLA-System.

  Mit diesen Methoden ist es möglich, über 99,98% aller Nicht-Väter auszuschließen. So ist eine klassische Ausschlußkonstellation bei den AB0-Blutgruppen gegeben, wenn die Mutter und der Präsumptivvater die Blutgruppe 0, das Kind die Gruppe A oder B besitzt (Tab. 3). Bei den übrigen Präsumptivvätern kann bei etwa 99% der Fälle statistisch eine genügend hohe Wahrscheinlichkeit für die Vaterschaft geschätzt werden, so daß sie juristisch als bewiesen gilt.
- Beim DNA-Fingerprinting werden mit molekulargenetischen Methoden (Southern-Hybridisierung) DNA-Polymorphismen innerhalb der repetitiven DNA (sog. Minisatelliten-DNA), die im gesamten Genom verteilt ist, nachgewiesen. Das dabei entstehende variable Bandenmuster eines Menschen ist konstant und setzt sich aus den väterlichen und mütterlichen Informationen zusammen. Dieses Muster ist so spezifisch, daß bis auf eineiige Zwillinge praktisch jeder Mensch sein eigenes Muster hat.

Die Wahrscheinlichkeit, daß zwei Menschen das gleiche Muster zeigen, beträgt beim Einsatz einer DNA-Sonde etwa 3×10^{-11} und bei Einsatz zweier DNA-Sonden weniger als 5×10^{-19}. Mit dieser Methode kann ein sicherer Vaterschaftsnachweis durchgeführt werden. Da jedoch bei den repetitiven Sequenzen der DNA Mutationen auftreten können, ist ein Vaterschaftsausschluß nur mit einer hohen Wahrscheinlichkeit möglich.

Methoden und Anwendung
Genetischer Abstammungsnachweis

Tabelle 3 Phänotyp- und Genotypkonstellationen im ABO-System (zur Vereinfachung ist die Unterscheidung der Blutgruppe A in A_1 und A_2 weggelassen worden)

Phänotypen der Eltern	Genotypen der Eltern	Mögliche Phänotypen der Kinder
A × A	AA × AA; AA × A0; A0 × A0	A, 0
A × B	AA × BB; A0 × BB; AA × B0; A0 × B0	A, B, AB, 0
A × AB	AA × AB; A0 × AB	A, B, AB
A × 0	AA × 00; A0 × 00	A, 0
B × B	BB × BB; BB × B0; B0 × B0	B, 0
B × AB	BB × AB; B0 × AB	A, B, AB
B × 0	BB × 00; B0 × 00	B, 0
AB × AB	AB × AB	A, B, AB
AB × 0	AB × 00	A, B
0 × 0	00 × 00	0

Krankheitsbilder
Acheirie, Ektromelie

Definition

Stets einseitige Fehlbildung des Unterarms mit Defekt der distalen ²/₃ und Anlage kleinster Fingerknospen auf dem Stumpf.

Klinisches Bild

In der Regel rudimentär angelegtes Ellenbogengelenk, in dem meist Bewegungen möglich sind. Zwei bis vier Fingerknospen ohne knöcherne Strukturen und eigene Beweglichkeit auf dem Stumpf erkennbar, teilweise Nagelanlagen vorhanden. Schnürfurchen weder auf dem Stumpf noch an den nicht betroffenen Extremitäten nachweisbar. Keine Seitenbevorzugung.
Die Acheirie ist als weitestgehende Ausprägung der als Ektromelie bezeichneten einseitigen Fehlbildungen der oberen Extremität anzusehen.

Vorkommen

1:65000.

Differentialdiagnose

Peromelie, amniogene Fehlbildung.

Therapie

Keine.

Genetik

Überwiegend sporadische Fälle, gelegentlich finden sich in der Familie Betroffener andere Extremitätenfehlbildungen. Geschwisterbefall oder Wiederholung der gleichen Störung in aufeinanderfolgenden Generationen ist nicht beobachtet worden.

Beratung

Weder für Geschwister noch für Nachkommen Betroffener erhöhte Wiederholungswahrscheinlichkeit. Bei starker psychischer Belastung einer Schwangeren kann durch Ultraschalluntersuchung zwischen 16. und 20. Schwangerschaftswoche die Darstellung der oberen Extremität angestrebt werden. Im allgemeinen steht die psychische Belastung durch die Fehlbildung gegenüber der funktionellen Beeinträchtigung im Vordergrund.

Krankheitsbilder
Achondrogenesis

Definition

Schwere Skelettdysplasie mit Bevorzugung der Metaphysen.

Klinisches Bild

Verkürzung des Rumpfes mit Prominenz des Abdomens, Mikromelie, hydropischer Gesamteindruck. Betroffene versterben in utero oder kurz nach Geburt.
Typ I und Typ II nur durch Skelettröntgen zu unterscheiden: bei Typ I dünnere Ausprägung der Rippen, die gelegentlich Frakturen zeigen, ausgeprägtere Verkürzung der Röhrenknochen als bei Typ II. Die Knochen lassen deutlichere Verbiegungen erkennen.
Bei beiden Formen verzögerte oder fehlende Kalzifizierung der Wirbelkörper und des Kreuzbeins, die Rippen laufen horizontal, die Röhrenknochen sind konkav begrenzt.

Vorkommen

Bisher nur kasuistische Mitteilungen, selten.

Differentialdiagnose

Thanatophorer Zwergwuchs, Short-rib-polydactyly-Syndrom Typ Majewski und Typ Saldino-Noonan, schwere Hypophosphatasie. Differenzierung mit Röntgenbild möglich.
Grebe beschreibt eine Störung als Achondrogenesis, die mit hochgradiger Hypoplasie der Extremitäten bei normaler Ausbildung von Rumpf- und Schädelskelett einhergeht. Für dieses extrem seltene Krankheitsbild wird autosomal rezessiver Erbgang angenommen.

Therapie

Keine.

Genetik

Autosomal rezessiver Erbgang, Blutsverwandtschaft der Eltern häufig nachgewiesen.

Beratung

Entsprechend dem autosomal rezessiven Erbgang.
Sorgfältige differentialdiagnostische Abgrenzung notwendig!
Pränatale Erfassung durch Ultraschall, evtl. eine einzelne Röntgenaufnahme in der 20. bis 22. Schwangerschaftswoche.

Krankheitsbilder
Achondroplasie, Chondrodystrophie, chondrodystropher Zwergwuchs, Parrot-Syndrom

Definition

Disproportionierter Zwergwuchs mit besonderer Verkürzung der proximalen Extremitäten.

Klinisches Bild

Bereits bei Geburt sind die betroffenen Kinder auffällig klein; stark gewölbter Schädel mit Verkürzung der Schädelbasis, Balkonstirn, eingezogener Nasenwurzel und Hypoplasie des Mittelgesichtes. Rhizomele Mikromelie. Thorakolumbale Kyphose mit stärkerer Beckenkippung, Abdomen und Gesäß prominent. Charakteristische Dreizackhand.
Endgültige Größe im männlichen Geschlecht mit 131 ± 5,6 cm; im weiblichen Geschlecht mit 124 ± 5,9 cm angegeben. Meist normale intellektuelle Entwicklung und Lebenserwartung.

Vorkommen

1:10000 bis 1:30000; sporadische Fälle häufig, hier wird höheres väterliches Zeugungsalter oftmals nachgewiesen.
7/8 der Fälle gelten als Neumutation. Mutationsrate $1,4 \times 10^{-5}$/Gamete/Generation.

Differentialdiagnose

Hypochondroplasie und andere Zwergwuchsformen.

Therapie

Symptomatisch.

Genetik

In den meisten Fällen autosomal dominanter Erbgang, häufig als Neumutation auftretend. In wenigen Familien mit Geschwisterbefall scheint autosomal rezessiver Erbgang vorzukommen, hier ist ein Keimzellmosaik in Erwägung zu ziehen.

Krankheitsbilder
Achondroplasie, Chondrodystrophie, chondrodystropher Zwergwuchs, Parrot-Syndrom

Beratung

Nach Geburt eines sporadischen Falles Zeugungsalter des Vaters beachten. Ist es erhöht, ist Annahme einer Neumutation gerechtfertigt; in anderen Fällen empirisches Wiederholungsrisiko 1:40.
Für Nachkommen betroffener Personen wird entsprechend dem autosomal dominanten Erbgang beraten. Bei betroffenen Frauen im Fall einer Schwangerschaft Entbindung durch Sectio.
Auf die Gefahr neurologischer Komplikationen bei zunehmender Kyphose der Wirbelsäule im thorakolumbalen Übergang ist hinzuweisen; gelegentlich stützende Operation notwendig.

Krankheitsbilder
Adrenale Hypoplasie, zytomegale adrenokortikale Hypoplasie

Definition

Addison-ähnliche Symptomatik überwiegend bei männlichen Säuglingen mit hoher Letalität.

Klinisches Bild

Bereits im Neugeborenen- oder Säuglingsalter Auftreten lebensbedrohlicher Addison-Krisen mit oder ohne Salzverlust. Gedeihstörungen und Infektanfälligkeit stehen im Vordergrund, Streßsituationen oder fieberhafte Infekte bedeuten akute Lebensgefährdung bei nichtbehandelten Kindern. Gewichtsstillstand, Trinkunlust, Erbrechen und u. U. Durchfälle, Exsikkose und Kreislauflabilität kurz nach der Geburt sind wichtige Hinweissymptome.
Histologisch fehlende Dreischichtung der Nebenniere; es finden sich wenig differenzierte große Zellen, sog. zytomegale Zellen, die als charakteristisch gelten. Unter Substitution normales Gedeihen, engmaschige Kontrollen und flexible Anpassung der Steroiddosis an Körpergewicht und exogene Belastungen verbessern die Prognose erheblich.

Vorkommen

Selten, überwiegend bei Knaben beobachtet, familiäre Häufung.

Differentialdiagnose

Adrenoleukodystrophie, erworbenes Addison-Syndrom.

Therapie

Hormonsubstitution (Glucocorticoide, ggf. Mineralocorticoide).

Genetik

X-chromosomal rezessiver Erbgang; in einigen Familien autosomal rezessiver Erbgang vermutet. Genert Xp 21.3−p 21.2.

Beratung

Entsprechend dem X-chromosomalen Erbgang. Frühzeitige Erfassung gefährdeter Kinder nach der Geburt ist wegen der notwendigen Hormonsubstitution wichtig. Gesunde Brüder Betroffener können das Merkmal nicht vererben, Schwestern sind bei familiärem Vorkommen mit 50% Wahrscheinlichkeit Konduktorinnen.

Krankheitsbilder
Adrenogenitale Syndrome, AGS

Allgemeine Vorbemerkung

Gruppe angeborener Krankheitsbilder, durch Überproduktion androgener Nebennierenrindensteroide hervorgerufen. Verschiedene Enzymdefekte bewirken unterschiedliche Ausprägung des klinischen Bildes. Am häufigsten besteht ein 21-Hydroxylase-Defekt, andere Enzymdefekte betreffen die 11-β-Hydroxylase, die 3-β-Dehydrogenase und die 17-Hydroxylase.
Ausgeschlossen sind hier erworbene Nebennierenrindenhyperplasie und Nebennierenrindentumoren.

Klinisches Bild

Die kongenitalen adrenogenitalen Syndrome sind gekennzeichnet durch eine primäre Störung der Cortisolsynthese, die zu vermehrter ACTH-Sekretion mit Nebennierenhyperplasie und Androgenüberproduktion führt. Klinische Symptome aus Mangel an Cortisol oder Überschuß an Androgen erklärbar. Symptome wegen des Androgenüberschusses bei Mädchen ausgeprägter als bei Knaben, da sie zur Virilisierung führen:
Mädchen werden mit vermännlichtem äußeren Genitale geboren, Klitorishypertrophie und Vergrößerung der Labien sind häufigste Merkmale. Später werden die sekundären Geschlechtsmerkmale mehr in männlicher Richtung exprimiert, bei gleichzeitigem Fehlen weiblicher sekundärer Geschlechtsmerkmale. Bei Knaben häufig Pubertas praecox einziges Merkmal.
Auffälliges Wachstumsverhalten: im Kleinkindalter starke Wachstumstendenz, durch frühzeitigen Verschluß der Epiphysenfugen Endgröße eher klein.
Der häufige 21-Hydroxylase-Defekt wird ohne und mit Salzverlustsyndrom beobachtet. Dieses entwickelt sich im frühen Säuglingsalter und führt zu akuter Gefährdung des Kindes durch Erbrechen, Durchfall, Appetitlosigkeit, Exsikkose und Hypotonie. Massiver Natriumverlust über die Niere, Kaliumretention. Ursache des Salzverlustsyndroms ist die fehlende Synthese von Aldosteron.

Vorkommen

1:5000 Schweiz, 1:7000 Deutschland.
Heterozygotenhäufigkeit 1:40.
2/3 aller Fälle sind Mädchen, was vermutlich durch die eindrucksvollere Symptomatik bei Geburt im weiblichen Geschlecht mitbedingt ist.

Adrenogenitale Syndrome, AGS

Differentialdiagnose

Bei ausgeprägtem Krankheitsbild eindeutig, die verschiedenen Enzymdefekte müssen zugeordnet werden, unerkannte Krankheitsbilder erfordern in der Pubertätszeit Abgrenzung gegenüber Chromosomenaberrationen wegen primärer Amenorrhoe und Ausbleiben der Entwicklung sekundärer Geschlechtsmerkmale.

Therapie

Substitution von Cortisol; bei gleichzeitigem Salzverlustsyndrom zusätzliche Gabe von Mineralocorticoiden. Infektionen, Operationen, besonders streßbelastete Situationen bedingen erhöhten Cortisolbedarf, daher gute Überwachung der Patienten und Anpassung der Substitutionsdosis an Körpergewicht und Zusatzbelastungen notwendig.

Genetik

Für alle Formen autosomal rezessiver Erbgang. Bei den beobachteten Enzymdefekten handelt es sich um unterschiedliche Gene, die in der Cortisolsynthese an verschiedenen Stellen lokalisiert sind. In der einzelnen Familie ist mit Konstanz des Enzymdefektes zu rechnen.
Ein Genort für 21-Hydroxylase findet sich in unmittelbarer Nachbarschaft zum HLA-Locus auf dem Chromosom 6p 21.3.

Beratung

Entsprechend dem autosomal rezessiven Erbgang. Heterozygotenerfassung über HLA-Typisierung in informativen Familien möglich, auf diese Weise ist durch Erfassung der fetalen HLA-Haplotypen an Amnionzellen eine pränatale Diagnostik möglich, sie wird durch die guten therapeutischen Möglichkeiten relativiert. Durch Gabe von Fortecortin während der Schwangerschaft lassen sich die Virilisierungserscheinungen bei weiblichen Feten weitgehend unterdrücken. Genetische Beratung betroffener Personen und ihrer gesunden Geschwister ist auch wegen der hohen Heterozygotenfrequenz in der Bevölkerung und der Möglichkeit pränataler Therapie wünschenswert.

Krankheitsbilder
Albinismus

Allgemeine Vorbemerkung

Genetisch bedingte Störung der Pigmententwicklung. Melaninsynthese reduziert oder völlig fehlend. Dadurch Hypopigmentation von Haut, Haaren und Augen, gleichzeitig Sehstörungen. Unterscheidung folgender Albinismustypen:
- *okulokutaner Albinismus (OCA):*
  Typ Ia   Tyrosinase-negativer Albinismus,
  Typ Ib   Gelbmutante,
  Typ II   Tyrosinase-positiver Albinismus,
  Typ III   Minimal-Pigment-Typ,
  Typ IV   Braunmutante,
  Typ V   Rotmutante,
  Typ VI   Hermansky-Pudlak-Syndrom,
- *okulärer Albinismus (OA):*
  Typ I   Nettelship-Typ, X-chromosomal rezessiv,
  Typ II   autosomal rezessive Form.

Okulokutane Formen: gekennzeichnet durch sehr helle Haut und besondere Empfindlichkeit gegenüber ultraviolettem Anteil des Sonnenlichtes. Bei Sonneneinwirkung Entstehung von Erythemen und aktinischen Keratosen. Als Folge präkanzeröse Veränderungen oder Karzinome möglich.

Okulärer Albinismus: geringe Störung der Hautpigmentierung, am Auge Photophobie, verminderte Sehschärfe, Nystagmus, Strabismus, verminderte Irispigmentation, hypopigmentierter Fundus, Hypo- oder Aplasie der Macula lutea und fehlender Fovealreflex der Makula.

Klinisches Bild

- Typ Ia: klassischer Typ des okulokutanen Albinismus, vollständiges Fehlen von Melanin in Haut, Haar und Augen. Kopfhaare, Wimpern, Augenbrauen und Lanugobehaarung weiß, Haut hellrosa und frei von Pigmentflecken, Iris blau. Symptome der Augenbeteiligung meist deutlich. Die Gelbmutante, Typ Ib OCA, entwickelt später gelbliche, gelegentlich leicht bräunliche Haarfarbe. Variable Sehstörungen.
- Typ II OCA: häufigste Form des okulokutanen Albinismus mit weißem, später leicht gelblich werdendem Haar, hellrosa Haut, die nach Sonneneinstrahlung pigmentierte Flecken bilden kann. Augenbeteiligung deutlich.

Die anderen Formen sind so selten, daß sie hier nicht erwähnt werden sollen.

Krankheitsbilder
Albinismus

- Bei okulärem Albinismus Typ I OA Nettelship, nur geringe Hautveränderungen, charakteristische Augenmerkmale. Davon betroffene Männer haben unauffälliges Haarpigment und normale Haut. Am Fundus verminderte Pigmentierung, die Fovea ist hypoplastisch, verminderte Sehschärfe, Nystagmus und Strabismus. Heterozygote Frauen zeigen häufiger reduzierte Irispigmentation und gesprenkeltes Pigmentmuster im Bereich der Fundusperipherie. Keine Sehbeeinträchtigung.
- Typ II OA: Haut und Haar zunächst hell, später nachdunkelnd, im Bereich des Fundus Reduktion des Pigmentes, Iris blau bis braun, Foveahypoplasie und verminderte Sehschärfe. Heterozygote nicht erkennbar.

Vorkommen

Tyrosinase-negativer Typ 1:28000 bei Schwarzen, bei Weißen 1:39000. Tyrosinase-positive Form: bei Schwarzen 1:15000, bei Weißen 1:68000. Mutationsrate $3,3-7 \times 10^{-5}$/Gamete/Generation. Okulärer Albinismus (OA): 1:20000 bis 1:55000.

Differentialdiagnose

Andere Albinismustypen, Piebald-Albinismus; weiße Haarsträhne und vorzeitiges Ergrauen der Kopfhaare sind Mikrosymptome bei Klein-Waardenburg-Syndrom. Chediak-Higashi-Syndrom.

Therapie

Symptomatisch mit Schutzsalben und dunkler Brille, Überwachung der Haut auf aktinische Präkanzerosen.

Genetik

OCA: alle Formen autosomal rezessiv vererbt.
Okulärer Albinismus Typ I: X-chromosomal rezessiv,
                 Typ II: autosomal rezessiv.

Beratung:

- Bei OCA entsprechend autosomal rezessivem Erbgang; Betroffene sollten möglichst nicht verwandt heiraten. Bezüglich der Sehbeeinträchtigung intrafamiliär erhebliche Unterschiede möglich.

Krankheitsbilder
Albinismus

- Aus der Beobachtung, daß Kinder aus einer Ehe zwischen einem Elternteil mit OCA Typ I und einem Elternteil mit OCA Typ II oder III normale Pigmentierung aufweisen, ist auf Heterogenie geschlossen worden. Daher ist bei Kinderwunsch zweier betroffener Personen möglichst genau zu klären, welcher Typ jeweils vorliegt.
- Von den klinischen Merkmalen ist die Sehbeeinträchtigung als besonders schwerwiegend zu beachten, auch bei der Berufswahl Betroffener.
- Pränatale Diagnostik des okulokutanen Albinismus ist durch elektronenmikroskopische Untersuchung fetaler Haut (Fetoskopie, 20. Schwangerschaftswoche) im Prinzip möglich. Dabei wird die Entwicklung der Melanosomen an der Haarwurzel überprüft.

Krankheitsbilder
Alkoholembryopathie, fetales Alkoholsyndrom

Definition

Charakteristisches klinisches Erscheinungsbild als Folge einer Schädigung des Embryos durch chronischen Alkoholabusus der Schwangeren.

Klinisches Bild

Bei Geburt charakteristische Fazies mit Epikanthus, Ptosis, Retrognathie, schmalen Lippen, langer, ungekerbter Weichteiloberlippe, gewölbter Stirn und Mikrozephalie. Prä- und postnatale Dystrophie unterschiedlichen Ausmaßes. Hyperaktivität der Kinder, angeborene Herzfehler in bis zu 50% der Fälle. Alkoholkrankheit der Mutter mit täglicher Aufnahme von 70–100 g reinen Alkohols führt zu dieser Embryopathie. Der Alkohol passiert die Plazenta und gelangt in die fetale Leber, wo er toxisch wirkt. Vergiftungserscheinungen vor allem im ZNS, sie bewirken Entwicklungsstörungen.

Vorkommen

In der Bundesrepublik Deutschland wird jährlich mit 600 Kindern mit Alkoholembryopathie gerechnet.

Differentialdiagnose

Hydantoinembryopathie, Rötelnembryopathie, Noonan-Syndrom, Trisomie 18.

Therapie

Symptomatisch, bei Bedarf kinder- und jugendpsychiatrische Betreuung.

Genetik

Die Alkoholembryopathie gilt als exogen verursacht, beobachtete familiäre Häufungen lassen sich aus dem sozialen Umfeld erklären.

Beratung

Mit zunehmender Dauer des Alkoholabusus der Frau ist mit schwereren Schäden bei weiteren Schwangerschaften zu rechnen. Bei Abstinenz ist in einer weiteren Schwangerschaft die Geburt eines gesunden Kindes zu erwarten.

Krankheitsbilder
Alport-Syndrom

Definition

Familiär auftretende Glomerulonephritis mit Innenohrschwerhörigkeit.

Klinisches Bild

Häufig im Zusammenhang mit Infekten erstmalige Manifestation von Hämaturie, Kopfschmerzen oder Gesichtsödemen. Im Urin Mikro- oder Makrohämaturie, Proteinurie, nicht selten Nachweis von Leukozyten und Zylindern. Die Symptomatik kann persistieren und fortschreiten, aber auch abklingen und im Rahmen eines erneuten Infektes wieder auftreten, insgesamt progredienter Verlauf. Zusätzlich Innenohrschwerhörigkeit, nicht selten Augenstörungen wie Katarakt, Lentikonus oder Makulopathie.
Histologie: charakteristische Basalmembranveränderungen in der Niere erfaßbar.
Verlauf: Entwicklung von Schrumpfniere, Niereninsuffizienz, Nierenversagen. Tod im Jugend- oder frühen Erwachsenenalter.
Das Vollbild ist praktisch nur im männlichen Geschlecht verwirklicht, Frauen zeigen einen leichteren bis subklinischen Verlauf. Hier meist nur Mikrohämaturie.

Vorkommen

Zahlreiche große Sippen weltweit beschrieben. Exakte Häufigkeitsangaben liegen nicht vor.

Differentialdiagnose

Nephropathie ohne Hör- und Sehbeteiligung (autosomal dominant), andere Nephritisformen, juvenile Nephronophthise.

Therapie

Symptomatisch; Dialyse oder Nierentransplantation.

Genetik

X-chromosomal dominanter Erbgang wird für die größere Zahl der beobachteten Familien angenommen, Abgrenzung gegenüber der autosomal dominant vererbten Form notwendig. Genlokalisation auf dem langen Arm des X-Chromosoms: Xq22–q24.

Krankheitsbilder
Alport-Syndrom

Beratung

Entsprechend dem X-chromosomal dominanten Erbgang. Sorgfältige Erfassung von Konduktorinnen in betroffenen Familien, einschließlich indirekter Genotypanalyse. Mit großer intrafamiliärer Variabilität bezüglich der verschiedenen Symptome ist zu rechnen, daher sollten auch symptomlose Verwandte audiologisch und ophthalmologisch untersucht werden.

Krankheitsbilder
Alzheimersche Krankheit, präsenile Demenz

Definition

Rasch progrediente schwere Hirnatrophie mit der Folge der Demenz und charakteristischen neuropathologischen Befunden.

Klinisches Bild

Im 5. bis 6. Lebensjahrzehnt beginnender, relativ rasch progredienter Verfall der Gedächtnisleistungen, der Orientierungsfähigkeit in Zeit und Raum sowie des handwerklichen Umgangs mit einfachen Gerätschaften bis hin zur Unmöglichkeit, eigene Körperfunktionen sinnvoll einzusetzen. Verlust der emotionalen Schwingungsfähigkeit, Kachexie und Tod nach etwa 5–15 Jahren Krankheitsdauer.
- Neuropathologisch charakteristische Amyloidablagerungen im Bereich der zerebralen Gefäße, verbunden mit diffuser Hirnatrophie.

Vorkommen

Regional unterschiedlich, Erkrankungshäufigkeit in Schweden 1:2500. ²/₃ aller Fälle sind sporadisch, ¹/₃ familiär.
Ca. 200 größere Sippen in der Weltliteratur.

Differentialdiagnose

Picksche Atrophie, arteriosklerotische Demenz.

Therapie

Trotz Anwendung verschiedener medikamentöser Verfahren keine wesentliche Beeinflussung des natürlichen Verlaufs.

Genetik

Obgleich in einzelnen Familien Häufigkeiten entsprechend dem autosomal dominanten Erbgang mit verminderter Penetranz beobachtet werden, wird insgesamt eher multifaktorielle Vererbung angenommen. Ein Genort wird auf dem Chromosom 21q11.2–q21 angenommen.

Beratung

- Bei familiärer Belastung entsprechend autosomal dominantem Erbgang mit Hinweis auf verminderte Penetranz. Für Geschwister eines sporadischen Falles Wiederholungswahrscheinlichkeit 3%.
- Eine exakte Diagnosestellung ist erst nach Obduktion eines Betroffenen möglich, die differentialdiagnostisch in Betracht kommenden Störungen müssen abgegrenzt werden. Wegen der Konsequenzen für die genetische Beratung sollte bei Verstorbenen möglichst eine Obduktion angestrebt werden.

Krankheitsbilder
Amyotrophe Lateralsklerose, Charcot-Sklerose

Definition

Progrediente aufsteigende Atrophie der Hand-, Arm- und Schultermuskeln durch fortschreitende Schädigung im Bereich der Vorderhornzellen, der Hirnnervenkerne und der Pyramidenbahn.

Klinisches Bild

Meist nach dem 5. Lebensjahrzehnt, selten darunter auftretende Schwäche der kleinen Handmuskeln, die allmählich aufsteigend die Arm- und Schultermuskeln einbezieht, schließlich auf die Gesichtsmuskeln übergreift. An den Beinen können gleichzeitig spastische Veränderungen, Pyramidenbahnzeichen und Steigerung der Sehnenreflexe auftreten. Sensibilität erhalten, jedoch häufig Parästhesien und Kälteempfindung, Muskelflimmern. Tod unter der Symptomatik einer Bulbärparalyse nach 5−20 Jahren Krankheitsverlauf. Die Progredienz der Krankheit ist bei familiären Fällen geringer als bei sporadischen. Besondere Verlaufsformen zeigen Parkinson-ähnliche Symptome, deutliche Demenz oder ein mehr bulbärparalytisches Erscheinungsbild.

Vorkommen

1−4:100000 in Europa, Androtropie im Verhältnis 2:1. Sonderformen auf Inseln des Stillen Ozeans und in Japan lassen sich abgrenzen.

Differentialdiagnose

Syringomyelie, Multiple Sklerose, Enzephalomyelitiden, spinale Muskelatrophien.

Therapie

Nur symptomatisch.

Genetik

10% aller Beobachtungen stellen familiäre Formen dar, hier findet sich autosomal dominanter Erbgang und eine gleiche Häufigkeit in beiden Geschlechtern. Intrafamiliäre Konstanz der Erkrankungsform.

Amyotrophe Lateralsklerose, Charcot-Sklerose

Beratung

Wegen der geringen Häufigkeit familiärer Fälle kann in den meisten Beratungen eine sehr kleine Wiederholungswahrscheinlichkeit genannt werden. Bei gesichertem familiären Vorkommen Beratung entsprechend dem autosomal dominanten Erbgang. Risikopersonen sollte vor Familienplanung eine genaue neurologische Untersuchung empfohlen werden.

Krankheitsbilder
Analatresie, Anus imperforatus

Definition

Angeborene Hemmungsfehlbildung mit der Folge des Fehlens einer Analöffnung.

Klinisches Bild

In unterschiedlicher Schwere können beim Neugeborenen häutiger Analverschluß, aber auch längerstreckige Rektumstenose mit Fehlen der Analmuskulatur und des Analgrübchens auftreten. Bei Mädchen häufiger gleichzeitig Rektovaginalfistel.

Vorkommen

Selten als isolierte Störung, im Rahmen von Syndromen in Kombination mit Wirbelanomalien, Nierenfehlbildungen, tracheoösophagealer Fistel, Radiusaplasie.

Differentialdiagnose

Abgrenzung von Syndromen, z. B. VACTERL-Assoziation, Laurence-Moon-Biedl-Syndrom, Fehlbildungen des harnableitenden Systems.

Therapie

Operation.

Genetik

Gelegentlich familiäre Fälle, dann Geschwisterbefall. Daher bei familiärer Häufung am ehesten autosomal rezessiver Erbgang; in einigen Familien wurden nur Knaben beobachtet, hier wird ein X-chromosomaler Erbgang diskutiert. Bei den überwiegend sporadischen Fällen wird multifaktorielle Vererbung angenommen.

Beratung

Handelt es sich bei einem sporadischen Erkrankungsfall um einen Knaben, wird das Wiederholungsrisiko mit 1:10 bis 1:20 angegeben. Ist ein Mädchen betroffen, ist das Risiko vermutlich geringer. Sorgfältige Analyse des Familienstammbaums, um seltene familiäre Fälle nicht zu übersehen!

Krankheitsbilder
Angeborene Taubheit (sog. Taubstummheit)

Definition

Schwere Form einer Taubheit, die sekundär zur Sprachentwicklungsverzögerung oder zum völligen Ausfall einer Sprachentwicklung führen kann.

Klinisches Bild

Gelegentlich bereits vor Vollendung des 1. Lebensjahres, meist erst zwischen 2. und 3. Lebensjahr erfaßte Innenohrschwerhörigkeit, die besonders bei einem ersten Fall in der Familie wegen verspäteten Therapiebeginns eine Sprachentwicklungsstörung nach sich zieht.
- Ursächlich können verschiedenartige Faktoren bedeutsam sein, unter anderem Fehlbildungen des Cortischen Organs, Felsenbeinanomalien und monogen ausgelöste sensoneurale Störungen. Das pathologisch-anatomische Substrat ist noch nicht in allen Fällen bekannt.

Vorkommen

1:5000 geschätzt.
Heterozygotenhäufigkeit 6% in der allgemeinen Bevölkerung.

Differentialdiagnose

Abzugrenzen von der isolierten Taubheit sind die Krankheitsfälle, bei denen die Hörstörung Symptom innerhalb eines Syndroms ist, z. B. Rötelnembryopathie, Thalidomidembryopathie, genetische Syndrome mit Hörstörung wie Usher-Syndrom, Pendred-Syndrom, Waardenburg-Syndrom, v. Graefe-Sjögren-Syndrom, Laurence-Moon-Biedl-Bardet-Syndrom.

Therapie

Wenn möglich Hörgeräteversorgung, frühzeitige logopädische Betreuung.

Krankheitsbilder
Angeborene Taubheit (sog. Taubstummheit)

Genetik

³/₄ aller erblich bedingten Taubheitsformen werden autosomal rezessiv vererbt, deutlich seltener autosomal dominanter und X-chromosomal rezessiver Erbgang. Blutsverwandtschaft der Eltern oder Herkunft aus nahegelegenen Ortschaften macht autosomal rezessiven Erbgang wahrscheinlich. Für isolierte Taubheit werden mehr als 30 verschiedene Genloci angenommen, so daß das Phänomen der Heterogenie die Beobachtung erklärt, daß aus der Ehe zwischen zwei Eltern mit angeborener Taubheit nicht selten Kinder mit normalem Hörvermögen hervorgehen. Ca. 50% aller Hörstörungen sind nicht genetisch bedingt.

Beratung

- Entsprechend dem in der Familie nachweisbaren Erbgang, meist autosomal rezessiv, selten autosomal dominant oder X-chromosomal rezessiv.
- Ist die betroffene Person die erste in einer Familie, in der bisher niemals eine Hörstörung beobachtet wurde, in der kein Hinweis für Blutsverwandtschaft der Eltern oder eine exogene Auslösung der Störung gegeben ist, so wird als empirische Wiederholungswahrscheinlichkeit für Geschwister 9% angegeben. Dieser Wert wurde aus umfangreichen Familienbeobachtungen ermittelt.
- Fragt ein Betroffener nach dem Risiko für seine Nachkommen, so ist zu überprüfen, ob in der Familie des Partners Hörstörungen vorkommen, ob dieser eine erhöhte Wahrscheinlichkeit hat, die gleiche krankheitsauslösende Erbanlage zu tragen (Abstammungsort!), oder ob Hinweise für eine Hörstörung des Partners selbst gegeben sind. Wegen der Heterogenie können aus der Ehe zwischen zwei Eltern mit angeborener Taubheit entweder nur gesunde Kinder, nur wieder betroffene Kinder, aber auch betroffene und gesunde Kinder hervorgehen. Ein erstes gesundes Kind aus einer derartigen Ehe schließt Homozygotie für das gleiche Gen bei beiden Eltern aus.
- In der Beratung ist auf die Notwendigkeit einer frühen Diagnose der Hörstörung hinzuweisen, da diese für die Förderung der Sprachentwicklung des Kindes besonders bedeutsam ist.

Krankheitsbilder
Aniridie, Irisaplasie

Definition

Hemmungsfehlbildung im Bereich des Auges, die isoliert oder in Kombination mit Wilms-Tumor beobachtet wird.

Klinisches Bild

Bereits bei Geburt Nachweis der meist beidseitigen Augenanomalie, die am besten mit Spaltlampe erkennbar ist. Meist Lichtscheu, Nystagmus und Visusbeeinträchtigung, in mehr als 60% Entwicklung einer Katarakt. Gefahr der Entwicklung eines Sekundärglaukoms.
Begleitend werden Mikrophthalmie, Kolobom, Wilms-Tumor, Ohrfehlbildung, Hemihypertrophie und Skelettauffälligkeiten sowie geistige Retardierung beobachtet.

Vorkommen

1:95000.
Keine Geschlechtsbevorzugung.

Differentialdiagnose

Abgrenzung der isolierten Aniridie von der Kombination mit Wilms-Tumor und anderen Störungen, hier Deletion des Chromosoms 11p13.

Therapie

Symptomatisch, Kataraktextraktion, Beseitigung eines Glaukoms.

Genetik

Autosomal dominanter Erbgang mit 85% Penetranz und variabler Expressivität. Mutationsrate $4-7\times10^{-6}$/Gamete/Generation. Genort Chromosom 2p25.

Beratung

Bei Auftreten eines ersten betroffenen Kindes in einer bis dahin unauffälligen Familie ist eine Neumutation zu diskutieren. In jedem Falle Überwachung des Neugeborenen, um die Entwicklung eines Wilms-Tumors frühzeitig zu erfassen. Eine Chromosomenuntersuchung wird zum Ausschluß der Deletion am Chromosom 11p auch bei isolierter Aniridie empfohlen. Findet sich eine solche, ist pränatale Diagnostik möglich (vgl. Wilms-Tumor, S. 326).

Krankheitsbilder
α_1-Antitrypsin-Mangel

Definition/allgemeine Vorbemerkung

Reduzierte oder fehlende Aktivität eines Proteaseinhibitors mit der Folge von Krankheitsmerkmalen, vor allem im Bereich von Leber und Lunge.

- Durch elektrophoretische Auftrennung lassen sich von dem Proteaseinhibitor α_1-Antitrypsin zahlreiche verschiedene Typen erfassen, die als genetischer Polymorphismus in der Bevölkerung vorkommen. Mehr als 30 derartige Varianten sind identifiziert worden. Es handelt sich um Allele am gleichen Genort.
- Der Proteaseinhibitor α_1-Antitrypsin ist ein Akutphaseprotein, der Serumspiegel steigt bei entzündlichen Reaktionen und bei Gabe von Östrogenen an. Der häufige Typ PiMM zeigt einen mittleren Serumspiegel über 250 mg/dl. Bei Homozygotie PiZZ und PiSS ist der Serumspiegel nahe Null. Heterozygote PiMZ und PiMS liegen zwischen 50 und 250 mg/dl.
- Klinisch bedeutsam sind vor allem die homozygoten Träger der Gene PiZ und PiS, beide Phänotypen werden in der allgemeinen Bevölkerung mit einer Häufigkeit von 0,05% beobachtet. Mit über 90% ist der Phänotyp PiMM verbreitet, zahlreiche Heterozygote mit PiM, PiZ und PiS werden in der Bevölkerung gefunden.

Klinisches Bild

Ca. 10% der Neugeborenen mit dem Erbtyp PiZZ oder PiSS zeigen einen Icterus neonatorum prolongatus mit Übergang in Leberzirrhose. Diese Kinder haben eine sehr schlechte Prognose. Eine leichte Form der verlängerten Neugeborenengelbsucht kann ohne erkennbare Folgen ausheilen. Nach dem 40. Lebensjahr entwickeln Träger des Erbtyps PiZZ oder PiSS degenerative Lungenveränderungen mit Ausprägung eines Emphysems. Häufige bronchiale Infekte und Nikotinexposition führen rasch zur Lungenobstruktion und Entwicklung eines Cor pulmonale.

Vorkommen

Homozygotenhäufigkeit in Europa 1:4000, Heterozygote 1:10. Sehr selten in Japan. Genort Chromosom 14q31−32.

Differentialdiagnose

Erythroblastose, Galaktosämie, Neugeborenengelbsucht aus anderen Gründen.

Krankheitsbilder
α₁-Antitrypsin-Mangel

Therapie

Keine. Belastete oder betroffene Personen sollten Expositionen von Inhalationsnoxen meiden, bei pulmonalen und bronchialen Infekten eine wirksame antibiotische Therapie erhalten und nicht rauchen. Bei schwerer Leberschädigung Transplantation.

Genetik

Autosomal kodominanter Erbgang der einzelnen Allele, dies erlaubt die genaue Erfassung des Genotyps in Speziallaboratorien.

Beratung

- Aus der Ehe zwischen heterozygoten Partnern mit PiZ oder PiS ist mit 25% Homozygotie beim Kind zu rechnen. Die Erkrankungswahrscheinlichkeit für eine schwere Lebererkrankung des Neugeborenen liegt bei 10%, durch die im späteren Alter zu erwartende obstruktive Lungenerkrankung reduziert sich die Lebenserwartung deutlich. Die genetische Belastung sollte bei der Berufswahl Berücksichtigung finden.
- Partner heterozygoter Personen und Risikopersonen sollten sich einer Genotypanalyse unterziehen.
- Pränatale Diagnostik ist durch molekulargenetische Untersuchung möglich.

Krankheitsbilder
Apert-Syndrom, Akrozephalosyndaktyliesyndrom

Definition

Skelettdysplasie mit Veränderungen überwiegend im Bereich des Schädels und der distalen Extremitätenanteile.

Klinisches Bild

Veränderungen des Schädelwachstums mit Kraniostenose und Turmschädelbildung. Beeinträchtigtes Wachstum der Schädelbasis, zunehmende Einsenkung der Nasenwurzel, der Orbitae und Mittelgesichtshypoplasie mit schmaler Nase und hypoplastischer Maxilla. Syndaktylien der Finger 2 bis 5, teilweise durch Schwimmhäute, teilweise knöcherne Verschmelzungen. Häutige Syndaktylie zwischen den Zehen. Im allgemeinen keine oder nur geringe geistige Retardierung, die Mortalität im Kindesalter ist hoch.
Bezüglich anderer Akrozephalosyndaktyliesyndrome vgl. Spezialliteratur.

Vorkommen

1:100000, überwiegend sporadische Fälle; diese Beobachtungen gelten als Neumutation. Häufiger höheres Zeugungsalter der Väter.
Mutationsrate $3-4 \times 10^{-6}$/Gamete/Generation.

Differentialdiagnose

Andere Akrozephalosyndaktyliesyndrome, Crouzon-Syndrom, Carpenter-Syndrom.

Therapie

Wenn notwendig, Operation der Kraniostenose, vor allem auch zur Erhaltung der Sehfähigkeit. Operative Korrektur der Syndaktylie.

Genetik

Autosomal dominanter Erbgang, meist sporadisches Vorkommen als Folge einer Neumutation. Das auffällige Aussehen beeinträchtigt die Heiratschancen, so daß familiäre Häufungen selten beobachtet werden.

Beratung

Unter Berücksichtigung des väterlichen Zeugungsalters ergibt sich bei sporadischem Fall kein erhöhtes Wiederholungsrisiko. Für die Nachkommen betroffener Personen Beratung entsprechend dem autosomal dominanten Erbgang.

Krankheitsbilder
Arthrogryposis multiplex congenita (Amc), Amyoplasie, multiple kongen. Kontrakturen, Guerin-Stern-Syndrom

Definition

Angeborene Kontrakturen an zahlreichen Gelenken unterschiedlicher Ursache.

Klinisches Bild

- Angeborene, typische Deformierung der Extremitäten, meist beidseitig und symmetrisch mit Bewegungseinschränkung der großen Gelenke. Die Kinder zeigen Innenrotation der Schultern, Streckung der Ellenbogengelenke, Beugung der Handgelenke, Klumpfüße, Kontrakturen der Knie- und Hüftgelenke, Grübchen über den Gelenken, verminderte Muskelmasse, teilweise sind Muskeln durch fibröse Bänder oder Fettgewebe ersetzt. Subluxations- oder Luxationsstellung einzelner Gelenke, häufig Restbeweglichkeit erhalten. In
  - 63% Befall aller vier Extremitäten,
  - 24% überwiegend untere Extremität,
  - 13% überwiegend obere Extremität

  betroffen. Begleitstörungen wie Herzfehler, Mikrozephalus und Nierenfehlbildungen sind selten, faziale Hämangiome und Pterygium unterschiedlichen Ausmaßes werden häufiger gesehen.
  Es wird über intrauterine Bewegungsarmut berichtet, Beckenendlage ist eine häufige Geburtsposition.
- Bei der Amc handelt es sich vermutlich nicht um ein eigenes Krankheitsbild, sondern eine Folge verschiedenartiger Störungen: *Von seiten des Kindes* Myopathien, neuromuskuläre Erkrankungen, embryopathische Schädigung des Nervensystems durch Röteln oder Windpocken. *Von seiten der Mutter* myotonische Dystrophie, Myasthenia gravis, hochfieberhafte Zustände, Anwendung von Curare in der Schwangerschaft, möglicherweise Aufnahme größerer Alkoholmengen, pränatale Immobilisierung des Kindes durch Oligohydramnion oder Zwillingsschwangerschaft.

Vorkommen

Etwa 1:100000 Neugeborene, Geschlechtsverhältnis 1:1, häufig 1. Kind.

Differentialdiagnose

Andere mit Gelenkkontrakturen oder Deformierungen einhergehende Störungen, unter anderem Dysostosen, Osteogenesis imperfecta.

Arthrogryposis multiplex congenita (Amc), Amyoplasie, multiple kongen. Kontrakturen, Guerin-Stern-Syndrom

Therapie

Frühzeitig einsetzende krankengymnastische Betreuung, evtl. operative Korrekturen.

Genetik

Überwiegend sporadische Beobachtungen, nach Ausschluß genetischer Grundkrankheiten kein Hinweis auf Erblichkeit. In wenigen Familien mehrfaches Auftreten beobachtet, hier hohes Maß an Konsanguinität.
Zeugungsalter der Eltern nicht erhöht.

Beratung

Nach Geburt eines ersten Betroffenen und Ausschluß erblicher Grundstörungen empirisches Wiederholungsrisiko unter 5%.

Krankheitsbilder
Bauchdeckenaplasiesyndrom, Prune-belly-Sequenz, Megazystis-Megaureter-Syndrom

Definition/allgemeine Vorbemerkung

Intrauterin auftretende funktionelle Harnabflußstörung mit der Folge einer Überdehnung der Bauchdecken durch eine extrem erweiterte Harnblase.
Ein mechanisches Abflußhindernis läßt sich meist nicht nachweisen. Nach Entleerung erscheint die Bauchdecke eingefallen und sehr faltig, sie erinnert an eine getrocknete Pflaume (prune-belly). Die Abflußbehinderung führt zur irreversiblen Schädigung der Nieren, zur Entwicklung von Hydronephrose oder Sackniere.

Klinisches Bild

Die prall gefüllte Blase und die hydronephrotisch veränderten Nieren führen zur Auftreibung des Bauches, die zur Behinderung des Geburtsvorganges führt. Bis zu 20% der betroffenen Kinder sind Totgeburten. Die Lebenserwartung der Kinder ist deutlich reduziert, nur bei schwächerer Ausprägung kann sie normal sein.

Vorkommen

Relativ viele Kasuistiken mitgeteilt, überwiegend männliche Betroffene.

Differentialdiagnose

Zystennieren, Hydrops congenitus.

Therapie

Nach Erfassung der Störung im Ultraschall bereits pränatal kann mittels Zystostomie der Harn in die Fruchtblase abgeleitet werden mit dem Ziel, das Nierenparenchym zu erhalten.

Genetik

Überwiegend sporadische Fälle, gelegentliches Vorkommen bei Geschwistern beobachtet, ein monogener Erbgang wird nicht angenommen.

Beratung

Für erstgradige Verwandte nur unwesentlich erhöhte Wiederholungswahrscheinlichkeit, ebenso für Nachkommen gesunder Geschwister. Pränatale Ultraschallkontrollen werden in nachfolgenden Schwangerschaften empfohlen.

Krankheitsbilder
Bloom-Syndrom

Definition

Chromosomeninstabilitätssyndrom mit hoher Tumorgefährdung.

Klinisches Bild

- Pränataler Minderwuchs, Ernährungsprobleme in der frühen Kindheit, Infektanfälligkeit. Die Betroffenen fallen durch ein teleangiektatisches Erythem im Gesicht, über der Nase, über Wangen und Jochbögen, aber auch Augenlidern, Stirn und Ohren auf. Streckseiten der Unterarme und Handrücken ebenfalls betroffen. Perioral und an den Lippen können Bläschen auftreten. Sie heilen unter Atrophie, Pigmentierung und deutlicher Entwicklung von Teleangiektasien ab. Es werden zusätzlich Café-au-lait-Flecken beobachtet.
- Proportionierter Kleinwuchs, Endgröße 150 cm, dolichozephale Kopfform, schmales Gesicht mit kleiner Nase und prominenten Ohren, normale Intelligenz.
- In der Zellkultur lassen sich vermehrt Chromosomenbrüche, eine größere Zahl von Schwesterchromatidaustauschen und Rearrangements erkennen. Im Zusammenhang mit diesen Veränderungen wird die Häufung von Leukämien und malignen Erkrankungen gesehen, die bei diesen Patienten nicht selten bereits im Kindesalter zum Tode führen.

Vorkommen

Selten, etwa die Hälfte aller Beobachtungen stellen Ashkenasi-Juden dar. Androtropie im Verhältnis 4:1.

Differentialdiagnose

Lupus erythematodes, andere Chromosomeninstabilitätssyndrome wie Louis-Bar-Syndrom und Fanconi-Anämie.

Therapie

Symptomatisch, Lichtschutzsalben, Überwachung wegen der hohen Malignitätsrate.

Krankheitsbilder
Bloom-Syndrom

Genetik

Autosomal rezessiver Erbgang. Bei Heterozygoten Infektanfälligkeit durch Erniedrigung von IgA und IgM, auch bei Heterozygoten erhöhte Chromosomenbruchrate. Genort Chromosom 12?

Beratung

Entsprechend dem autosomal rezessiven Erbgang. Pränatale Diagnostik durch Chromosomenbruchrate und gehäuften Schwesterchromatidaustausch möglich. Auf Überwachung Heterozygoter wegen erhöhter Malignitätsrate hinweisen.

Krankheitsbilder
Brachydaktylie

Definition

Kurzfingrigkeit entweder auf der Basis einer Verkürzung der Metakarpalia oder der Phalangen.

Klinisches Bild

Hände und Füße sind meist gleichzeitig betroffen, dabei können die Verkürzungen einzelne Strahlen oder die ganze Hand bzw. den ganzen Fuß betreffen. Es werden 7 verschiedene Typen unterschieden (Tab. 4). Meist nur geringe funktionelle Beeinträchtigung.

Vorkommen

Exakte Häufigkeitsangaben liegen nicht vor, die Typen A_3 und D sind häufig und werden meist als Normvariante angesehen. Brachydaktylien sind aus allen Erdteilen beschrieben.

Differentialdiagnose

Abzugrenzen sind genetische Syndrome, bei denen Brachydaktylie vorkommt, z. B. Weill-Marchesani-Syndrom, Hydantoin- und Warfarinsyndrom.

Therapie

Keine.

Genetik

Autosomal dominanter Erbgang für alle Formen, hohe Penetranz, wechselnde Expressivität intrafamiliär möglich.

Beratung

Entsprechend dem autosomal dominanten Erbgang.

Krankheitsbilder
Brachydaktylie

Tabelle 4 Brachydaktylie – als isolierte Störung

Typ	Bezeichnung	Erscheinungsbild	Vorkommen
A	Brachydaktylie	Verkürzung der Mittelphalangen unterschiedlichen Ausmaßes	
A_1		alle Finger sind in wechselndem Ausmaß betroffen, gelegentlich Mittelphalangen mit Endphalangen verschmolzen, proximale Phalangen der 1. Zehe und des Daumens verkürzt	selten
A_2	Typ Mohr-Wriedt, „Delta-Phalanx"	Mittelphalanx an 2. Finger und 2. Zehe verkürzt, 2. Finger radialwärts geknickt, übrige Finger und Zehen weitgehend normal	selten
A_3	Klinodaktylie, Brachymesophalangie V	Verkürzung nur der Mittelphalanx des 5. Fingers	häufig
A_4	Brachymesophalangie mit Nageldysplasie	alle Mittelphalangen sind verkürzt, kombiniert mit Spaltung der distalen Phalangen des Daumens, Nageldysplasien	selten
B	Ektrodaktylie, Peromelie	Finger und Zehen betroffen: Mittelphalangen kurz oder rudimentär, zusätzlich Verkürzung oder Fehlen der Endphalangen, gelegentlich Symphalangie, Daumen und 1. Zehe verformt	selten
C	Brachydaktylie und Hyperphalangie	Verformung der mittleren und proximalen Phalangen 2. und 3. Finger, gelegentlich Hypersegmentierung der proximalen Phalanx. Mittelphalanx D V kurz, Zeigefinger ulnar abgeknickt, 4. Finger als normaler Finger zwischen den veränderten; auffallende Beteiligung der Metakarpalia	selten
D	Brachytelephalangie	kurze und breite Endphalangen der 1. Zehe und der Daumen	häufig
E	Brachymetakarpie	Verkürzung eines oder mehrerer Metakarpalia mit und ohne Beteiligung der Metatarsalia, intrafamiliär variabel	selten

Krankheitsbilder
CHARGE-Assoziation

Definition

Fehlbildungs-/Retardierungssyndrom mit relativ vielfältiger, aber charakteristischer Symptomatik.

Klinisches Bild

Die Bezeichnung gibt die Hauptsymptome der Störung wieder:

C = Kolobom, einseitig oder doppelseitig, Iris, Retina und/oder Linse sind betroffen, seltener das Lid. Ausmaß der Seheeinträchtigung von der Lage des Koloboms abhängig.

H = Herzfehler, komplexe Fehlbildungen, VSD, ASD, PDA, Pst.

A = Atresie der Choanen, nicht selten auch Choanalstenose. Diese Veränderung führt im Säuglingsalter zu deutlicher Beeinträchtigung.

R = Retardierung von Wachstum und psychomotorischer Entwicklung, neurologische Störung.
Geburtsgewicht und Geburtslänge normal, später Kleinwuchs, teilweise verzögerte Knochenreifung. Bei erwachsenen Syndromträgern kurzer Thorax. Geistige Retardierung mit großer Variationsbreite, die intellektuelle Entwicklung scheint abhängig von der Erfassung der Hörstörung und deren Therapie (s. unten). Betroffene sind häufig seh- und hörgestört!
Neurologische Veränderungen: Fazialisparese, Ptose, Geruchsstörungen, Ventrikelerweiterung, im CCT und EEG Auffälligkeiten in Einzelfällen.

G = genitale Hypoplasie bei beiden Geschlechtern: Kryptorchismus und Hypospadie bei Knaben, primäre Amenorrhoe bei Mädchen, fehlende sekundäre Geschlechtsmerkmale nach der Pubertät.

E = (ear) Ohrfehlbildungen und Taubheit.
Charakteristischer Aspekt der kurzen und breit angelegten Ohren, dreieckige Koncha, prominente Anthelix. Wenig progrediente gemischte Hörstörung, charakteristisches Audiogramm.

Für die Diagnose werden vier der genannten Symptome gefordert.

Vorkommen

Relativ selten.

CHARGE-Assoziation

Differentialdiagnose

VACTERL-Assoziation, Rötelnembryopathie, velokardiofaziales Syndrom, andere Störungen mit Choanalatresie, seltener Chromosomenaberrationen.

Therapie

Symptomatisch.

Genetik

Meist sporadisch, gelegentlich familiäres Vorkommen mit stark wechselnder Expressivität, dann wird autosomal dominanter Erbgang vermutet. Betroffene Männer sind vermutlich infertil.

Beratung

Bei sporadischen Fällen niedriges Wiederholungsrisiko, bei familiärem Vorkommen entsprechend dem autosomal dominanten Erbgang unter Hinweis auf die sehr große Variabilität der Ausprägung.

Krankheitsbilder
Choanalatresie

Definition

Angeborener Verschluß der Choanalöffnung.

Klinisches Bild

Einseitiger oder beidseitiger Verschluß der Choanen mit erheblichen Atemproblemen im Neugeborenenalter.

Vorkommen

1:2500 bis 1:5000, ²/₃ der Fälle einseitig, Gynäkotropie 2:1.

Differentialdiagnose

Abgrenzung gegenüber genetischen Syndromen, bei denen die Choanalatresie ein Symptom darstellt. CHARGE-Assoziation. Franceschetti-Syndrom, VATER/VACTERL-Assoziation, verschiedene Chromosomenaberrationen.

Therapie

Operation häufig bereits im Neugeborenenalter, gute Erfolge.

Genetik

Meist sporadisches Vorkommen, etwa 8% stellen familiäre Fälle dar, multifaktorielle Vererbung wird angenommen.

Beratung

Für erstgradige Verwandte einer betroffenen Person gering erhöhte Wiederholungswahrscheinlichkeit, für Mädchen höher als für Knaben. Stellt die Choanalatresie Symptom eines Syndroms dar, Beratung entsprechend diesem Syndrom.

Krankheitsbilder
Chorea Huntington, erblicher Veitstanz

Definition

Schwere, spät manifestierende, neurologische Erkrankung, die mit hyperkinetischen Bewegungsstörungen und Demenz einhergeht.

Klinisches Bild

Meist zwischen dem 30. und 50. Lebensjahr manifest werdende, gelegentlich auch sehr früh im Kindesalter auftretende Erkrankung mit progredienten neurologischen Symptomen, die sich vor allem in Bewegungsunruhe, unkoordinierten choreiformen Bewegungen äußern und die zu Gangstörungen, Sprachstörungen und meist zu einer progredienten Demenz führt (Abb. 25). In der Prodromalphase nicht selten Depressionen oder psychische Veränderungen, die an Schizophrenie denken lassen. Symptomatologie und Manifestationsalter zeigen deutliche intrafamiliäre Konstanz, interfamiliär erhebliche Unterschiede. Frühzeitige Invalidisierung und Pflegebedürftigkeit sind häufig, die Lebenserwartug ist meist leicht reduziert.

Vorkommen

1:18000 in England, 1:20000 in der Schweiz, 1:300000 in Japan. Neumutationen sind bisher nicht mit Sicherheit nachgewiesen worden.

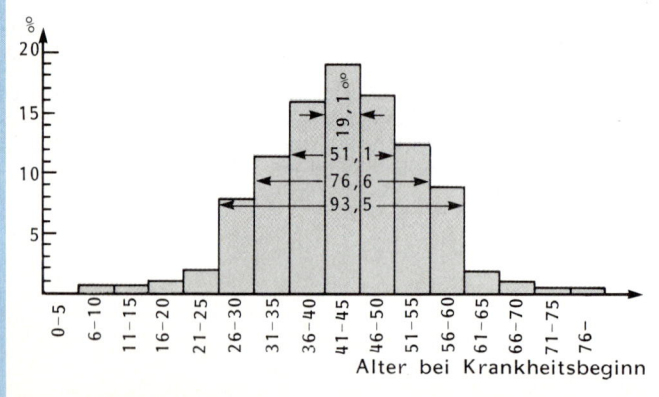

Abb. 25 Erkrankungsalter bei Chorea Huntington (nach Wendt u. Drohm)

Chorea Huntington, erblicher Veitstanz

Differentialdiagnose

In Frühstadien Schwierigkeiten mit der Diagnosestellung; Hyperthyreose, allgemeine Nervosität, Parkinson-Syndrom lassen sich leicht ausschließen.

Therapie

Eine kausale Therapie steht noch nicht zur Verfügung. Gesprächstherapie und die Beseitigung sozialer und psychischer Belastungen durch Aufklärung von Risikopersonen und ihrer Familien vermögen die Auswirkungen der Krankheit über Jahre hinweg zu mildern.

Genetik

Autosomal dominanter Erbgang mit vollständiger Penetranz und intrafamiliär ähnlicher Expressivität. Interfamiliär unterschiedliche Ausprägung, einzelne Familien auch ohne Demenzentwicklung beobachtet. Genort Chromosom 4p16.3.

Beratung

- Entsprechend dem autosomal dominanten Erbgang.
- Neuerdings ist die indirekte Genotypanalyse möglich, löst jedoch für die Untersuchten und ihre Familien eine Fülle von ethischen Problemen aus, die vor Anwendung dieser Diagnostik ausführlich erörtert werden müssen. Dies gilt noch mehr für die pränatale Anwendung, die in informativen Familien zur Verfügung steht.
- Intensive psychotherapeutische Betreuung und die Eingliederung Untersuchter in Selbsthilfegruppen ist nach heutiger Auffassung eine unabdingbare Voraussetzung für die Anwendung dieser Diagnostik. Sie können die Lebensqualität von Betroffenen und Risikopersonen verbessern.
- Bei der Beratung besonders belasteter Familien wird über Adoption oder heterologe Insemination zu sprechen sein.

Krankheitsbilder
Cornelia-de-Lange-Syndrom, Brachmann-de-Lange-Syndrom

Definition

Fehlbildungs-/Retardierungssyndrom mit charakteristischem Aspekt.

Klinisches Bild

Niedriges Geburtsgewicht, Kleinwuchs, Mikrozephalie, kräftige Augenbrauenbögen, lange, geschwungene Wimpern sowie vermehrte Körperbehaarung, besonders im Bereich von Stirn und Rücken, sowie tiefsitzende Ohren, kleine Hände und Füße und Proximalverlagerung des Daumens sind charakteristische Merkmale. Eine allgemeine Retardierung wird beobachtet, die Lebenserwartung ist meist deutlich herabgesetzt. Verschiedene Chromosomenaberrationen sind gelegentlich nachgewiesen worden, bisher kein charakteristischer Befund erfaßbar. Dermatoglyphen auffällig.

Vorkommen

1:150000.

Differentialdiagnose

Trimethadionsyndrom, Chromosomenaberrationen.

Therapie

Symptomatisch.

Genetik

Meist sporadisches Vorkommen, gelegentlich Geschwisterbefall, dann wird autosomal rezessiver Erbgang vermutet. Es wird bei sporadischen Fällen auch an das Vorliegen einer dominanten Neumutation gedacht, möglicherweise kommen in einzelnen Familien auch Forme fruste vor.

Beratung

Für Geschwister eines Betroffenen Wiederholungswahrscheinlichkeit 2–5%, für deren Nachkommen praktisch kein erhöhtes Wiederholungsrisiko. Findet sich Geschwisterbefall, so wird entsprechend dem autosomal rezessiven Erbgang beraten.

Krankheitsbilder
De-Grouchy-Syndrom I, Deletion 18p

Definition

Fehlbildungs-/Retardierungssyndrom durch partielle Deletion 18p.

Klinisches Bild

Unauffälliger Schwangerschaftsverlauf, erniedrigte Geburtsmaße. Rundes Gesicht, Brachyzephalie, Ptose, Epikanthus, kurze Oberlippe mit breitem Philtrum, ausgeprägte Karies, Ohrmuscheln tief ansetzend, nach hinten rotiert, groß, abstehend.
Breiter Hals mit tiefem Nackenhaaransatz, Thoraxdeformität, Wirbelsäulenanomalien, weitstehende Mamillen, Muskelhypotonie. Herzfehler, meist VSD oder PDA; in 15% Holoprosenzephalie. Sekundäre Geschlechtsentwicklung annähernd normal. Autismen und emotionale Unausgeglichenheit werden beschrieben, breite Streuung der geistigen Entwicklung. Wachstumsverzögerung mit reduzierter Endgröße. Immundefekterkrankungen häufig, gelegentlich Krampfleiden. Lebenserwartung durch Schwere der Organfehlbildungen bestimmt.

Vorkommen

1:50 000 Neugeborene, Gynäkotropie 3:2, erhöhtes Alter der Eltern.

Differentialdiagnose

Turner-Syndrom, verschiedene Formen geistiger Behinderung mit Minderwuchs.

Therapie

Symptomatisch, evtl. Gabe von Wachstumshormon.

Genetik

De-novo-Deletionen vom kurzen Arm Chromosoms 18	65%
unbalancierte Translokation (de novo)	15%
familiäre Fälle	
reziproke Translokation	20%
Mosaike	< 1%

Da bei kleineren Deletionen die Beeinträchtigung des Trägers gering ist, Übertragung von Müttern auf Kinder beobachtet.

Beratung

Wie bei De-Grouchy-Syndrom II (s. S. 119)

De-Grouchy-Syndrom II, Deletion 18q

Definition

Retardierungs-/Fehlbildungssyndrom mit partieller Deletion im langen Arm des Chromosoms 18 (Abb. 26).

Klinisches Bild

- Unauffälliger Schwangerschaftsverlauf, verminderte Geburtsmaße.
- Leichte Mikrozephalie, Mittelgesichtshypoplasie, tiefliegende Augen, kurze Oberlippe mit verstrichenem Philtrum, betonte Schleimhautunterlippe, Gaumenspalte, Gehörgangsstenose oder -atresie.
- Kyphose, Skoliose, Anomalie der Rippen, Hypoplasie des äußeren Genitales.
- Zehenstellungsanomalie, Klumpfüße, Grübchen über den Gelenken, Klinodaktylie und Syndaktylien.
- Herzfehler etwa 25%, Augenanomalien, z.B. Optikusatrophie, Kolobom, Korneaveränderungen. Nierenfehlbildung, Hydrocephalus internus.
- Besonders häufig eingeschränkte Sprachentwicklung. Meist normaler, gelegentlich verzögerter Pubertätsverlauf.
- Wachstumsretardierung.

Vorkommen

< 1:50000 Neugeborene, leichte Gynäkotropie (3:2), Alter der Eltern bei Geburt leicht erhöht.

Differentialdiagnose

Poly-X-Syndrome, Aarskog-Syndrom, Akrodysostosis, Angelman-Syndrom.

Therapie

Symptomatisch, Krankengymnastik, wegen gehäuften Vorkommens von Gehörgangsstenosen und -atresien entsprechende Untersuchungen indiziert, evtl. operative Korrektur und Hörgeräteversorgung. Logopädische Betreuung im Bedarfsfall.

Krankheitsbilder
De-Grouchy-Syndrom II, Deletion 18q

Genetik

- De-novo-Deletion von Abschnitten unterschiedlicher
  Ausdehnung im langen Arm des Chromosoms 18   80%,
  unbalancierte Translokation und Ringchromosomen (de novo),
  X-Autosomentranslokation   < 1%,
- familiäre Fälle:
  reziproke Translokationen, peri- und parazentrische
  Inversionen   10%,
- Mosaike   10%.
- Übertragungen von Eltern auf Kinder werden beobachtet.

Beratung

- Risiko für Geschwister eines betroffenen Kindes
  bei De-novo-Aberration   < 1%,
- Familiäre Formen:
  Vater Translokationsträger   10%,
  Mutter Translokationsträgerin   20%,
  Inversionen:
  beide Geschlechter   5%,
- Für Nachkommen von Geschwistern oder anderen Angehörigen bei familiären Formen gleiches Risiko wie bei gleichgeschlechtlichem Elternteil des betroffenen Kindes.

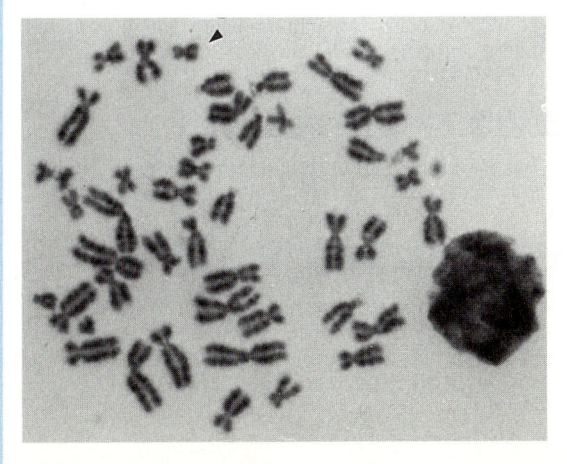

Abb. 26   Karyotyp: 46,XY,18q-

Krankheitsbilder
Diabetes insipidus, Wasserharnruhr

Definition

Entweder hypophysär oder renal bedingte Störung mit vermehrter Wasserausscheidung aufgrund des Fehlens von ADH oder einer Nichtansprechbarkeit der Nierentubuli auf dieses Hormon.

Klinisches Bild

- Angeboren, damit im Säuglingsalter, oder erworben im späteren Lebensalter, Auftreten einer Polyurie mit großen Mengen eines Urins mit niedrigem spezifischen Gewicht, konsekutiv Polydipsie. Bei Kindern Gefahr der lebensbedrohlichen Exsikkose, nicht selten allgemeine körperliche und geistige Retardierung.
- Die zentrale Form wird entweder durch erblichen Defekt der Hormonproduktion im Hypothalamus-Hypophysen-System hervorgerufen oder durch Blutung, Tumor, Trauma oder sklerotische Gefäßveränderungen im Bereich der Hypophyse ausgelöst. In manchen Fällen wird ein Autoimmunprozeß diskutiert.
- Die renale Form entsteht durch Nichtansprechen der Tubulusepithelien auf ADH, die Wasserrückresorption im Tubulus fällt aus, eine Urinkonzentration ist unmöglich. Polyurie und Polydipsie sind die Folgen. Diese Form manifestiert sich wenige Tage nach der Geburt. Tubulusschädigende Substanzen können auch später entsprechende Störungen hervorrufen, die dann als erworbene Krankheitsform anzusehen sind.

Vorkommen

Relativ selten, vorwiegend bei männlichen Säuglingen; bei Mädchen geringere Ausprägung der Störung.

Differentialdiagnose

Polyurie bei anderen Grundkrankheiten, Diabetes mellitus, psychogene Polydipsie.

Therapie

- Hypophysäre, zentrale Form: Vasopressin (Minirin).
- Renale Form: Chlorothiaziddiuretika und andere Diuretika, die im proximalen Tubulus die Wasser- und NaCl-Rückresorption fördern. Durch Kochsalzrestriktion wird diese Wirkung unterstützt.

Krankheitsbilder
Diabetes insipidus, Wasserharnruhr

Genetik

- Zentrale Form: überwiegend erworben. Kongenitale Form: autosomal dominant vererbt. Genort Chromosom 4p 1.6-ter.
- Renale Form: X-chromosomaler Erbgang, Genort Xq28; in einzelnen Familien autosomal dominanter Erbgang mit geringerer Ausprägung im weiblichen Geschlecht nicht auszuschließen.

Beratung

- Bei Manifestation eines zentralen Diabetes insipidus im Jugendlichen- oder Erwachsenenalter ist weder für Kinder noch für Geschwister betroffener Personen ein erhöhtes Risiko anzunehmen, da es sich um erworbene Formen handelt. Nach der Geburt eines ersten, im Säuglingsalter erkrankten Kindes ist, wenn die Eltern sicher frei von entsprechenden Symptomen sind, eine dominante Neumutation zu vermuten.
- Nach der Geburt eines ersten Kindes mit einer renalen Erkrankungsform muß entsprechend dem X-chromosomal dominanten Erbgang bei Knaben mit 50%-Wahrscheinlichkeit mit dem Auftreten einer schweren, bei Mädchen mit der gleichen Wahrscheinlichkeit mit dem Auftreten einer leichteren Erkrankungsform gerechnet werden.
- Unter Substitutionstherapie und guter Überwachung ist eine Schwangerschaft bei einer Frau mit Diabetes insipidus möglich.

Krankheitsbilder
Diabetes mellitus, Zuckerkrankheit

Definition

Störung des Kohlenhydratstoffwechsels mit Verminderung oder absolutem Mangel von Insulin.

Klinisches Bild

- Selten im frühen Kindesalter, häufiger im Jugendalter oder im späteren Erwachsenenalter Auftreten von Hyperglykämie und Glukosurie, Polydipsie und Polyurie sowie langfristig Veränderungen im Sinne der Mikro- und Makroangiopathie. Im männlichen Geschlecht auch Fertilitätsstörungen.
- Die Gefäßveränderungen erklären eine große Zahl der Organkomplikationen, die bei lange währender Zuckerkrankheit auftreten. Abwehrschwäche und erhöhte Gefährdung gegenüber Zweitkrankheiten oder Infektionen sind bedeutsam.
- Es werden Typ-I-Diabetes (Insulinabhängigkeit) und Typ-II-Diabetes (nicht insulinabhängig) unterschieden; als Sonderform ist der MODY-Diabetes abzugrenzen (maturity onset diabetes of the young).
- Pathogenetisch fördern Übergewicht, Schwangerschaften, schwere Erkrankungen und bestimmte Medikamente (Cortison, Thiaziddiuretika) die Manifestation. Für Typ-I-Diabetes werden Virusinfektionen, Autoimmunprozesse und traumatische Ursachen in zunehmendem Maße mitverantwortlich gemacht.

Vorkommen

2–5% in der mitteleuropäischen Bevölkerung, eine ähnlich hohe Dunkelziffer wird vermutet. MODY-Diabetes besonders in Rumänien relativ häufig beschrieben, sonst nur einzelne Familienbeobachtungen.

Differentialdiagnose

Diabetes insipidus, psychogene Polydipsie, Diabetes im Zusammenhang mit anderen Krankheitsbildern, z.B. Hämochromatose, Prader-Willi-Syndrom und viele andere.

Therapie

- Typ-I-Diabetes: Insulin; Altinsulin und Depotinsulin werden häufig kombiniert angewandt.

Krankheitsbilder
Diabetes mellitus, Zuckerkrankheit

- Typ-II-Diabetes und MODY-Diabetes: Anwendung von Sulfonylharnstoffen oder Biguaniden.
- Typ-II-Diabetes-Spätversager: Insulintherapie.
  Zusätzlich in jedem Fall Diät, Reduktion bestehenden Übergewichtes, körperliche Aktivitätssteigerung.

Genetik

- Typ-I- und Typ-II-Diabetes werden multifaktoriell vererbt, wobei exogene Faktoren für Typ-I-Diabetes häufiger bedeutsam sind. Demgegenüber sind vor allem durch Zwillingsstudien deutliche Hinweise gegeben, daß die genetische Disposition für Typ-II-Diabetes bedeutsam ist (Tab. 5).
- MODY-Diabetes autosomal dominant vererbt. Nach den bisherigen Beobachtungen leichtes Überwiegen des männlichen Geschlechtes.

Tabelle 5 Zwillingsuntersuchungen bei Diabetes mellitus (nach Barnett u. Mitarb.)

	EZ/Zahl	Konkordanz	Diskordanz
Typ I	147	80	67
Typ II	53	48	5
Total	200	128	72

Beratung

- Möglichst saubere Trennung der vorliegenden Form des Diabetes in der einzelnen Familie ist für genetische Beratung bedeutsam. Es lassen sich dann entsprechend den Familienstatistiken von Köbberling und Tillil alterskorrigierte Erkrankungswahrscheinlichkeiten für Nachkommen angeben, wobei zwischen Typ-I- und Typ-II-Diabetes zu unterscheiden ist (Tabelle 6a u. b und Tab. 7a u. b).
- Bei Männern mit Typ-I-Diabetes ist nach 15- bis 20jähriger Erkrankungsdauer mit Fertilitätsstörungen im Sinne der Impotentia coeundi zu rechnen.
- Frauen mit Typ-I-Diabetes bedürfen einer sehr sorgfältigen Überwachung vor einer geplanten Schwangerschaft (Kontrolle von HbA_{1c}) und in einer Schwangerschaft, wobei Blutzuckerwerte zwischen 120 und 140 mg% nicht überschritten werden sollten. Selbstmessungen des Blutzuckerspiegels und Anwendung der Insulinpumpe haben sich bewährt.

Krankheitsbilder
Diabetes mellitus, Zuckerkrankheit

Tabelle **6a** Erkrankungswahrscheinlichkeiten für Typ-I-Diabetes (nach Köbberling u. Tillil)

Probanden	Großeltern	Eltern	Geschwister	Kinder
Typ II	–	0/612	1/867 (0,1%)	3/638 (0,5%)
Typ I	–	7/172 (4,1%)	7/178 (3,9%)	2/149 (1,3%)
Kontrollen	1/399 (0,25%)	0/381	1/452 (0,2%)	1/151 (0,7%)

Tabelle **6b** Erkrankungswahrscheinlichkeiten für Typ-II-Diabetes (nach Köbberling u. Tillil)

Probanden	Großeltern	Eltern	Geschwister	Kinder
Typ II	–	87/612 (14,2%)	145/780 (18,6%)	12/344 (3,5%)
Typ I	–	17/172 (9,9%)	6/161 (3,7%)	0/47
Kontrollen	31/398 (7,8%)	17/381 (4,5%)	7/316 (2,2%)	1/112 (0,9%)

- Gefährdungen für das Kind der diabetischen Schwangeren bestehen durch Entwicklung sog. Riesenbabys (mehr als 4500 g Geburtsgewicht, Länge zwischen 55 und 60 cm), wobei Unreife des Kindes mit Atemnotsyndrom und verlängertem Neugeborenenikterus sowie Geburtskomplikationen häufig sind. Weiterhin Entstehung eines Hydramnion mit Gefährdung für atypische Geburtslage oder postpartale Atonie. Unter strenger Stoffwechseleinstellung lassen sich beide Komplikationen vermeiden.
- Fehlbildungen bei Kindern diabetischer Mütter werden im allgemeinen dreifach häufiger im Vergleich zu Kindern nichtdiabetischer Frauen beobachtet. Eine gute Einstellung der Stoffwechsellage *vor* Konzeption scheint dieses Risiko deutlich verringern zu können.
- Möglicherweise gering erhöhte Fehlgeburtenquote bei Diabetikerinnen vom Typ I.
- Nachweis einer Retinopathia diabetica und/oder Verkalkung der Beckenarterien bedeuten eine Gefahr für das Auftreten einer Dystrophie des Kindes oder eines intrauterinen Fruchttodes. Intensive Überwachung notwendig.

Krankheitsbilder
Diabetes mellitus, Zuckerkrankheit

Tabelle **7a** Alterskorrigierte Erkrankungswahrscheinlichkeit in % für Typ-I-Diabetes*

Probanden	Großeltern	Eltern	Geschwister	Kinder
Typ II	–	–	0,14	0,75
Typ I	–	4,5	5,5	3,5
Kontrollen	0,27	–	0,34	1,2

* Theoretisches Risiko, bis zum 80. Lebensjahr an Diabetes zu erkranken.

Tabelle **7b** Alterskorrigierte Erkrankungswahrscheinlichkeit in % für Typ-II-Diabetes*

Probanden	Großeltern	Eltern	Geschwister	Kinder
Typ II	–	20,8	37,9	32,2
Typ I	–	14,7	15,6	–
Kontrollen	10,8	9,2	6,3	15,4

* Theoretisches Risiko, bis zum 80. Lebensjahr an Diabetes zu erkranken.

- Nichtinsulinpflichtige Frauen müssen bei Eintritt einer Schwangerschaft auf Insulin umgestellt werden. Frauen mit familiärer Diabetesbelastung bedürfen während der Schwangerschaft regelmäßiger Überwachung, da besonders in der Spätschwangerschaft durch Entwicklung einer diabetischen Stoffwechsellage die Gefahr eines intrauterinen Fruchttodes gegeben ist.
- Risikozahlen für verschiedene Verwandtschaftsgrade diabetischer Personen zeigt Tab. 8. Die Erkrankungswahrscheinlichkeit für Kinder zweier diabetischer Eltern wird mit mindestens 20% genannt.
- Die Beratung bei MODY-Diabetes erfolgt entsprechend dem autosomal dominanten Erbgang.

Tabelle **8** Empirische Risiken für (weitere) Kinder für Typ-I-Diabetes bei verschiedenen Familiensituationen (nach Green)

Vater Mutter	Typ I gesund	6%
Vater Mutter	Typ I Typ I	39%
Vater Mutter 1. Kind	gesund gesund Typ I	9,5%
Vater Mutter 1. Kind 2. Kind	gesund gesund Typ I Typ I	15,3%

Krankheitsbilder
Down-Syndrom, Mongolismus

Definition

Charakteristisches klinisches Erscheinungsbild mit geistiger Retardierung und körperlichen Auffälligkeiten aufgrund einer Trisomie des Chromosoms 21.

Klinisches Bild

- Nach meist unauffälligem Schwangerschaftsverlauf Geburt mit etwas erniedrigten Maßen. Im Phänotyp Kombination von altersabhängigen und altersunabhängigen Merkmalen. Der einzelne Merkmalsträger zeigt immer nur einen Teil der nachfolgenden Symptome:
- Charakteristische kraniofaziale Dysmorphien mit Brachyzephalus, flachem Gesichtsprofil, lateral ansteigenden Lidachsen, Epikanthus, flacher, breiter Nasenwurzel, kleinem Mund mit gefurchten Lippen, Makroglossie, tief ansetzenden, kleinen und rundlichen Ohrmuscheln mit Dysmorphien besonders im Bereich der Helix.
- Kurzer Hals mit überschüssiger Nackenhaut, in 40% Herzfehler, häufig Ventrikelseptumdefekt. Duodenalstenose. Beckenhypoplasie.
- Kurzfingrige, breite Hände, Brachyphalangie und Klinodaktylie des 5. Fingers, häufig durchgehende Vierfingerfurche, Sandalenlücke, Hautleisten und Handfurchenverläufe zeigen charakteristische Abweichungen von der Normalbevölkerung.
- Die Variation in den geistigen Fähigkeiten ist sehr groß, meist wird eine Entwicklung im Bereich der Debilität erreicht. Betroffene sind von freundlichem Wesen, musikalisch, nicht aggressiv.
- Sekundäre Geschlechtsentwicklung normal, im weiblichen Geschlecht Fertilität, im männlichen Geschlecht in der Regel interfil. Endgröße mit 1,55 m (männlich) und 1,45 m (weiblich) herabgesetzt. Ausgeprägte Muskelhypotonie, Infektanfälligkeit besonders der oberen Luftwege signifikant erhöht, ebenso wie das Risiko für das Auftreten kindlicher Leukämien.
- Vorzeitige Alterung mit Erscheinungen, die einer Alzheimerschen Krankheit entsprechen. Die Lebenserwartung wird vor allem durch die Art des Herzfehlers bestimmt. Ein Drittel der Kinder stirbt im 1. Lebensjahr, 50% bis zur Vollendung des 5. Lebensjahres.

Krankheitsbilder
Down-Syndrom, Mongolismus

Vorkommen

1:700 Neugeborene,
1:28 Frühaborte mit Chromosomenaberration,
leichte Androtropie (3:2).
Bei etwa 2/5 der Kinder mit freier Trisomie 21 liegt ein erhöhtes mütterliches Alter bei der Konzeption vor.

Differentialdiagnose

Hypothyreose, Alkoholembryopathie, Hurler-Syndrom, Hunter-Syndrom, Penta-X-Syndrom bzw. XXXXY-Karyotyp.

Therapie

Symptomatisch, Krankengymnastik, evtl. Operation eines Herzfehlers, kieferorthopädische Betreuung, Infektprophylaxe, logopädische Betreuung.
Individuelles Förderungsprogramm entsprechend der geistigen Fähigkeiten.

Genetik

Dem Krankheitsbild liegt eine Trisomie des Chromosoms 21 zugrunde, für den Phänotyp Abschnitt 21q22 ausreichend.
- freie Trisomie 21 (Abb. 27) in 92%.
  Entstehung überwiegend durch Non-disjunction in der Reduktionsteilung der Meiose:
  weibliche Keimzellbildung 83%
  davon in Meiose I 67%,
  in Meiose II 16%;
  männliche Keimzellbildung 17%
  davon in Meiose I 14%,
  in Meiose II 3%.
- Robertsonsche Translokationen
  oder zentrische Fusionen in 5%
  (bevorzugt 14/21 Translokation),
  davon familiär 30%, de novo 70% (Abb. 28).
- Seltene Sonderformen:
  Fusion 21/21, Tandemtranslokation, reziproke Translokation.
- Mosaike: 3%
  Gelegentlich wird die Trisomie 21 kombiniert mit Aneuploidien der Geschlechtschromosomen beobachtet, bevorzugt mit XXY.
  In 1–2% wird bei balancierter Translokation 13/14 eine freie Trisomie 21 in Kombination gefunden.

Krankheitsbilder
Down-Syndrom, Mongolismus

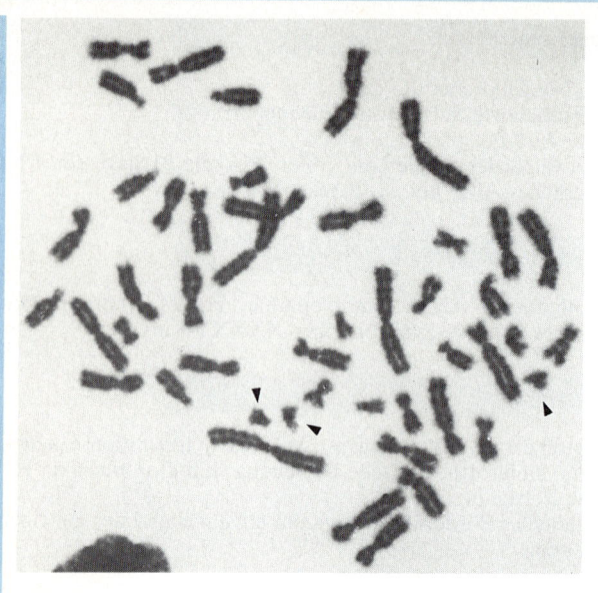

Abb. 27   Karyotyp: 47,XX,+21; GTG, freie Trisomie 21

Beratung

Eine Chromosomenanalyse bei Betroffenen ist vorrangig zu fordern; erst danach ist das Wiederholungsrisiko einzuschätzen. Steht der Betroffene nicht zur Untersuchung zur Verfügung, sollten die Ratsuchenden (Eltern, Geschwister) zytogenetisch untersucht werden.
- Wiederholungswahrscheinlichkeit für Geschwister eines Betroffenen:
  freie Trisomie 21   1–2%,
  Translokationstrisomie (de novo)   <1%,
  Translokationstrisomie familiär:
  – Vater Translokationsträger   4%,
  – Mutter Translokationsträgerin   8%,
  – Vater oder Mutter Träger einer Fusion 21/21   100%!
- Wiederholungswahrscheinlichkeit für Nachkommen gesunder Geschwister:
  freie Trisomie 21 – Risiko entsprechend gleichaltriger Personen der allgemeinen Bevölkerung,
  familiäre Translokation – gleiches Risiko wie gleichgeschlechtlicher Elternteil.

Krankheitsbilder
Down-Syndrom, Mongolismus

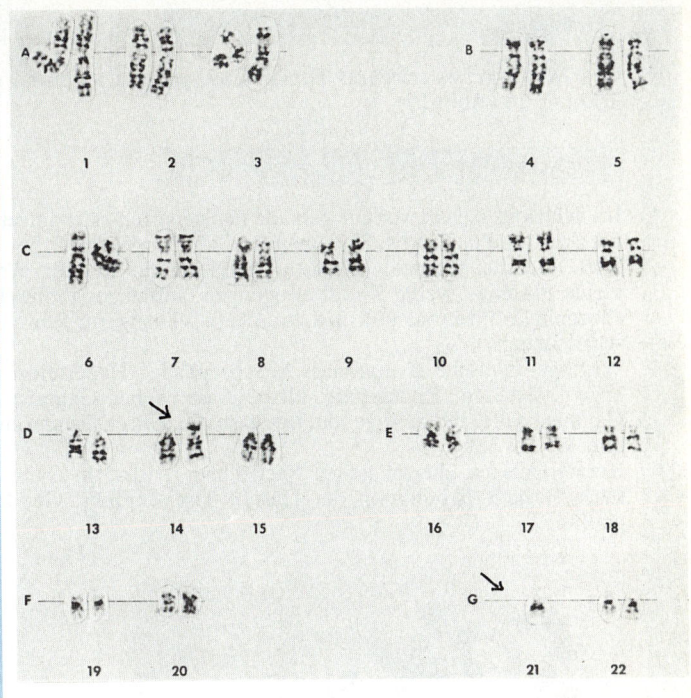

Abb. 28 Karyotyp 45,XX,−14,−21,+t(14q;21q), balancierte Robertsonsche Translokation 14/21

- Für entferntere Verwandte ergeben sich nur dann erhöhte Risiken, wenn der Ratsuchende Translokationsträger ist. Schwangerschaften bei Frauen mit freier Trisomie 21 endeten mit Abort, Trisomie und chromosomal unauffälligem Befund zu je gleichen Teilen.

Krankheitsbilder
Edwards-Syndrom

Definition

Charakteristisches schweres Fehlbildungssyndrom aufgrund einer Trisomie 18 (Abb. 29).

Klinisches Bild

- Im Schwangerschaftsverlauf gehäuft Fehlgeburten oder intrauteriner Fruchttod im 2. bzw. 3. Trimenon. Geburtsmaße stark herabgesetzt. Bereits pränatal Wachstumsretardierung ab 20. Woche, kleine Plazenta, wenig Kindsbewegungen, auffälliges Profil (Dolichozephalie, Mikrogenie) im Ultraschall. Verlängerte Schwangerschaftsdauer.
- Wichtige klinische Symptome: Mikrozephalie, Hypertelorismus, enge Lidspalten, Epikanthus, kleine Nase, hoher Gaumen oder Gaumenspalte, tief ansetzende, dysplastische Ohren (Faunsohren), sehr kleines Kinn.
- Kurzer Hals mit überschüssiger Nackenhaut, enges, oft asymmetrisches Becken, Abduktion der Hüften eingeschränkt, Genitalhypoplasie.

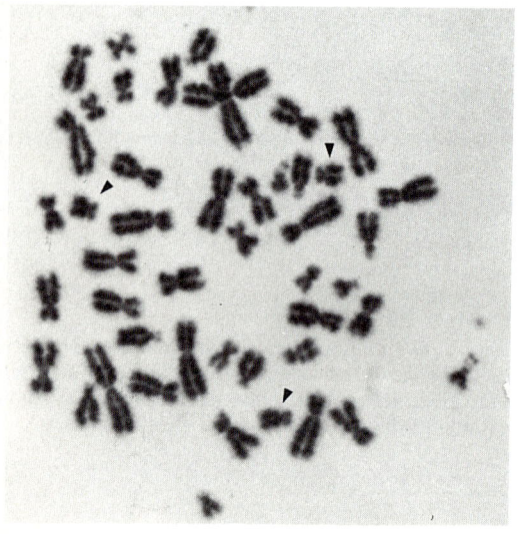

Abb. 29   Karyotyp : 47,XX,+18, GTG, freie Trisomie 18

Krankheitsbilder
Edwards-Syndrom

- Herzfehler in über 95%, Ösophagusatresie, Milz- und Pankreasanomalien, Nieren- und Ureterfehlbildungen. Entwicklungsstörungen des Gehirns (Corpus-callosum-Agenesie, Holoprosenzephalie), Neuralrohrdefekt. Faustschluß mit charakteristischer Fingerhaltung (Überkreuzen der Finger 2 und 5, eingeschlagener Daumen), hypoplastische Nägel, Vierfingerfurche, charakteristische Anomalien der Hautleisten. Dorsalflektierte Großzehen, „Tintenlöscher"-Füße.
- Extreme körperliche und psychisch-geistige Entwicklungsverzögerung. Gedeihstörung, Ateminsuffizienz, Krampfanfälle stehen im Vordergrund. Über 80% der Kinder sterben in den ersten Lebenswochen.

Vorkommen

1:5000 Neugeborene,
1:45 Frühaborte mit Chromosomenaberration.
Gynäkotropie im Verhältnis 4:1.
Häufigkeitszunahme mit erhöhtem mütterlichen Alter bei der Konzeption, bimodale Verteilung.

Differentialdiagnose

Pätau-Syndrom, Robin-Sequenz, Smith-Lemli-Opitz-Syndrom, Zellweger-Syndrom, Dystrophia myotonica. Seltene Strukturanomalien der Chromosomen wie partielle Duplikationen 1q, 2p, 3p, 11q und Deletion 7q oder 12p.

Therapie

Symptomatisch, Sondenernährung.

Genetik

Freie Trisomie 18	85%,
Strukturaberrationen meist de novo (Duplikationen, Isochromosomen, unbalancierte Translokationen)	5%,
Mosaike	10%.

Krankheitsbilder
Edwards-Syndrom

Beratung

- Chromosomendiagnostik unbedingt erforderlich.
- Wiederholungswahrscheinlichkeit für Geschwister eines betroffenen Kindes
  bei freier Trisomie 18   1−2%,
  bei Strukturstörungen, de novo   <1%,
  bei familiärer Translokation:
  − Vater Träger   10%,
  − Mutter Trägerin   20%.
- Für die Nachkommen gesunder Geschwister und weiterer Verwandter ergibt sich nur dann ein erhöhtes Risiko, wenn eine Translokation vorliegt, es entspricht dem des gleichgeschlechtlichen Elternteils des betroffenen Kindes. In Abhängigkeit vom Typ der individuellen Translokation kann das Wiederholungsrisiko deutlich in seiner Höhe vom Erwartungswert abweichen. Detaillierte Familienerhebungen daher wünschenswert.

Krankheitsbilder
Ehlers-Danlos-Syndrome

Definition

Krankheitsgruppe, bei der Bindegewebsdysplasien mit charakteristischen klinischen Symptomen im Vordergrund stehen.

Klinisches Bild

Überstreckbare Gelenke, Cutis laxa, erhöhte Verletzlichkeit der Haut und schlechte Heilungstendenz bei Verletzungen sowie Bildung dünnhäutiger Narben sind führende Symptome. Heute werden sowohl aus klinischer wie genetischer Sicht insgesamt 11 Typen unterschieden. Bei einigen der Störungen ist der zugrundeliegende Enzymdefekt identifiziert, bei den häufigeren Krankheitsformen ist er noch unbekannt. Es wird eine Störung im Kollagenstoffwechsel

Tabelle 9 Ehlers-Danlos-Syndrome – Kollagenkrankheiten, z. T. unbekannter Genese

Typ	Krankheits-verlauf	Erscheinungsbild intrafamiliär relativ konstant	Vor-kommen	Erbgang
I	schwer	Überstreckbare Gelenke, überdehnbare Haut, brüchige, leicht verletzliche Haut, zerreißliche Membranen einschließlich Eihaut (vorzeitiger Blasensprung)	1:160 000	autosomal dominant
II	milder	nicht so starke Überstreckbarkeit der Gelenke und Überdehnbarkeit der Haut, Haut etwas fester		autosomal dominant
III	leicht	Überstreckbarkeit der Gelenke steht im Vordergrund, Haut weitgehend unauffällig		autosomal dominant
IV	schwer	„Gefäßform"; Bindegewebsschwäche, aber geringe Überstreckbarkeit. Gefahr der plötzlichen Gefäßruptur oder intestinaler Blutungen mit plötzlichem Tod. Die Haut ist dünn und durchscheinend, so daß die Venen zu sehen sind. Pathogenese: starke Verminderung oder Fehlen von Typ-III-Kollagen pränatale Diagnostik scheint möglich	selten	autosomal dominant, gelegentlich auch autosomal rezessiv

Krankheitsbilder
Ehlers-Danlos-Syndrome

Tabelle 9 (Fortsetzung)

Typ	Krankheits-verlauf	Erscheinungsbild intrafamiliär relativ konstant	Vor-kommen	Erbgang
V	schwer	Überdehnbare Haut, leicht verletzlich, schlechte Wundheilung, Überstreckbarkeit vor allem der Fingergelenke. Kyphose, Plattfuß, Mitralklappenprolaps. Pathogenese: teilweise Nachweis eines Mangels an Lysinoxydaseaktivität in Fibroblasten und in lyophilisiertem Kulturmedium, pränatale Diagnostik scheint möglich (Indexpatient vorhanden!)	selten	X-chromosomal rezessiv
VI	schwer	„okulärer Typ"; überstreckbare Gelenke und überdehnbare Haut, gehäuft Luxationen, Kyphoskoliose, Hypotonie, verzögerte motorische Entwicklung, Mikrokornea, bläuliche Skleren, atrophische Narbenbildung. Pathogenese: Verminderung der Lysinhydroxylaseaktivität in Fibroblasten, pränatale Diagnostik scheint möglich	selten	autosomal rezessiv
VII	schwer	Arthrochalasis multiplex congenita, Kleinwuchs, schwere Überstreckbarkeit der Gelenke, teilweise kongenitale Luxationen, Überdehnbarkeit und Verletzlichkeit der Haut geringer. Pathogenese: Mangel an Enzym aus der Prokollagensynthese	selten	autosomal rezessiv
VIII	schwer	„Parodontose-Typ"; Überstreckbarkeit der Gelenke, Verletzlichkeit der Haut, Hochwuchs, Arachnodaktylie, Magerkeit, sehr dünne Narbenhaut über den Schienbeinen. Frühzeitiger Zahnausfall durch Parodontose	selten	autosomal dominant

Ehlers-Danlos-Syndrome

vermutet. Einzelformen, klinische Symptome und Erbgang der 8 wichtigsten Formen zeigt Tab. 9. Differentialdiagnostisch ergeben sich in den meisten Fällen keine Schwierigkeiten.

Therapie

Nur symptomatisch, besondere Vorsicht bei Operationen wegen der schlechten Heilungstendenz geboten.

Beratung

- Entsprechend dem jeweils vorliegenden Erbgang. Von intrafamiliärer Konstanz der Symptomatik kann ausgegangen werden.
- Pränatale Diagnostik ist bei Typ IV theoretisch, bei Typ V und VI an kultivierten Amnionzellen möglich. Der jeweils zugrundeliegende Enzymdefekt ist nachweisbar.
- Bei betroffenen Frauen auf hohe Komplikationsrate bei Schwangerschaften hinweisen.

Krankheitsbilder
Ektodermale Dysplasie

Definition/allgemeine Vorbemerkung

Krankheitsgruppe mit Veränderungen der Haut und Hautanhangsgebilde mit und ohne Beteiligung der Schweißdrüsen. Es wird die anhidrotische ektodermale Dysplasie Christ-Siemens-Touraine von der hidrotischen unterschieden. Beide Krankheitsbilder sind relativ selten, treten familiär gehäuft auf, zeigen charakteristische Befunde und unterschiedlichen Erbgang.

Anhidrotische ektodermale Dysplasie

Klinisches Bild

- Bereits beim Neugeborenen Hypotrichose von Augenbrauen, Wimpern und Kopfhaar, später spärliches dünnes Haar, das leicht ausfällt. Dystrophie von Finger- und Zehennägeln. Hypo- bis Anhidrosis durch verminderte oder fehlende ekkrine Schweißdrüsen, dadurch bedingt Wärmeregulationsstörung und Hitzefieber. Hypo- oder Aplasie der Talgdrüsen, der Schleimdrüsen des Respirationstraktes, seltener der Tränen-, Speichel- und Brustdrüsen. Auftreten von Ozäna und Heiserkeit, Entwicklung einer trockenen, stark gefälteten atrophischen Haut, besonders um die Augen auffällig.
- Später charakteristische Fazies mit prominenter Stirn, Sattelnase, Wulstlippen, spitzem Kinn und kleinen abstehenden Ohren. Gelegentlich Entwicklungsrückstand.

Vorkommen

Nicht ganz selten, mehrere große Sippen beschrieben, überwiegend männliche Betroffene (105:15).

Differentialdiagnose

Hidrotische Form der ektodermalen Dysplasie, Neurodermitis, andere Ektodermalsyndrome.

Therapie

Symptomatisch. Beachtung der Unfähigkeit zur Temperaturregulation durch Schwitzen besonders im Säuglingsalter und in der warmen Jahreszeit. Versorgung mit Zahnprothesen und Perücke.

Krankheitsbilder
Ektodermale Dysplasie

Genetik

- Meist X-chromosomal rezessiver Erbgang mit nur männlichen Betroffenen, Konduktorinnen können an Zahnanomalien oder der unterschiedlichen Dichte der Schweißdrüsenausführungsgänge im Bereich der Handflächen und Fingerleisten (Lyonisierung) erkannt werden. Genart Xq11−q21.1.
- In einzelnen Familien autosomal rezessiver Erbgang, hier beide Geschlechter gleich stark betroffen.

Beratung

- Entsprechend dem in der Familie vorkommenden Erbgang. Bei sporadischem Fall kann Blutsverwandtschaft der Eltern oder Knabensterblichkeit im frühen Säuglingsalter differentialdiagnostisch herangezogen werden. Töchter eines Betroffenen bei X-chromosomal rezessivem Erbgang sind sichere Konduktorinnen!
- Bei anhidrotisch ektodermaler Dysplasie besteht die Möglichkeit der pränatalen Diagnostik durch elektronenoptische Untersuchung fetaler Haut, die mittels Fetoskopie in der 20.−22. Schwangerschaftswoche gewonnen wurde.

Hidrotische Form der ektodermalen Dysplasie

Klinisches Bild

Hypotrichosis, dünnes brüchiges Haar, besonders Kopfhaar. Spärliche bis fehlende Ausprägung der Lanugo-, Achsel- und Pubesbehaarung, fehlende Wimpern. Nageldysplasie mit Verdickung von Finger- und Zehennägeln. Vorzeitige Ablösung der freien Nagelränder vom Nagelbett und dadurch Verkürzung, in einem Teil der Fälle Auftreibung der Fingerendglieder. Meist keine Beeinträchtigung der Schweißsekretion, gelegentlich Hypo- und Hyperhidrosis der Handflächen. Bei einigen Familien palmare und plantare Hyperkeratosen.

Vorkommen

Mehrere große Familien in verschiedenen Ländern beschrieben, beide Geschlechter gleich häufig betroffen.

Differentialdiagnose

Anhidrotische Form der ektodermalen Dysplasie.

Krankheitsbilder
Ektodermale Dysplasie

Therapie

Symptomatisch.

Genetik

Autosomal dominanter Erbgang mit intrafamiliär konstanter Expressivität.

Beratung

Entsprechend dem autosomal dominanten Erbgang.

Krankheitsbilder
Epidermolysis bullosa

Definition/allgemeine Vorbemerkung

Gruppe erblicher Hautkrankheiten mit der Neigung zur Blasenbildung, die mit oder ohne Narbenbildung bzw. Mutilationen abheilen.
In der Gruppe der Epidermolysis bullosa sind zahlreiche verschiedenartige Krankheitsbilder zusammengefaßt, 3 wichtige Formen sollen ausführlicher dargestellt werden:
- Epidermolysis bullosa simplex (Koebner),
- Epidermolysis bullosa letalis (Herlitz),
- Epidermolysis bullosa dystrophica (Hallopeau-Siemens).

Epidermolysis bullosa simplex (Koebner)

Klinisches Bild

Meist kurz nach Geburt oder im frühen Kindesalter auftretende oberflächliche Blasenbildung, besonders an der unteren Extremität und unter Druck- oder Scheuereinwirkung. Die Blasen reißen leicht ein, können sich entzündlich verändern, heilen in der Regel ohne Narbenbildung ab. Vermehrtes Auftreten in der warmen Jahreszeit, gelegentlich ist bereits der Druck von Kleidungsstücken zur Blaseneruption ausreichend. Meist deutlicher Rückgang nach der Pubertät. Haare, Nägel und Zähne sind unauffällig.

Vorkommen

Mehrere 100 Fälle in der Literatur beschrieben.

Differentialdiagnose

Andere Epidermolysisarten wie Epidermolysis bullosa simplex an Händen und Füßen, Epidermolysis bullosa letalis (Herlitz).

Therapie

Symptomatisch.

Genetik

Autosomal dominanter Erbgang mit verminderter Penetranz (80%), intrafamiliär konstante Expressivität.

Krankheitsbilder
Epidermolysis bullosa

Beratung

Entsprechend dem autosomal dominanten Erbgang. Gesunde Überträger des Merkmals kommen vor.

Epidermolysis bullosa letalis (Herlitz)

Klinisches Bild

Bereits bei Geburt großflächige, schlecht abheilende Erosionen bzw. Blasen an allen Körperregionen, auch in der Nachbarschaft von Finger- und Zehennägeln. Hand- und Fußflächen bleiben im allgemeinen frei. Die Abheilung der Blasen erfolgt ohne Narbenbildung. Großflächige Blasen lösen Infektionsgefährdung, Flüssigkeits- und Eiweißverlust aus. Die Nägel fallen aus und wachsen nicht wieder. Lebenserwartung deutlich reduziert. Gelegentlich milde Verlaufsformen beobachtet. Teilweise schwerster Schleimhautbefall mit Stenosierung im Magen-Darm-Trakt.

Vorkommen

Etwa 100 Fälle in der Literatur beschrieben.

Differentialdiagnose

Epidermolysis bullosa simplex (Koebner), Epidermolysis bullosa dystrophica.

Therapie

Symptomatisch, Infektbekämpfung, Flüssigkeitsverlustausgleich, in schweren Fällen Corticosteroidgabe.

Genetik

Autosomal rezessiver Erbgang.

Beratung

Entsprechend dem autosomal rezessiven Erbgang. Exakte diagnostische Zuordnung notwendig! Pränatale Diagnostik durch elektronenoptische Untersuchung fetaler Haut möglich, diese wird durch Fetoskopie in der 20.−22. Schwangerschaftswoche gewonnen.

Epidermolysis bullosa

Epidermolysis bullosa dystrophica (Hallopeau-Siemens)

Klinisches Bild

Bereits kurz nach Geburt oder im frühen Kindesalter Auftreten von Blasen und Erosionen, besonders im Bereich der Füße. Die großen, eingetrübten und gelegentlich blutig tingierten Blasen, die nur langsam unter Hinterlassung atrophischer Narben abheilen, führen an Händen und Füßen zu Verklebungen und Bewegungsbeeinträchtigung durch Kontrakturen und Verschmelzungen zwischen den Fingern. Dystrophische Veränderungen im Bereich von Finger- und Fußnägeln, Narbenbildung und Pseudomutilation durch Atrophie. Nageldystrophie, vereinzelt Zahndystrophie. Gelegentlich wird Beteiligung der Schleimhäute beobachtet, dadurch Ektropionierung der Augen und Lippen. Bei längerem Verlauf Gefährdung durch maligne Entartung im Narbenbereich.

Vorkommen

Nicht ganz selten, in verschiedenen Isolaten in Europa und Amerika häufiger beobachtet.

Differentialdiagnose

Andere Formen der Epidermolysis bullosa.

Therapie

Symptomatisch, Überwachung der Bewegungsfähigkeit von Fingern und Gelenken, regelmäßige dermatologische Kontrollen wegen der Gefahr der malignen Entartung.

Genetik

Autosomal rezessiver Erbgang. Genort Chromosom 11q11−q23.

Beratung

- Entsprechend dem autosomal rezessiven Erbgang, intrafamiliär erhebliche Expressivitätsschwankungen möglich.
- Pseudodominanz bei Verwandtenehe oder Ratsuchenden aus Isolaten beachten.
- Auf Möglichkeit der pränatalen Diagnostik hinweisen.

Krankheitsbilder
Epilepsie, Morbus sacer

Definition/allgemeine Vorbemerkung

Gruppe von Krankheitsbildern, die durch verschiedene Arten von Krampfanfällen gekennzeichnet ist.

Epileptische Krampfanfälle können als Folge von Verletzungen oder andersartigen Störungen des Gehirns auftreten, sie können Begleitsymptom schwerer Allgemeinerkrankungen sein oder als genuine bzw. idiopathische Erkrankung auftreten.

- Ursachen einer symptomatischen Epilepsie: Verletzungen, Durchblutungsstörungen, Tumoren, erbliche Stoffwechselstörungen, Chromosomenaberrationen.
- Eine plötzlich auftretende Dysfunktion des Gehirns wird als Anfall bezeichnet, meist handelt es sich um Konvulsionen, aber auch sensible, sensorische, kognitive oder emotionelle Erscheinungen können Krampfäquivalente darstellen. Unterscheidung zwischen fokalen Anfällen, fokalen Anfällen mit sekundärer Generalisation sowie primär generalisierten Anfällen notwendig. Als Status epilepticus wird eine dichte Aufeinanderfolge von Anfällen beschrieben, bedeutsam sind jeweils Häufigkeit und/oder zeitliche Abfolge bzw. Auslösemechanismus der Ereignisse.
- Fokale Anfälle haben in aller Regel eine umschriebene Läsion der Hirnrinde zur Ursache, sie werden als „einfach" = ohne Bewußtseinsverlust und als „komplex" = mit Bewußtseinsverlust bezeichnet. Beispiele: Jackson-Anfall, Temporallappenepilepsie. Sekundäre Generalisation möglich.
- Primär generalisierte Anfälle werden als tonisch-klonische Grandmal-Anfälle beschrieben, die immer mit Bewußtseinsverlust einhergehen, häufig mit Initialschrei beginnen, zum Sturz des Patienten führen, nach kurzer Starre Auftreten tonisch-klonischer Zuckungen, die in Erschlaffung der Muskulatur enden. Unwillkürliche Blasen- und Darmentleerung sowie Zungenbiß sind häufig. Retrograde Amnesie, erhöhtes Schlafbedürfnis postiktal. Petit-mal-Anfälle und Absencen sind kurzdauernde Anfälle ohne Konvulsionen und Verlust des Haltetonus. Nach einer Absence setzt der Patient die vorher ausgeübte Tätigkeit fort. Zu je einem Drittel verliert sich diese Anfallsneigung, bleibt lebenslang bestehen bzw. geht in tonisch-klonische Anfälle über.
- Eine Sonderform stellen myoklonische Anfälle dar, die idiopathisch, aber auch bei verschiedenen Allgemeinerkrankungen auftreten und weiterer Klärung bedürfen.
- Im Säuglingsalter werden Hypsarrhythmien oder BNS-Krämpfe beobachtet, denen neurologische Grundkrankheiten, aber auch erworbene Schädigungen des Gehirns zugrundeliegen. 90% dieser Krampfanfälle führen zur Entwicklungsretardierung, die Betroffenen benötigen meist langdauernde Therapie.

Krankheitsbilder
Epilepsie, Morbus sacer

- Bei längerwährenden Krampfleiden in 20−30% Auftreten psychischer Störungen, Wesensveränderungen, Persönlichkeitsabbau und Demenz.
- Zahlreiche Umweltfaktoren können bei gegebener Krampfbereitschaft des Gehirns Anfälle auslösen, z. B. Fieber, Zahndurchbruch im Kindesalter, Schlafentzug, Flackerlicht, Hyperventilation, Alkoholexzeß, Infekte, besondere Streßsituationen, Lärm, Hungerphasen, Vagustonus.

Vorkommen

1:200 in der allgemeinen Bevölkerung.
5% aller Menschen machen in ihrem Leben mindestens einen Krampfanfall durch. Leichte Androtropie.

Differentialdiagnose

Abklärung, ob symptomatische oder idiopathische Erkrankung vorliegt. Erbliche Syndrome, Stoffwechselstörungen und Chromosomenaberrationen, die mit Krampfanfällen einhergehen.

Therapie

Zahlreiche Antikonvulsiva stehen zur Verfügung, die einzeln oder in Kombination Anwendung finden. Über die Anwendung in der Schwangerschaft vgl. „Beratung" S. 144.

Genetik

Familienstudien und Ergebnisse der Zwillingsforschung weisen den Einfluß erblicher Faktoren für das Auftreten von Krampfanfällen nach. Das Ausmaß ist bei symptomatischen und genuinen Formen unterschiedlich. Wurden traumatische, chromosomal- oder stoffwechselbedingte Formen ausgeschlossen, für die jeweils die Grundkrankheit für die genetische Aussage herangezogen werden muß, so wird für die genuine Epilepsie multifaktorielle Vererbung mit Schwellenwerteffekt angenommen. Einzelne physiologische EEG-Merkmale werden autosomal dominant vererbt, sie zeigen im allgemeinen keine Korrelation zum Auftreten der Erkrankung.

Krankheitsbilder
Epilepsie, Morbus sacer

Beratung

- Lassen sich als Ursache des Krampfleidens traumatische Ereignisse, Geburtsschäden oder ein Gehirntumor erfassen, kein erhöhtes Wiederholungsrisiko. Bei symptomatischem Krampfleiden im Rahmen von Chromosomenaberrationen oder anderen Erbleiden Beratung entsprechend der Grundkrankheiten und ihrer Wiederholungswahrscheinlichkeiten.
- Empirische Risikoziffern (aufgrund großer Familienstatistiken) für genuine Epilepsie zeigt Tab. 10.
  Nach der Geburt eines Kindes mit BNS-Leiden ohne genetische Ursache Wiederholungswahrscheinlichkeit für Geschwister 1,5%.
- Fokale Anfälle mit oder ohne sekundäre Generalisation bewirken meist keine erhöhte Wiederholungswahrscheinlichkeit für nahe Verwandte.
- Hinweis auf gute Überwachung von Risikopersonen besonders im Kindesalter, da Krampfbereitschaft bis zum Ende des 3. Lebensjahres erhöht ist; Fieberphasen, die Zeit des Zahndurchbruchs und Schlafmangelsituationen bedürfen besonderer Überwachung. Nicht jeder in dieser Phase auftretende Krampfanfall ist als Beginn eines lebenslangen Krampfleidens anzusehen. Nur etwa 10% aller Fieberkrämpfe führen zu einer echten Epilepsie.
- Bei der Betreuung einer Epileptikerin in der Schwangerschaft ist die Kenntnis über die von den verschiedenen Antikonvulsiva ausgelösten Dysmorphiesyndrome bedeutsam, so daß möglichst schon vor einer geplanten Schwangerschaft eine entsprechende Umstellung der Medikation angestrebt werden sollte. Monotherapie ist einer Kombinationstherapie vorzuziehen. Vermeidung der Kombination von Antikonvulsiva und Barbituraten!
- Krampfanfälle während der Schwangerschaft sind therapeutisch möglichst zu vermeiden.
- Zwischen dem 20. und 40. Entwicklungstag des Kindes möglichst niedrige Dosierung; engmaschige Überwachung mit Kontrolle der Blutspiegel durch Neurologen.
- Basisrisiko für Kinder epilepsiekranker Eltern erhöht, es ist nicht bekannt, ob dies auf die Medikation, die Krankheit selbst oder auf eine Kombination beider Faktoren zurückzuführen ist.

Besonderheiten

Fetale Dysmorphiesyndrome bei Antikonvulsivatherapie in der Schwangerschaft.
- Hydantoinsyndrom:
  - Mikrozephalie,
  - psychomotorische Retardierung,
  - Wachstumsverzögerung,

Krankheitsbilder
Epilepsie, Morbus sacer

- kraniofaziale Dysmorphie,
- gelegentlich Herzfehler,
- Genitaldysplasie.

Empfehlung: Vitamin-K-Gabe beim Neugeborenen zur Prophylaxe von Gerinnungsstörungen.

- Trimethadionsyndrom (ca. 10% der Risikokinder):
  - Mikrozephalie,
  - geistige Retardierung,
  - intrauteriner Wachstumsverzug,
  - V-förmige Position der Augenbrauen,
  - Epikanthus,
  - hoher Gaumen mit und ohne Spaltbildung.
- Valproinsäuresyndrom:
  - postnataler Wachstumsverzug,
  - postnatale Entwicklung einer Mikrozephalie (2/3),
  - neurologische Auffälligkeiten (70%),
  - Mittelgesichtshypoplasie,
  - lumbosakrale Meningomyelozele,
  - kurze Nase, breite Nasenwurzel,
  - Herzfehler.

Empfehlung: AFP im Serum der Mutter, Ultraschall, evtl. Amniozentese.

Tabelle 10 Empirische Risikozahlen für genuine Epilepsie (nach Zerbin-Rüdin)

Allgemeine Bevölkerung	0,4%
Eltern	1,4–3%
Kinder	4–8%
Geschwister	2–4%
ZZ	3–23%
EZ	36–66%
Neffen/Nichten	1–2%
Onkel/Tante	2–4%
Vetter/Cousine	0,7%

Krankheitsbilder
Exostosen, multiple kartilaginäre

Definition

Enchondrale Ossifikationsstörung, die sich besonders in den Wachstumszonen entlang der Sehnenansätze auswirkt.

Klinisches Bild

- Im Kindes- und Jugendalter Auftreten multipler, meist spitz auslaufender Knochenvorsprünge unterschiedlicher Größe, bevorzugt im Bereich der Kniegelenke, der Unterarme und Oberarme. Bewegungsbeeinträchtigungen, grobe Verformungen der Extremitäten und Wachstumsstörungen, aber auch Beckenschiefstand können Folgen darstellen.
- Es finden sich:
  - Deformierungen des Unterarms   50%,
  - Radiusverbiegung und Ulnaverkürzung   43%,
  - Valgisierung der Knöchelgelenke   45%,
  - Kleinwuchs   41%,
  - Verschmächtigung der Ulna   25%,
  - Valgisierung der Kniegelenke   21%,
  - radiohumerale Dislokation   8%,
  - Skoliose   4%,
  - Beckendeformierung   4%,
  - Thoraxdeformierung   3%.
- Einzelne Exostosen können bereits bei Geburt erkennbar sein, die Zahl nimmt bis zum Abschluß des Wachstums zu, nach der Pubertät treten meist keine neuen Exostosen hinzu. Gelegentlich maligne Entartung, daher Überwachung, besonders bei Wachstum von Exostosen nach der Pubertät.

Vorkommen

1:50 000 in Mitteleuropa, in einem allgemeinen Krankenhaus 1:90 000 Patienten, in einer orthopädischen Klinik 1:7000 pro Jahr. Leichte Androtropie.

Differentialdiagnose

Langer-Giedion-Syndrom, Trichorhinophalangiesyndrom.

Therapie

Chirurgische Abtragung, wenn aus funktionellen Gründen notwendig.

Krankheitsbilder
Exostosen, multiple kartilaginäre

Genetik

Autosomal dominanter Erbgang mit hoher Penetranz, unterschiedliche Expressivität. Mutationsrate $6{,}3-9{,}1 \times 10^{-6}$/Gamete/Generation.

Beratung

Entsprechend autosomal dominantem Erbgang unter Hinweis auf unterschiedliche Expressivität und die Möglichkeit der malignen Entartung.

Krankheitsbilder
Familiäre Hypercholesterinämie

Definition/allgemeine Vorbemerkung

Fettstoffwechselstörung mit hoher Gefährdung für koronare Herzkrankheit.
Klinische Symptomatik von Homozygotie oder Heterozygotie für das Merkmal abhängig. Ursache ist ein Defekt der LDL-Rezeptoren an der Zelloberfläche; bei Homozygoten fehlen diese Rezeptoren völlig, bei Heterozygoten sind sie vermindert. Der Rezeptormangel verhindert die Aufnahme des in LDL gebundenen Cholesterins in der Zelle, wodurch die Hemmung der Cholesterinneusynthese unterbleibt. Der Feedback-Mechanismus ist unterbrochen.

Klinisches Bild

Bei homozygoten Merkmalsträgern im frühen Kindesalter, gelegentlich bereits als Neugeborene, erhöhter Cholesterinspiegel. Nachweis in Nabelschnurblut möglich. Ablagerung tuberöser Xanthome über den Streckseiten der Gelenke an Fingern, Kniegelenken, Ellenbogen und Sprunggelenken sowie über Sehnen oder am Gesäß. Arcus lipoides vorzeitig erkennbar; an Aorta und Koronargefäßen frühzeitige Epithelläsionen und Xanthombildung, später Befall auch anderer großer Körperarterien. Bereits im 20.–30. Lebensjahr bei Homozygoten ausgeprägte Symptome einer koronaren Herzkrankheit bis zum Infarkt. Heterozygote Männer zeigen frühzeitige Symptome einer koronaren Herzkrankheit, bei Frauen Auftreten erst nach der Menopause.

Vorkommen

Häufigste erbliche Stoffwechselkrankheit.
Heterozygotenhäufigkeit 1:100 bis 1:500, unter Infarktpatienten 1:20.

Differentialdiagnose

Andere Fettstoffwechselstörungen, sekundäre Hypercholesterinämie (Myxödem, nephrotisches Syndrom).

Therapie

Diät, cholesterinreduzierende Medikamente, in schweren Fällen Plasmapherese.

Krankheitsbilder
Familiäre Hypercholesterinämie

Genetik

Autosomal dominanter Erbgang mit Manifestation bei Heterozygoten. Genort für LDL-Rezeptor Chromosom 19p13.2−p13.1.

Beratung

Ein homozygot betroffenes Kind weist auf Heterozygotie beider Eltern hin, für weitere Kinder 25% Risiko für homozygote Störung, 50% für Heterozygotie. Partner gesicherter Heterozygoter untersuchen.
Überwachung von Risikopersonen bereits von Jugend an.

Krankheitsbilder
Familiäre Nesidioblastose, B-Zell-Hyperplasie des Pankreas

Definition

Seltene Störung des Neugeborenen mit ausgeprägter Hypoglykämien.

Klinisches Bild

Im Neugeborenenalter Auftreten schwerster Hypoglykämie, einhergehend mit zyanotischen Anfällen, Apnoe, Tremor und Krampfanfällen sowie Schocksymptomatik. Ausgesprochene Leucinempfindlichkeit der Kinder.
Die Ursache wird in einer von den Zellen der Pankreasgänge ausgehenden Proliferation der verschiedenen endokrin wirksamen Inselzelltypen gesehen.

Vorkommen

Selten, mehrere Geschwisterfälle beobachtet.

Differentialdiagnose

Insulinom (meist ältere Kinder), verschiedene metabolisch bedingte Hypoglykämien, Neugeborene schlecht eingestellter diabetischer Mütter.

Therapie

Diazoxid, wenn hierauf keine Besserung, subtotale Pankreatektomie. Therapie der Hypoglykämie zur Verhütung schwerster Hirnschäden frühzeitig notwendig.

Genetik

Autosomal rezessiver Erbgang.

Beratung

Entsprechend dem autosomal rezessiven Erbgang. Risikokinder sollten postpartal intensiv bezüglich des Blutzuckerspiegels überwacht werden.

Krankheitsbilder
Fanconi-Anämie, Panmyelopathie Fanconi

Definition

Chromosomeninstabilitätssyndrom mit makrozytärer Anämie und Begleitfehlbildungen.

Klinisches Bild

- Meist im Rahmen eines Infektes im Kindesalter auftretende Blutungsneigung, bei der makrozytäre Anämie, Leukopenie und Thrombopenie beobachtet werden. Minderwuchs, Mikrozephalie, Infantilismus und Hypogonadismus, gelegentlich Handfehlbildungen mit Hypo- oder Dysplasie des Daumens, gelegentlich Verdoppelung des Daumens. Pigmentanomalien der Haut und Hufeisenniere sind häufig.
- In kultivierten Lymphozyten und Knochenmarkzellen vermehrte Chromosomenbrüche nachweisbar. Auf diese Veränderungen werden die hohe Leukämiefrequenz dieser Patienten sowie die Disposition zu malignen Tumoren zurückgeführt. Die Lebenserwartung ist reduziert.

Vorkommen

Etwa 200 Fälle beschrieben, männliche zu weiblichen Betroffenen wie 6:4.

Differentialdiagnose

Andere Chromosomeninstabilitätssyndrome, andere Anämien, TAR-Syndrom.

Therapie

Symptomatisch, Bluttransfusionen, Testosteron, Corticosteroidpräparate.

Genetik

Autosomal rezessiver Erbgang mit intrafamiliär konstanter schwererer oder leichterer Verlaufsform. Diagnosestellung vor klinischer Manifestation anhand der Chromosomenfragilität möglich.

Beratung

Entsprechend dem autosomal rezessiven Erbgang. Pränatale Diagnostik ist durch Nachweis der Chromosomeninstabilität an kultivierten Amnionzellen möglich.

Krankheitsbilder
Franceschetti-Syndrom, mandibulofaziale Dysostosis, Treacher-Collins-Syndrom

Definition

Mandibulofaziales Dysmorphiesyndrom mit charakteristischem Aspekt.

Klinisches Bild

Bereits bei Geburt nachweisbare Fehlbildungen und Dysmorphiezeichen im Bereich des Gesichtes mit antimongoloider Lidachse, Abknickung des unteren Lidrandes im äußeren Drittel, gelegentlich Kolobombildung am Unterlid. Makrostomie mit offenem Biß, Hypoplasie des Oberkiefers und Unterentwicklung des Unterkiefers mit sehr kleinem, fliehendem Kinn. Hoher Gaumen, rudimentäre Zahnleisten, Hypoplasie der Jochbeinfortsätze sowie Hypo- oder Aplasie der Ohrmuscheln, häufig in Kombination mit Atresie des Gehörganges und Hörstörungen. Im Profil durch betonte Nase und Hypoplasie der Jochbögen sog. Vogelgesicht.

Vorkommen

Selten, einige Familien mit zahlreichen Betroffenen sind beschrieben worden.

Differentialdiagnose

Goldenhar-Syndrom.

Therapie

Symptomatisch unter kosmetischen Aspekten, evtl. Hörgeräteversorgung.

Genetik

Autosomal dominanter Erbgang mit hoher Penetranz, aber variabler Expressivität. Etwa die Hälfte aller Fälle wird als Neumutation angesehen, sporadische Fälle zeigen häufiger ein erhöhtes väterliches Zeugungsalter.
Genort möglicherweise Chromosom 5q1.11.

Beratung

- Entsprechend dem autosomal dominanten Erbgang mit hoher Penetranz und variabler Expressivität.
- Nachkommen betroffener Frauen zeigen das Merkmal häufiger als die betroffener Männer.

Krankheitsbilder
Friedreichsche Ataxie

Definition

Progrediente spinozerebellare Degeneration mit charakteristischer Fußdeformität.

Klinisches Bild

Meist um die Pubertät auftretende, progrediente Muskelatrophie, in den Beinen beginnend, auf die Arme übergreifend. Verlust der Sehnenreflexe, positives Babinski-Phänomen. Sprachstörungen, Nystagmus und langsam zunehmende Skoliose sowie Ausbildung eines charakteristischen Hohlfußes mit Hammerzehen. Ein Teil der Patienten wird rollstuhlpflichtig. In einem Viertel der Fälle Auftreten eines Diabetes mellitus, gelegentlich Wesensveränderung und Demenz. 50−75% der Patienten entwickeln eine Kardiomyopathie, die nicht selten Todesursache ist.

Vorkommen

1:22 000 bis 1:25 000 in Italien, nach schwedischen Berechnungen 1:25 000 bis 1:30 000 in Mitteleuropa.

Differentialdiagnose

Roussy-Lévy-Syndrom, OPCA (olivopontozerebellare Atrophie). Zerebellare Ataxien.

Therapie

Symptomatisch.

Genetik

Autosomal rezessiver Erbgang, beide Geschlechter gleich häufig betroffen. Interfamiliäre Variabilität. Genort 9q13−q21.1.

Beratung

Wegen des relativ späten Manifestationsalters erfolgt die Beratung entweder bei Geschwistern Betroffener oder den Betroffenen selbst, entsprechend dem autosomal rezessiven Erbgang. In der einzelnen Familie ist auf Mikrosymptome (Friedreich-Fuß) zu achten, der auch isoliert vorkommen kann. Sorgfältige differentialdiagnostische Abklärung bedeutsam.

Krankheitsbilder
Galaktosämie

Definition

Angeborener Mangel an Galactose-1-phosphat-Uridyl-Transferase.

Klinisches Bild

- Beim Neugeborenen nach Aufnahme von Milch innerhalb der 1. Lebenswoche Auftreten von Ikterus, Trinkschwäche, Erbrechen und Hypoglykämie. Ödeme und Aszites kommen hinzu. Unerkannt kann in wenigen Tagen der Tod durch akutes Leberversagen eintreten.
- Mit Hilfe des Neugeborenen-Screenings ist die Störung erfaßbar; Entwicklung bei Galactosefreier Ernährung normal.
- Bei zu spätem Therapiebeginn Kataraktbildung durch Einlagerung von Galactit in der Linse. Diese Veränderung kann schon nach wenigen Wochen auftreten. Schädigung von Leber und Niere führen zur Aminozidurie. Trotz adäquater Therapie wird bei Frauen als Spätfolge Hypogonadismus beobachtet.

Vorkommen

1:50 000 Neugeborene, möglicherweise häufiger.
In Mitteleuropa wird häufiger die Duarte-Variante beobachtet, bei der eine Restaktivität des Enzyms von 50% nachweisbar ist. Heterozygote für Duarte-Variante 6,4%.

Differentialdiagnose

Fehlen der Galactokinase.
Mangel an Uridin-diphosphat-Galactose-4-epimerase.

Therapie

Lebenslang Vermeidung von Galactose in der Nahrung.

Genetik

Autosomal rezessiver Erbgang, multiple Allelie mit mindestens sechs Allelen wird vermutet.
Heterozygotennachweis durch Messung der Uridyltransferaseaktivität in Erythrozyten.
Genort für Galactose-1-Phosphat-Uridyl-Transferase Chromosom 9p13.

Krankheitsbilder
Galaktosämie

Beratung

- Entsprechend dem autosomal rezessiven Erbgang. Heterozygote Frauen sollten während der Schwangerschaft eine galactosefreie Diät einhalten. Es wird dennoch bei homozygot betroffenen Kindern ein erhöhter Galactosespiegel im Nabelschnurblut nachgewiesen. Auf diese überhöhten Blutspiegel während der fetalen Entwicklung wird die leichte Intelligenzminderung zurückgeführt, die bei den meisten Betroffenen trotz Therapie auftritt.
- Pränatale Diagnostik an kultivierten Amnionzellen möglich.

Krankheitsbilder
Gaumenspalte

Definition

Hemmungsfehlbildung im Bereich des knöchernen und/oder weichen Gaumens.

Klinisches Bild

Bei Neugeborenen nachweisbare mediane Spalte im Bereich des knöchernen und/oder weichen Gaumens mit oder ohne Spaltung der Uvula. Lippe und Kiefer sind nicht betroffen.
Trinkschwierigkeiten und später Sprachstörungen können die Folge sein, gelegentlich gehäufte Mittelohrentzündungen mit konsekutiver Hörstörung.

Vorkommen

1:2500 bis 1:5000 Neugeborene, submuköse Spalten häufiger.

Differentialdiagnose

Abgrenzung von kombinierten Lippen-Kiefer-Gaumen-Spalten, die häufiger auftreten und zu einem früheren Zeitpunkt der Embryonalentwicklung entstehen. Abgrenzung von Syndromen mit Gaumenspalte, z.B. Robin-Sequenz, Gruber-Meckel-Syndrom.

Therapie

Operation, ggf. logopädische Betreuung, Überwachung des Gehörs.

Genetik

Am ehesten multifaktorielle Vererbung, in einzelnen Familien wird autosomal dominanter Erbgang mit verminderter Penetranz vermutet. Bei sporadischen Fällen scheint ein mütterlicher Alterseffekt bedeutsam zu sein.

Beratung

Nach Geburt eines ersten betroffenen Kindes unbedingt sorgfältige Untersuchung der Eltern auf Mikrosymptome (gekerbtes Zäpfchen! Submuköse Spalte!). Sind die Eltern frei, Wiederholungswahrscheinlichkeit 2%, ist einer der Eltern ebenfalls betroffen, 15%. Für Nachkommen einer betroffenen Person 6%.
Neuere Risikoangaben (Carter 1982) anhand von 167 Probanden, betroffen waren:

5 von 398 Geschwistern	(1,25%),
11 von 384 Kindern	(2,81%),
1 von 117 Enkeln	(0,85%),
1 von 517 Nichten/Neffen	(0,19%).

Krankheitsbilder
Gicht und Hyperurikämie

Definition

Erbliche Störung des Harnsäurestoffwechsels mit klinischer Manifestation an Gelenken, Haut und Niere.

Klinisches Bild

- Es werden 4 Stadien unterschieden:
  - asymptomatische Hyperurikämie,
  - akuter Gichtanfall,
  - interkritische Phase,
  - polyartikuläre, chronische Gicht.
- Charakteristisch sind akute Gelenkschmerzattacken, die Großzehen- und Daumengrundgelenk bevorzugen, aber auch polyartikulär auftreten können. Nephrolithiasis mit Harnsäuresteinen und Ausbildung von Koliken.
- Bei jahrzehntelangem Verlauf Harnsäureablagerungen im Gewebe, die als Tophi, vor allem im Ohrknorpel, an Gelenken, gelegentlich im Bereich der Finger, aber auch gelenknahe im Knochen auftreten. Renale Insuffizienz und schwerste Gelenkdeformierungen sind Ausdruck der chronischen Gicht.

Vorkommen

In der erwachsenen mitteleuropäischen Bevölkerung 15% Hyperurikämie, 2–3% manifeste Gicht. Männer häufiger als Frauen betroffen, im Verhältnis von 2,9–7:1, Häufigkeitszunahme im weiblichen Geschlecht nach dem Klimakterium. Die Gicht gilt als Zivilisationskrankheit, sie zeigt deutliche Abhängigkeit von Ernährungsgewohnheiten. Häufigkeit unter bestimmten Bevölkerungen in Neuseeland bis 10%.

Differentialdiagnose

Chronische Polyarthritis, im Kindesalter Lesch-Nyhan-Syndrom.

Therapie

Gewichtsreduktion, Anwendung von Urikosurika und Harnsäuresyntheseblockern. Im Anfall Colchicin und Antiphlogistika.

Krankheitsbilder
Gicht und Hyperurikämie

Tabelle **11** Carter-Effekt bei Gicht und Hyperurikämie*

Probanden	Brüder	Schwestern	Söhne	Töchter
♂ 10	11/12 (= 92%)	2/9 (= 22%)	7/12 (= 58%)	0/4
♀ 8	4/6 (= 67%)	1/2 (= 50%)	6/8 (= 75%)	2/5 (= 40%)

* approximative Prozentzahlen

Genetik

Multifaktorielle Vererbung mit Bevorzugung des männlichen Geschlechtes, Carter-Effekt nachweisbar (Tab. 11). In manchen Familien autosomal dominanter Erbgang eines (Haupt-)Gens vermutet.

Beratung

Wegen des späten Manifestationsalters fragen selten selbst Betroffene nach dem Risiko für ihre Nachkommen. Häufiger wird aus der Elterngeneration über eine derartige Erkrankung berichtet. Wiederholungsrisiken (Tab. 12).

Tabelle **12** Erkrankungsrisiko für Verwandte (Gicht und Hyperurikämie) (nach Theile u. Mitarb.)

Brüder	42/105	40%
Schwestern	29/124	23,4%
Söhne	30/89	33,7%
Töchter	3/104	2,8% *

* approximative Prozentangaben

Glaukom, grüner Star, Buphthalmus, Hydrophthalmus

Definition/allgemeine Vorbemerkung

- Anstieg des intraokulären Drucks aufgrund verschiedener angeborener oder erworbener Störungen mit druckbedingter Schädigung von Netzhaut und N. opticus.
- Klinisch und genetisch werden zwei Formen unterschieden, das angeborene Glaukom (Buphthalmus, Hydrophthalmus) und das Glaucoma simplex des Erwachsenenalters. Als sekundäres Glaukom bezeichnet man eine Druckerhöhung aufgrund von entzündlichen, traumatischen oder postoperativen Störungen des Kammerwasserabflusses.

Kongenitales Glaukom

Beeinträchtigung des Kammerwasserabflusses durch Verschluß oder abnorme Bildung des Schlemmschen Kanals. Bereits kurz nach Geburt einseitig oder beidseitig Steigerung des intraokulären Drucks mit Vergrößerung des Auges und der Kornea. Nicht selten akute Verschlechterung mit Rötung des Auges, Schwellung des periorbitalen Gewebes und Schreiattacken der Kinder. Nicht immer sind beide Augen gleichzeitig und gleich schwer betroffen. Am Fundus Papillenexkavation nachweisbar.

Obgleich eine wirksame und früheinsetzende Therapie die Sehfähigkeit erhalten kann, stellt das kongenitale Glaukom immer noch 20% der Ursachen einer Erblindung im Jugendalter dar.

Vorkommen

8:100 000 Geburten in Dänemark. Heterozygotenhäufigkeit 2,8% Androtropie im Verhältnis 2:1.

Differentialdiagnose

Glaucoma simplex im Jugendalter, Syndrome mit Glaukombildung, z. B. Lowe-Syndrom, Sturge-Weber-Krabbe-Syndrom, Marfan-Syndrom, Neurofibromatose Recklinghausen.

Therapie

Meist Operation, Eröffnung des Schlemmschen Kanals oder Schaffung einer anderen Abflußmöglichkeit des Kammerwassers.

Genetik

Autosomal rezessiv, nur selten autosomal dominant beobachtet. Möglicherweise Heterogenie.

Krankheitsbilder
Glaukom, grüner Star, Buphthalmus, Hydrophthalmus

Beratung

Entsprechend autosomal rezessivem Erbgang, Blutsverwandtschaft der Eltern? Wegen der hohen Heterozygotenhäufigkeit Pseudodominanz möglich, Risikopersonen sollen frühzeitig untersucht werden.

Glaucoma simplex des Erwachsenenalters

Meist erst im jugendlichen oder Erwachsenenalter auftretende allmähliche intraokuläre Druckerhöhung, klinische Symptome stellen Kopfschmerzen und Druck in der Augengegend, nur selten Sehstörungen dar. Akuter Glaukomanfall führt zu schwersten Schmerzattacken, Rötung des Auges, vegetativen Symptomen und Regenbogenfarbensehen um Lichtquellen. Notfall!

Vorkommen

1,1‰ in Dänemark, bei Erkrankung nach dem 30. Lebensjahr.

Differentialdiagnose

Andere Ursachen für Drucksteigerung im Auge.

Therapie

Bei akutem Glaukomanfall sofortige Therapie zum Erhalt der Sehfähigkeit notwendig, gefürchtet ist die sympathische Erkrankung des anderen Auges. Sonst drucksenkende medikamentöse Therapie. Regelmäßige Druckmessungen.

Genetik

Meist autosomal dominanter Erbgang mit verminderter Penetranz.

Beratung

Entsprechend autosomal dominantem Erbgang. Manifestation häufig erst nach dem 40. Lebensjahr. Druckmessung bei Risikopersonen! Für erstgradige Verwandte eines sporadischen Falles Wiederholungsrisiko 1:10 bis 1:20.

Krankheitsbilder
Glykogenosen

Definition

Gruppe von Krankheiten, bei denen es zur Speicherung großer Glykogenmengen oder zur Bildung eines abnormen Glykogens kommt. Es werden verschiedene Typen, entsprechend der jeweiligen Enzymdefekte, unterschieden. Beispielhaft werden Glykogenose Typ I von Gierke und Glykogenose Typ II Pompe dargestellt.

Typ I: hepatorenale Glykogenose von Gierke, Mangel an Glucose-6-Phospatase in der Leber

Klinisches Bild

Bereits im 1. Lebensjahr Auftreten eines ausladenden Abdomens durch Hepatomegalie. Hypoglykämien sind häufig und ein schwerwiegendes Symptom. Wachstumsverzögerung und mäßige Adipositas, später Vergrößerungen der Nieren und im Laufe der Zeit Entwicklung von Hyperurikämie und Hypertriglyzeridämie. In Gelenknähe Ablagerung von Tophi. Häufig kompensierte oder dekompensierte metabolische Azidose, besonders nach galactose- oder fructosehaltigen Nahrungsbestandteilen, die vermieden werden sollten.
Nach der Pubertät leichte Besserung, die Lebenserwartung der Patienten wird mit 35 bis 40 Jahren angegeben.

Vorkommen

Für alle Glykogenosen Inzidenz 1:50 000 bis 1:246 000. Ein Drittel der Fälle stellen die Glykogenose Typ I von Gierke dar.

Differentialdiagnose

Andere Formen der Glykogenose außer Typ II, andere Ursachen für Hypoglykämien.

Therapie

Fettarme und eiweißreiche Kost, harnsäuresenkende Medikation, Bekämpfung der Hyperlipidämie, evtl. Nierentransplantation.

Krankheitsbilder
Glykogenosen

Genetik

Autosomal rezessiver Erbgang.
Heterozygotennachweis durch Messung der Glucose-6-Phosphatase-Aktivität möglich.

Beratung

Entsprechend dem autosomal rezessiven Erbgang. Frühdiagnose wegen Einleitung der Therapie wichtig. Pränatale Diagnostik bisher nicht verfügbar.

Typ II Pompe: Mangel an α1, 4-Glucosidase (saure Maltase)

Klinisches Bild

Der Enzymdefekt führt zu zwei verschiedenen Krankheitsverläufen, einem frühkindlichen schweren und einer zweiten Form, die unter dem Erscheinungsbild einer langsam verlaufenden proximalen Myopathie auftritt.
Im Alter von 2 oder 3 Monaten Nachweis einer muskulären Hypotonie, die mit verzögerter motorischer Entwicklung einhergeht. Deutliche Herzvergrößerung als Ausdruck einer früh manifestierenden Kardiomyopathie, die rasch dekompensiert und zum Tode innerhalb des 1. Lebensjahres führt.
Die zweite Form wird entweder in der frühen Kindheit manifest oder erst nach dem 2. Lebensjahrzehnt. Hierbei führt die früher auftretende Form im 2. Jahrzehnt zum Tode, die spätere verläuft langsamer und hat eine längere Lebenserwartung. Hier ist die Muskelschwäche vor allem im Bereich der proximalen Extremitätenmuskulatur führendes Symptom.

Vorkommen

Selten, etwa 100 Fälle publiziert.

Differentialdiagnose

Kongenitale Herzfehler, Muskelkrankheiten.

Therapie

Keine.

Krankheitsbilder
Glykogenosen

Genetik

Autosomal rezessiver Erbgang.
Die unterschiedlichen Krankheitsverläufe entsprechen möglicherweise verschiedenen Genen.
Heterozygotentest möglich, Überlappungen der α-Glucosidase-Aktivitäten zwischen Heterozygoten und Kontrollen. Genort Chromosom 17q23.

Beratung

Entsprechend dem autosomal rezessiven Erbgang. Pränatale Diagnostik durch Bestimmung der α-Glucosidase-Aktivität an kultivierten Amnionzellen ist möglich. Auf Heterozygotendiagnostik hinweisen.

Krankheitsbilder
Goldenhar-Syndrom, okuloaurikulo-vertebrale Dysplasie

Definition

Einseitiges Fehlbildungssyndrom, das Auge, Ohr und Wirbelsäule betrifft.

Klinisches Bild

Bei Geburt werden präaurikuläre Ohranhängsel, Kolobom des gleichseitigen Oberlides und Dermoid der Konjunktiva nachgewiesen. Gleichzeitig hypoplastischer Jochbogen, hypoplastische Mandibula mit dadurch bedingter Hemiatrophie der gleichseitigen Gesichtshälfte. Gelegentlich Herzfehler und Wirbelanomalien. Die geistige Entwicklung ist normal.
Das Krankheitsbild wird im Sinne eines Felddefektes gedeutet.

Vorkommen

Viele Einzelkasuistiken, Inzidenzen nicht angegeben. Keine Seiten- oder Geschlechtsbevorzugung. Unauffälliger Chromosomensatz. Bei eineiigen Zwillingen nicht immer konkordantes Auftreten.

Differentialdiagnose

Franceschetti-Syndrom, Nager-Syndrom.

Therapie

Symptomatisch, gelegentlich operative Verfahren aus kosmetischen Gründen.

Genetik

Vermutlich heterogen, meist sporadisch, in einzelnen Familien mehrfach beobachtet mit unterschiedlicher Ausprägungsform, am ehesten multifaktorielle Vererbung, exogene Faktoren sind bisher nicht identifiziert worden.

Beratung

Bei Auftreten eines ersten Betroffenen Überprüfung der erstgradigen Verwandten auf Mikrosymptome. Wiederholungswahrscheinlichkeit dann aus der familiären Situation abzuleiten. Bei sporadischen Fällen 6–8% Wiederholungswahrscheinlichkeit für erstgradige Verwandte.

Krankheitsbilder
Gruber-Meckel-Syndrom, Dysencephalia splanchnocystica

Definition

Schweres, charakteristisches Fehlbildungssyndrom ohne Chromosomenabweichung.

Klinisches Bild

- Die wichtigsten Merkmale des Neugeborenen sind:
  - Enzephalozele,
  - zystische Nierenveränderungen,
  - Polydaktylie, überwiegend postaxiale,
  - Hexadaktylie an Händen und Füßen.
- Weitere Merkmale: Hydrozephalie, kapilläre Hämangiome im Bereich der Stirn, Mikrophthalmus, gelegentlich Anophthalmus. Kolobombildung und Katarakt, Gaumenspalte sowie angeborene Zähne. Kleine Ohranomalien, Mikrognathie und Zysten in der Leber häufig, gelegentlich Herzfehler. Je nach Ausprägung der zystischen Nierenveränderungen hypoplastische Entwicklung der Lunge. Abnorme Ausbildung des äußeren Genitales in beiden Geschlechtern. Starke Reduktion der Lebenserwartung. Chromosomen unauffällig.

Vorkommen

1:9000 Geburten in Finnland, sonst seltener, unter Tartaren in der Sowjetunion relativ häufig beobachtet. Keine Geschlechtsbevorzugung.

Differentialdiagnose

Smith-Lemli-Opitz-Syndrom, Trisomie 13, multizystische Nierenveränderung des Neugeborenen.

Therapie

Symptomatisch, überwiegend operativ.

Genetik

Autosomal rezessiver Erbgang. Geschwisterbeobachtungen, Konkordanz bei monozygoten Zwillingen und häufigere Konsanguinität der Eltern sind nachgewiesen.

Beratung

Entsprechend autosomal rezessivem Erbgang. Mikrosymptome beachten! Pränatale Diagnostik durch Ultraschall und AFP-Bestimmung im Fruchtwasser erscheint möglich.

Krankheitsbilder
Hämophilie A, Bluterkrankheit

Definition

Blutungsübel aufgrund eines erblichen Mangels der Prokoagulansaktivität des Faktors VIII der Gerinnungskaskade.

Klinisches Bild

- Meist im frühen Kindesalter erfaßbare Blutungsneigung, die entweder als Gelenkblutung erkennbar wird, nach Verletzungen zu einer länger anhaltenden Blutung führt oder im Zusammenhang mit Zahnextraktionen beobachtet wird.
- Da die Plättchenfunktion bei der Hämophilie A intakt ist, nach Verletzung zunächst anscheinend normale Gerinnung, nach Stunden oder Tagen jedoch Blutungsneigung, die über Tage und Wochen anhalten kann. Die für die Aufrechterhaltung eines die Wunde verschließenden Thrombus notwendige plasmatische Gerinnung ist gestört. Bei schwereren Verlaufsformen werden Spontanblutungen, bei den leichteren Erkrankungsfällen lediglich im Anschluß an Verletzungen oder chirurgische Eingriffe Blutungskomplikationen beobachtet. Gelenkdeformierungen und funktionelle Beeinträchtigung sind eine Folge der gefürchteten Gelenkblutungen, das Auftreten von Hämatomen, Ekchymosen und tiefen Blutungen im subkutanen oder intramuskulären Bereich ist häufig.

Vorkommen

1:10 000 in der Allgemeinbevölkerung, überwiegend bei Männern auftretend, Frauen sehr selten betroffen.

Differentialdiagnose

Hämophilie B, v. Willebrand-Jürgens-Syndrom.

Therapie

Faktor-VIII-Konzentrat, Transfusion von Faktor-VIII-Prokoagulansaktivität enthaltenden Substanzen, im Notfall Frischblut.

Krankheitsbilder
Hämophilie A, Bluterkrankheit

Genetik

- X-chromosomal rezessiver Erbgang. Jeder 5. Fall stellt eine Neumutation dar. Manifestation im weiblichen Geschlecht bei Homozygotie des Gens oder bei Frauen mit X-chromosomalen Deletionen (langer Arm) bzw. X-autosomalen Translokationen. Mutationsrate $3-5{,}7 \times 10^{-5}$/Gamete/Generation. Genort Xq28.
- Das mittlere Zeugungsalter der mütterlichen Großväter sporadischer Fälle ist erhöht. Die verschiedenen Schweregrade der Erkrankung werden durch multiple Allelie erklärt, intrafamiliär konstanter Schweregrad.

Beratung

Entsprechend dem X-chromosomal rezessiven Erbgang. Als sichere Konduktorinnen gelten Töchter eines hämophilen Vaters und Frauen mit mindestens einem betroffenen Sohn und Bruder bzw. Onkel mütterlicherseits. Zur Erfassung einer Konduktorin sind Gerinnungsanalysen in Spezialaboratorien notwendig, außerdem heute molekulargenetische Untersuchungen, mit deren Hilfe in informativen Familien dann auch pränatale Diagnostik möglich erscheint.

- Nach der Geburt eines ersten Falles in einer Familie sollte vor Angabe des Wiederholungsrisikos durch molekulargenetische Untersuchung geklärt werden, ob die Mutation bei dem betroffenen Knaben oder seiner Mutter aufgetreten ist, dabei ist die Möglichkeit eines Keimzellmosaiks zu beachten.
- Die Ehefrau eines Mannes mit Hämophilie A sollte bezüglich der Konduktorinneneigenschaft in einem Gerinnungslabor untersucht werden.

Krankheitsbilder
Hämophilie B

Definition

Blutungsübel mit Fehlen des Faktors IX der Gerinnungskaskade (Christmas-Faktor oder Plasmathromboplastinkomponente, PTC).

Klinisches Bild

Ähnlich wie bei Hämophilie A werden Haut-, Schleimhautblutungen und, bei schwerem Verlauf, Gelenkblutungen mit entsprechender Gefährdung für die Mobilität beobachtet.

Vorkommen

1:25 000 männliche Personen, in England 1:30 000.

Differentialdiagnose

Hämophilie A, v. Willebrand-Jürgens-Syndrom.

Therapie

Faktor-IX-Konzentrate (Prothrombinkomplexkonzentrat) bei schweren Blutungen. Langsame Infusionsgeschwindigkeit!

Genetik

X-chromosomal rezessiver Erbgang. Wegen der verschiedenen Schweregrade der Ausprägungsform interfamiliär wird Heterogenie vermutet.
Bei betroffenen Frauen müssen X-chromosomale Aberrationen ausgeschlossen werden. Genort Xq27.1−q27.2.

Beratung

Entsprechend dem X-chromosomal rezessiven Erbgang. Die Ehefrau eines Mannes mit Hämophilie B sollte bezüglich der Konduktorinneneigenschaft in einem Gerinnungslabor untersucht werden.

Krankheitsbilder
Hereditäres angioneurotisches Ödem, Quincke-Syndrom

Definition

Plötzlich auftretende rezidivierende Ödeme der Haut und Schleimhaut sowie des Gastrointestinal- und Respirationstraktes, zum Teil mit vitaler Gefährdung.

Klinisches Bild

- Umschriebene, urtikariell erscheinende Schwellungen der Haut, Larynxödem oder abdominale Koliken, die bei Kindern oder Erwachsenen oftmals ohne erkennbare Auslöser auftreten. Ein Larynxödem kann zu akuter Lebensgefährdung führen.
- Ursache ist ein Defekt im Komplementsystem, bei dem der Plasmainhibitor der C1-Esterase stark vermindert ist, vollständig fehlt oder in seiner Aktivität reduziert ist.

Vorkommen

Umfangreiche Familienbeobachtungen sind publiziert, epidemiologische Studien nicht bekannt.

Differentialdiagnose

Symptomatisches Quincke-Ödem im Rahmen myeloproliferativer Erkrankungen, Urtikaria mit Eosinophilie.

Therapie

Danazol als prophylaktische Dauertherapie.
Im Anfall Frischplasmainfusionen oder intravenöse Gaben von C1-Inhibitor. Im Intervall ε-Aminocapronsäure und Androgene. Steroide und Antihistaminika bewirken, lediglich bei intravenöser Gabe, kurzfristige Linderung.

Genetik

- Autosomal dominanter Erbgang mit unterschiedlicher Expressivität. Genort für C_1-Inhibitor Chromosom 11q11−q13.

Beratung

Entsprechend dem autosomal dominanten Erbgang. Risikopersonen sollten unbedingt untersucht werden, da Operationen, vor allem mit Intubation, Krankheitsschübe auslösen und zur vitalen Gefährdung führen können. Derartige Komplikationen lassen sich durch präoperative Gabe von Frischplasma vermeiden. Notfallausweis!

Krankheitsbilder
Herzfehler, angeborene, kongenitale Herzdefekte (CHD)

Definition/allgemeine Vorbemerkung

Kardiovaskuläre Fehlbildungen unterschiedlicher Ätiologie, die für Entwicklung und Lebenserwartung des Betroffenen bedeutsam sind. Entsprechend der einbezogenen anatomischen Strukturen ergibt sich eine Untergliederung in:
1. unvollständige Entwicklung der Herzhöhlen, Linksherzhypoplasiesyndrom, Trikuspidalatresie,
2. unvollständige Trennung von rechtem und linkem Herzen, AV-Kanal,
Truncus arteriosus communis,
Transposition der großen Gefäße,
3. Shunt-Vitien,
Vorhofseptumdefekt (ASD), Ventrikelseptumdefekt (VSD),
4. Entwicklungsstörung der großen herznahen Gefäße,
Aortenisthmusstenose, Aortenatresie, Pulmonalisatresie,
5. unvollständige Anpassung an den postnatalen Kreislauf, offenes Foramen ovale,
persistierender Ductus Botalli (PDA),
6. angeborene Herzklappenfehler
7. komplexe Herzfehlbildungen.

Das klinische Bild ist bei den verschiedenen angeborenen Herzfehlern ganz unterschiedlich, neben Fällen mit mehr oder weniger lang dauerndem symptomfreien Intervall nach der Geburt werden Krankheitsbilder beobachtet, die beim Neugeborenen sofort zu Zyanose und schwersten Symptomen der Herzinsuffizienz und/oder sehr bald zum Tode führen.

Vorkommen

0,8% aller Neugeborenen weisen einen kongenitalen Herzfehler auf (Tab. 13).

Differentialdiagnose

Von Krankheitsfällen mit isoliertem Vorkommen eines CHD sind Syndrome abzugrenzen, in denen der angeborene Herzfehler lediglich ein Symptom darstellt.
Beispiele:
- Chromosomenaberrationen: Down-Syndrom, Turner-Syndrom, Edwards-Syndrom, Pätau-Syndrom,
- monogene Krankheitsbilder: Marfan-Syndrom, Ehlers-Danlos-Syndrom, Holt-Oram-Syndrom,
- Embryopathien: durch Röteln, Hydantoin, Warfarin,
- genetische Syndrome unklarer Ursache: Noonan-Syndrom, Rubinstein-Taybi-Syndrom, Ivemark-Syndrom.

Krankheitsbilder
Herzfehler, angeborene, kongenitale Herzdefekte (CHD)

Tabelle **13** Angeborene Herzfehler (CHD)

Vorliegender Defekt	Vorkommen in % aller CHD	♂ : ♀	Wiederholungswahrscheinlichkeit für Geschwister	Wiederholungswahrscheinlichkeit für Kinder
Ventrikelseptumdefekt	20–23	1:1	4,4%	3,7%
Persistierender Ductus Botalli	9–14	1:2	3,4%	3,4%
Fallotsche Tetralogie	10–11	1,4:1	2,7%	Mutter betroffen 4% Vater betroffen 3%
Vorhofseptumdefekt*	7–10	1:2	3,2%	2,6%
Pulmonalstenose				
– valvulär	8–12	1:1	2,9%	2,9%
– isoliert infundibulär	2–3			
– supravalvulär	2–3			
Aortenisthmusstenose				
– adulte Form	5–8	1,7–2, 6:1		
– infantile Form	12–15 bei Autopsie im Neugeborenenalter	1,1:1	1,8%	
Aortenstenose				
– valvulär*	3–6	4:1	2,2%	(50%)
– supravalvulär* (50% begleitende periphere A.-pumonalis-Stenosen)	< 0,5	1:1	familiär 1:3 sporadisch 1:4	(50%)
– idopathische hypertrophe Subaortenstenose*	?	2:1 familiär 1:1 sporadisch 2,4:1	familiär 1:3–1:5	(50%)
Transposition der großen Arterien	3	2:1	1,9%	
AV-Kanal	15–20 bei Autopsie im 1. Lebensmonat			
Trikuspidalatresie	2–4	1:1	2,6%	
	1–2 im klinischen Krankengut; 2–3 bei Autopsien	5:4	1,0%	
Ebstein-Anomalie der Trikuspidalklappe**	< 1 im klinischen Krankengut; 2,8 bei Autopsien	1:1	1,1%	
Truncus arteriosus	1–2	1:1	1,2%	
Pulmonalatresie	6 im Neugeborenenalter	1:1	1,3%	

* teilweise familiär, dann autosomal dominant vererbt
** Lithiumtherapie der Mutter im 1. Trimenon: Risiko 10% für Kind

Krankheitsbilder
Herzfehler, angeborene, kongenitale Herzdefekte (CHD)

Therapie

Meist operativ zu unterschiedlichen Zeitpunkten mit teilweise palliativem und überwiegend kurativem Effekt.
Endokarditisprophylaxe im Kindes- und Jugendalter erforderlich.

Genetik

Für isolierte kongenitale Herzfehler wird multifaktorielle Vererbung angenommen, die im Einzelfall bedeutsamen Umweltfaktoren sind noch nicht mit genügender Sicherheit erfaßt. Einzelne Störungen wie Vorhofseptumdefekt, valvuläre und supravalvuläre Aortenstenose sowie die idopathische hypertrophe Subaortenstenose werden teilweise familiär beobachtet und folgen dann dem autosomal dominanten Erbgang.
In 10% stellt der Herzfehler ein Symptom eines genetischen Syndroms dar, dessen Vererbungsmodus dann auch für den Herzfehler gilt.

Beratung

- Die empirischen Risikozahlen einiger häufiger kongenitaler Herzfehler sind in der Tab. 13 zusammengefaßt. Allgemein wird für das Wiederauftreten eines angeborenen Herzfehlers nach der Geburt eines ersten Kindes eine Wahrscheinlichkeit von 2–4% angegeben. Sind in einer Familie zwei erstgradige Verwandte betroffen (ein Elternteil und ein Kind, zwei Geschwister), so ist für weitere Nachkommen mit einem Risiko von 6–11% zu rechnen.
- Pränatale Erfassung komplexer Herzfehler im Ultraschall am hochauflösenden Gerät in vielen Fällen möglich.

Krankheitsbilder
Holt-Oram-Syndrom, Hand and heart syndrome

Definition

Kombination von Fehlbildungen im Bereich der oberen Extremität mit angeborenem Herzfehler.

Klinisches Bild

Unterschiedlich ausgeprägte beidseitige Fehlbildung des radialen Strahls in Kombination mit Herzfehler, überwiegend Septumdefekt. Unterschiedliches Ausmaß der radialen Entwicklungsstörung, von völligem Fehlen des Radius und des Daumens bis zu minimalen Veränderungen wie fingerförmiger oder dreigliedriger Daumen. Meist weitgehend symmetrische Ausprägung der Veränderung an beiden Händen, nur selten gleichzeitig Verkürzung des Humerus mit Ausbildung einer Phokomelie. Häufig Brachymesophalangie V. Intrafamiliär erhebliche Expressivitätsschwankungen. Der Herzfehler kann gelegentlich fehlen. Charakteristischer Handlinienverlauf; normale geistige Entwicklung.

Vorkommen

Zahlreiche Familien mit Betroffenen über mehrere Generationen sind beschrieben.

Differentialdiagnose

Thalidomidembryopathie; diese gilt als Phänokopie des Holt-Oram-Syndroms, TAR-Syndrom, selten Chromosomenaberrationen.

Therapie

Evtl. funktionsverbessernde chirurgische Intervention im Bereich der Hände. Operative Korrektur des Herzfehlers.

Genetik

Autosomal dominanter Erbgang mit unterschiedlicher Expressivität und hoher Penetranz.

Beratung

Entsprechend dem autosomal dominanten Erbgang. Sorgfältige Untersuchung erstgradiger Verwandter auf Mikrosymptome. Lassen sich bei den Eltern und in der weiteren Familie einer ersten betroffenen Person keinerlei Hinweise für das Merkmal erfassen, ist eine Neumutation anzunehmen.

Krankheitsbilder
Homozystinurie

Definition

Wahrscheinlich heterogenes, erbliches Krankheitsbild aufgrund eines Cystathioninsynthetasedefektes.

Klinisches Bild

Verschiedene klinische Verläufe mit unterschiedlichem Ansprechen auf Behandlung mit Vitamin B_6. Bereits im 1. Lebensjahr entwickelt ein Teil der Patienten Thrombosen und Gefäßverschlüsse, besonders im Bereich von Karotiden, Pulmonalarterie und Koronararterien. Meist im Laufe des 1. Lebensjahrzehnts Linsenektopie, die Linse sinkt nach unten, Zonulafasern im Bereich des Linsenäquators erkennbar. Als Folge Myopie und Astigmatismus, gelegentlich Glaukom oder Katarakt. Hochwuchs, Trichterbrust, Arachnodaktylie und Skoliose sind häufig. Teilweise deutliche geistige Retardierung, andere zeigen Linsenektopie und normale Intelligenz. In 10% Krampfanfälle, vermehrte Rötung der Wangen sowie Livedo reticularis an den Extremitäten.
Lebenserwartung durch Gefäßkomplikationen beeinträchtigt; Gefäßdarstellungen können thrombotische Verschlüsse auslösen.

Vorkommen

1:45 000 bis 1:200 000.

Differentialdiagnose

Marfan-Syndrom, andere Störungen des Stoffwechsels der schwefelhaltigen Aminosäuren.

Therapie

Höhere Dosen Pyridoxin (Vitamin B_6) lebenslang. Bei den auf diese Therapie nicht ansprechenden Patienten scheint eine methioninarme Kost eine leichte Besserung zu bewirken.

Krankheitsbilder
Homozystinurie

Genetik

Autosomal rezessiver Erbgang.
Heterozygote durch Belastung mit Methionin erfaßbar, Überlappung der Enzymwerte mit homozygot Gesunden beachten!
Pränatale Diagnostik scheint an kultivierten Chorionzotten möglich; die Cystathionin-β-Synthetase-Aktivität an Chorionzotten ist zwar sehr niedrig, kann jedoch durch Kultivierung gesteigert werden. Genort Chromosom 21q22.3.

Beratung

Entsprechend dem autosomal rezessiven Erbgang. Kinder betroffener Männer sind offenbar unauffällig, betroffene Frauen haben gehäuft Fehlgeburten.

Krankheitsbilder
Hüftluxation, auch Hüftdysplasie

Definition

Unterentwicklung der Hüftgelenkspfanne mit der Folge einer Gelenksluxation.

Klinisches Bild

Bereits beim jungen Säugling Hinweiszeichen für Dysplasie des Hüftgelenkes nachweisbar: positives Ortolani-Zeichen; bei dauernder Dislokation des Hüftkopfes Verkürzung des Beines, bei einseitiger Luxation asymmetrische Gesäßfalten. Abduktionshemmung des in der Hüfte gebeugten Oberschenkels.
Mit Beginn von Gehen und Stehen Nachweis des Trendelenburg-Zeichens auf der betroffenen Seite bzw. doppelseitiges Hinken.
Unbehandelt Entwicklung einer frühzeitigen Gelenkarthrose sowie einer Fehlbelastung im Kniegelenk.

Vorkommen

Hüftgelenksdysplasie und -luxation stellen die häufigste Gelenkfehlbildung dar.
Inzidenz in Mitteleuropa 3%, in England und Schweden 1:1000 Neugeborene.
Gynäkotropie im Verhältnis 6:1 bzw. 8:1.
Regionale Häufigkeitsunterschiede: Oberpfalz, Schwalm, Sachsen und Paderborner Raum gelten als Endemiegebiete.

Differentialdiagnose

Aseptische Hüftkopfnekrose (Morbus Perthes), entzündliche Hüftgelenkserkrankungen.

Therapie

Bei frühzeitiger Diagnosestellung konservative Maßnahmen, breites Wickeln, Spreizhose. Bei frühem Therapiebeginn meist völlige Normalisierung des Befundes; bei Auftreten einer Coxa valga durch Steilstellung des Schenkelhalses Osteotomie gelegentlich notwendig.

Krankheitsbilder
Hüftluxation, auch Hüftdysplasie

Genetik

Multifaktorielle Vererbung mit Schwellenwert. Als exogene Faktoren werden Beckenendlage, Zwillingsschwangerschaft, Oligohydramnion bewertet. Symptomatisch kann die Hüftluxation bei Marfan-Syndrom und Ehlers-Danlos-Syndrom als Folge der fehlenden Gelenkstabilität auftreten. Neuromuskuläre Erkrankungen und Neuralrohrdefekte sind andere Grundkrankheiten, die eine Hüftdysplasie oder Hüftluxation nachsichziehen können.

Beratung

- Entsprechend den für Hüftluxation erfaßten empirischen Risikoziffern aus großen Statistiken, bei denen vor allem der Carter-Effekt erkennbar wird. Geschwister und Nachkommen männlicher Betroffener haben ein höheres Risiko als entsprechende erstgradige Verwandte weiblicher Betroffener. Blutsverwandtschaft der Eltern erhöht das Risiko für das Wiederauftreten (Tab. 14).
- Stellt die Hüftluxation ein Symptom im Rahmen eines übergeordneten Krankheitsbildes dar, wird entsprechend dem dafür geltenden Erbgang beraten.

Tabelle 14 Empirische Risikoziffern (nach Carter u. Fairbank u. Winne-Davies)

Allgemeine Bevölkerung 0,02 männlich
                       0,16 weiblich
EZ   Konkordanz bei 10 von   29 Paaren = 34%
ZZ   Konkordanz bei 3 von 103 Paaren = 3%

	Proband männlich	%	Proband weiblich	%
Brüder	6/165	3,6	5/569	1,0
Schwestern	13/187	7,1	25/559	5,1
Söhne	0/22		0/99	
Töchter	2/29	6,9	8/111	9,2
Neffen	0/40		0/276	
Nichten	1/37	3,4	6/279	2,2
Vettern	0/405		2/2162	0,1
Cousinen	2/237	0,59	4/2104	0,2
Onkel	0/189		1/1140	0,1
Tante	1/209	0,5	8/1118	0,8

- Sind ein Elternteil und ein Kind betroffen, Risiko für nächstes Kind 36%.

Krankheitsbilder
Hydrozephalus, Wasserkopf

Definition/allgemeine Vorbemerkung

Erweiterung der Liquorräume verschiedenartiger Ätiologie.

Es werden unterschieden:
- Hydrocephalus internus: Erweiterung der Hirnkammern,
- Hydrocephalus externus: Erweiterung der Subarachnoidalräume,
- Hydrocephalus occlusivus: Verschluß der liquorableitenden Wege,
- Hydrocephalus hypersecretorius: vermehrte Liquorproduktion,
- Hydrocephalus aresorptivus: verminderte Liquorresorption.

Ein Hydrozephalus kann als isolierte Störung vorkommen, aber auch als Symptom im Rahmen eines Fehlbildungssyndroms auftreten. Als Folge einer Stoffwechselstörung wird Hirnatrophie mit Hydrocephalus externus beobachtet, ebenso im Zusammenhang mit prä- oder postnatal auftretenden infektiösen Erkrankungen oder als Folge von Blutungen unter der Geburt.

Klinisches Bild

- Bei Kindern mit noch nicht verschlossenen Schädelnähten entwickelt sich bei hypertensivem Hydrozephalus eine Makrozephalie — gelegentlich von grotesken Ausmaßen — die Fontanellen sind gespannt und vorgewölbt, Nachweis des sog. Sonnenuntergangsphänomens im Bereich der Augen. Bei rascher Drucksteigerung werden Allgemeinsymptome wie Unruhe, schrilles Schreien, Übelkeit, Erbrechen und schlechte Nahrungsaufnahme nachweisbar. Gefahr der Druckschädigung des N. opticus.
  Bei älteren Kindern (oder Erwachsenen) stellen heftige Kopfschmerzen, Doppelbilder durch Abduzensschädigung und Stauungspapille die wichtigsten Symptome dar. Gelegentlich können bereits verschlossene Schädelnähte gesprengt werden.
- Bei normotensivem Hydrozephalus, meist bei Mikroenzephalie, keine Vergößerung des Kopfumfanges. Hier liegt meist ein Hydrocephalus externus vor. Dies gilt für Hydrozephalus nach kongenitaler Zytomegalieinfektion oder als Folge einer festen Nabelschnurumschlingung unter der Geburt mit konsekutiver Hirnrindenatrophie oder bei Stoffwechselstörungen mit Entwicklung einer Hirnatrophie.
- Einzelformen:
  - 20% aller Hydrozephali stellen isolierte unkomplizierte Formen dar,
  - 40% Hydrozephalus im Rahmen eines Neuralrohrdefektes,
  - 10−20% Hydrozephalus als Folge einer Aquäduktstenose,
  - selten Hydrozephalus bei Holoprosenzephalie, Balkenmangel oder anderen Fehlentwicklungen des Gehirns.

Krankheitsbilder
Hydrozephalus, Wasserkopf

Vorkommen

1:1000 Neugeborene unkomplizierter isolierter Hydrozephalus.

Differentialdiagnose

- Hydrozephalus als Symptom bei Neuralrohrdefekt und/oder Arnold-Chiari-Fehlbildung,
- Hydrozephalus durch Aquäduktstenose, meist mit Kontraktur des Daumenendgliedes oder Hypoplasie des Daumens,
- Hydrozephalus bei Dandy-Walker-Zyste und Verschluß der Foramina Luschkae und Magendii.
- Erworbene Hydrozephalusformen durch postentzündliche Veränderungen bei Meningitis, Verklebungen oder Entzündungen des Aquäduktes bzw. Kompression dieser Region durch Tumoren, Blutungen oder zystische Gehirnveränderungen.

Therapie

- Bei hypertensivem Hydrozephalus Druckentlastung vordringlich, meist durch Einbringen eines Ventils.
- Bei Hydrocephalus hypersecretorius gelegentlich Entfernung des Plexus chorioideus.

Genetik

Für die verschiedenen Formen des Hydrozephalus ergeben sich unterschiedliche Erbgänge:
- isolierter unkomplizierter Hydrozephalus, vermutlich multifaktoriell vererbt,
- Hydrozephalus bei Neuralrohrdefekt, multifaktoriell vererbt,
- Hydrozephalus durch Aquäduktstenose, X-chromosomal rezessiv vererbt,
- Hydrozephalus bei Dandy-Walker-Zyste, vermutlich autosomal rezessiv vererbt,
- Hydrozephalus bei erblicher Stoffwechselstörung, meist autosomal rezessiv vererbt,
- Hydrozephalus bei intrauteriner oder post-/perinataler Infektion ebenso wie bei Hirnblutung oder Tumor, keine genetische Ursache, Ausnahme Neurofibromatose Typ II, tuberöse Sklerose, Retinoblastom als Ursache der Entwicklung eines Hydrozephalus, entweder dominante Neumutation oder autosomal dominanter Erbgang.

Krankheitsbilder
Hydrozephalus, Wasserkopf

Beratung

Nach dem Auftreten eines ersten Falles von Hydrozephalus in einer Familie muß die Genese geklärt werden, ehe zum Wiederholungsrisiko eine Aussage möglich ist. Zu prüfen ist, ob der Hydrozephalus als isolierte Störung vorhanden ist oder als Symptom in einem komplexen Syndrom zu bewerten ist. Die Wiederholungswahrscheinlichkeiten ergeben sich aus der ätiologischen Zuordnung:
- Geschwister eines ersten betroffenen Kindes in einer Familie haben folgende Erkrankungswahrscheinlichkeiten:
  - bei isoliertem unkomplizierten Hydrozephalus 1–2%,
  - bei Neuralrohrdefekt 3–4%,
  - bei Aquäduktstenose (für Knaben) 50%,
  - (für Mädchen, Konduktorinneneigenschaft) 50%,
  - bei Dandy-Walker-Zyste 25%,
  - bei erblicher Stoffwechselstörung (meist) 25%,
  - bei Infektion, Hirnblutung oder Tumor kein erhöhtes Risiko.
- Konduktorinnen für Aquäduktstenose sind zur Zeit noch nicht zu identifizieren.
- Wiederholungswahrscheinlichkeit bei Neuralrohrdefekt für entferntere Verwandtschaftsgrade vergleiche dieses Krankheitsbild.
- Eine Risikoschwangerschaft kann durch Ultraschallkontrolle überwacht werden, die Entwicklung des Hydrozephalus findet in vielen Fällen erst in der Spätschwangerschaft statt. Für die Geburtsleitung ist die Erfassung eines derartigen Befundes bedeutsam.

Krankheitsbilder
Ichthyosis

Definition/allgemeine Vorbemerkung

Gruppe von Genodermatosen mit Hyperkeratose unterschiedlichen Ausmaßes und verschiedenartiger Lokalisation. Als wichtigste Vertreter dieser Krankheitsgruppe werden ausführlicher dargestellt: die autosomal dominant vererbte Form der Ichthyosis vulgaris, die X-chromosomal rezessiv vererbte Form der Ichthyosis vulgaris und die autosomal rezessiv vererbte lamelläre kongenitale Ichthyosis. Nicht eingegangen wird auf erythrodermatische Formen, hystrixartige Ichthyosen und atypische Formen. Diesbezüglich sei auf Spezialliteratur verwiesen.

Klinisches Bild

- Die autosomal dominant vererbte Ichthyosis vulgaris − eine Retentionshyperkeratose mit follikulärer Beteiligung − wird erst im Laufe des 1. Lebensjahres manifest, die Kinder sind bei Geburt unauffällig. An Stamm und Streckseiten der Extremitäten Auftreten kleiner, pulvriger, weißlicher Schuppen, die im Bereich des Unterschenkels größer und dunkler erscheinen. Das Gesicht ist selten betroffen, die großen Beugen sind immer frei. An Handflächen und Fußsohlen vermehrte und vertiefte Furchung. Streckseiten der Extremitäten und Glutealgegend zeigen eine Keratosis follicularis. Nägel und Kopfhaar sind normal.
Das Erscheinungsbild ist bis zur Pubertät progredient, bleibt dann meist stationär, zeigt Verbesserungen in der warmen Jahreszeit. Kombinationen mit atopischen Veränderungen häufig. Große intra- und interfamiliäre Variabilität des Erscheinungsbildes.
- Die X-chromosomal rezessiv vererbte Ichthyosis vulgaris − Retentionshyperkeratose ohne follikuläre Beteiligung − ist häufig schon bei Geburt vorhanden, entwickelt sich spätestens in den ersten Lebensmonaten. Die Betroffenen sind deutlich schwerer erkrankt als die Träger der autosomal dominant vererbten Form. Größere, dunklere, festhaftende Schuppen werden besonders im Bereich der Streckseiten der Extremitäten beobachtet, gelegentlich im Bereich der großen Gelenkbeugen. Handflächen immer unauffällig, keine Keratosis follicularis. Nägel und Haupthaar normal. Progredienter Verlauf bis zur Pubertät, dann stationär, Besserung in der warmen Jahreszeit. Beziehungen zu atopischen Veränderungen sind nicht nachgewiesen. Das Krankheitsbild zeigt in den einzelnen Familien eine geringe Variabilität. Konduktorinnen sind erscheinungsfrei.
Es findet sich bei den Betroffenen eine fehlende oder verminderte Aktivität der mikrosomalen Steroidsulfatase und Arylsulfatase C in Leukozyten und Fibroblasten. Dieser Befund kann, da er auch in der Plazenta sowie in unkultivierten Chorionzotten nachweisbar ist, zur pränatalen Diagnostik herangezogen werden. Konduktorinnen zeigen eine Verminderung der Arylsulfatase C in Leukozyten.

Krankheitsbilder
Ichthyosis

- Die Ichthyosis congenita vom autosomal rezessiv erblichen lamellären Typ — eine Proliferationshyperkeratose — äußert sich in grob lamellärer, häufig ovaler oder rhomboider Schuppung von schmutzig brauner Farbe. Besonders Beugeseiten der Extremitäten, Stamm, Nacken und Gesicht betroffen. Die zum Teil plattenartigen Schuppenbildungen können ein Ektropion der Augenlider und der Lippen hervorrufen. Die Erscheinungen sind bei Geburt vorhanden, sie können in unterschiedlicher Schwere verlaufen. Die maximale Form wird als Harlekinfetus bezeichnet. Hier finden sich zwischen großen, plattenartigen Schuppenbildungen tiefe Rhagaden, die Eintrittspforten für Erreger darstellen. Viele Kinder versterben nach wenigen Tagen an respiratorischer Insuffizienz oder septischen Komplikationen. Überleben sie, so zeigen Nägel und Haare später überschießendes Wachstum.
- Als Kollodiumbaby werden Neugeborene beschrieben, die bei Geburt wie eingehüllt in eine dünne, trockene, durchscheinende Hautschicht imponieren, die lediglich durch die Haare durchbrochen wird. Kurz nach der Geburt kommt es zur Abschälung dieser Hülle und zur Entwicklung einer darunterliegenden normalen Haut. Derartige Veränderungen werden bei verschiedenen Ichthyosisformen beobachtet, deren typische Symptomatik sich später herausbildet.

Vorkommen

Ichthyosis vulgaris 1:5000 bis 1:20 000, Kaukasier bevorzugt betroffen.
Ichthyosis congenita 1:20 000 in Europa.

Differentialdiagnose

Werden in Verbindung mit einer Ichthyosis andere Symptome wie Tetraspastik, geistige Retardierung, Krampfanfälle oder Ataxie beobachtet, so muß an genetische Syndrome gedacht werden, bei denen die Ichthyosis ein Symptom darstellt. Beispiel: Sjögren-Larsson-Syndrom, Rud-Syndrom, Refsum-Syndrom, Ichthyosis und Katarakt bei Lipidosen.

Therapie

Symptomatisch Salicylsäurepräparate, Vitamin-A-Säure, bei Ichthyosis congenita Corticosteroide, gelegentlich Zytostatika.

Krankheitsbilder
Ichthyosis

Genetik

Ichthyosis vulgaris: autosomal dominant und X-chromosomal rezessiv. Der Genort der X-chromosomal vererbten Form liegt bei Xpter−p22.32.
Ichthyosis congenita: autosomal rezessiv.

Beratung

- Entsprechend dem jeweils vorliegenden Erbgang. Pränatale Diagnostik bei X-chromosomal rezessiver Ichthyosis vulgaris möglich.
- Bei autosomal rezessiv vererbter Ichthyosis congenita sind Eltern eines erstbetroffenen Kindes auf die unterschiedlichen Schweregrade der Erkrankung im Neugeborenenalter hinzuweisen. Pränatale Diagnostik mittels elektronenoptischer Untersuchung der Haut − gewonnen durch Fetoskopie in der 20. Schwangerschaftswoche − möglich.
- Stellt die Ichthyosis ein Symptom im Rahmen eines Syndroms dar, Beratung entsprechend dem dafür geltenden Erbgang.

Krankheitsbilder
Incontinentia pigmenti Bloch-Sulzberger

Definition/allgemeine Vorbemerkung

Genodermatose des Kindesalters mit Übergang in Pigmentierung, teilweise mit zusätzlichen Organveränderungen. Es werden 3 Krankheitsphasen unterschieden:
- Vesikulärstadium: entzündliche, bullöse Exantheme, bei Geburt vorhanden oder innerhalb von 4 Monaten auftretend, einhergehend mit Blut- und Gewebseosinophilie.
- Verruköses Stadium: Auftreten verruköser Effloreszenzen, meist im Bereich der distalen dorsalen Extremitätenbereiche, in der 2.–6. Lebenswoche auftretend, spätestens bis zum 12. Lebensmonat.
- Pigmentstadium: Auftreten unregelmäßiger brauner bis schiefergrauer Pigmentierungen, spritzer- oder fleckenartig, streifenförmig im Verlauf der Blaschko-Linien, 12.–26. Lebenswoche.

Klinisches Bild

Bereits beim Neugeborenen oder wenige Tage nach der Geburt auftretende zunächst blasige, sich dann verrukös umwandelnde Effloreszenzen, die in Pigmentierungen übergehen. Diese blassen mit zunehmendem Alter ab, sind im Erwachsenenalter oftmals nicht mehr erkennbar. Zusätzlich werden Alopezie, Störungen der Schweißsekretion, fehlende Zahnanlagen oder Zahnstellungsanomalien sowie Wachstumsstörungen von Haaren und Nägeln beobachtet. In 26% begleitende Augenstörungen wie An- oder Mikrophthalmie, Gliom, Netzhautablösung, Katarakt. Hydrozephalus, Mikrozephalus, Tetraspastik, Krampfanfälle und kongenitale Hemiatrophie finden sich gelegentlich. Sie können zu allgemeiner Retardierung und Schwachsinn führen.

Vorkommen

1:75 000 Geburten, fast ausschließlich Mädchen.

Differentialdiagnose

Pemphigus neonatorum, Incontinentia achromians Ito, Dermatitis herpetiformis Duhring.

Therapie

Symptomatisch.

Krankheitsbilder
Incontinentia pigmenti Bloch-Sulzberger

Genetik

X-chromosomal dominanter Erbgang mit letaler Auswirkung im männlichen Geschlecht. Ein Drittel der Fälle stellen Neumutationen dar. 55,4% der Patienten weisen eine positive Familienvorgeschichte auf. Findet sich eine sichere Incontinentia pigmenti Bloch-Sulzberger bei einem Knaben, so muß eine gonosomale Chromosomenaberration ausgeschlossen werden. Mutationsrate $0,6-2 \times 10^{-5}$/Gamate/Generation. Genort Xq27–q28.

Beratung

- Nach Geburt eines ersten betroffenen Kindes ist anamnestisch und durch genaue dermatologische Untersuchung eine Erkrankung der Mutter auszuschließen, dabei ist auch auf den Zahnstatus zu achten. Sind derartige Veränderungen mit Sicherheit ausgeschlossen, ist an eine Neumutation zu denken, wobei höheres väterliches Zeugungsalter für diese Annahme bedeutsam sein könnte.
- Ist die Mutter Trägerin des Gens, so besteht für Mädchen 50% Erkrankungswahrscheinlichkeit, bei betroffenen Knaben ist mit intrauterinem Fruchttod zu rechnen. Auf intrafamiliäre Expressivitätsschwankungen ist hinzuweisen.

Krankheitsbilder
Ivemark-Syndrom

Definition

Asplenie mit kardiovaskulären Anomalien.

Klinisches Bild

- Komplexe Angiokardiopathien, meist zyanotische Vitien mit Asplenie und viszeraler Symmetrie sind die charakteristischen Merkmale, sie führen häufig in den ersten Lebenstagen der Kinder zum Tode.
- 20% sterben in der 1. Lebenswoche, weitere 35% zwischen 2. Woche und 3. Monat. Bis Ende des 1. Lebensjahres sind 85–90% der Betroffenen verstorben. Ventrikelseptumdefekt, Single-Ventrikel sowie Cor biloculare stehen im Vordergrund, Transposition der großen Gefäße sowie Pulmonalstenose bzw. Pulmonalatresie und Fehleinmündung der Lungenvenen sind häufig. Szintigraphisch ist die Milz nicht nachweisbar, die Leber findet sich in Mittellage, häufig sind Malrotation des Darmes und Dextroposition des Magens.
- Die Determinationsphase der Fehlentwicklung von Milz und Herz liegt zwischen 28. und 34. Entwicklungstag. Exogene auslösende Faktoren sind bisher nicht mit Sicherheit nachgewiesen.

Vorkommen

1:40 000 Geburten in Toronto, unter Kindersektionen 0,06–0,38%. Leichte Androtropie mit 1,5:1.

Differentialdiagnose

Polyspleniesyndrom, auch dieses häufig mit komplexen Herzfehlern kombiniert. Schwere isolierte kongenitale Herzdefekte.

Therapie

Wegen der schlechten Prognose sollte bei zyanotischen Vitien als erstes das Vorhandensein der Milz (mit Ultraschall) überprüft werden; operative Maßnahmen bei Ivemark-Syndrom sind in aller Regel nicht erfolgreich.

Genetik

Meist sporadisch, selten Geschwisterbefall beobachtet, ebenso Blutsverwandtschaft der Eltern.

Krankheitsbilder
Ivemark-Syndrom

Beratung

Das empirische Wiederholungsrisiko nach Geburt eines ersten betroffenen Kindes wird mit 5% angegeben. Bei Blutsverwandtschaft der Eltern und zweimaligem Vorkommen muß entsprechend dem autosomal rezessiven Erbgang beraten werden. Vorgeburtliche Ultraschalldiagnostik am hochauflösenden Gerät kann durch Analyse des Herzbefundes hilfreich sein.

Krankheitsbilder
Juvenile familiäre Nephronophthise

Definition

Chronisch progrediente Niereninsuffizienz auf der Basis medullärzystischer Entartung der Niere.

Klinisches Bild

Manifestation bei Kleinkind durch Gedeihstörung, Anämie, Polydipsie und Polyurie, Nierenfunktionseinschränkung und renalen Salzverlust. Enuresis und Hypertonie im 1. Jahrzehnt häufig.
Die Nieren sind verkleinert und narbig verändert, das Interstitium ist lymphozyten- und plasmazellreich, in 75% finden sich kleine (bis zu 5 mm große) Zysten im Bereich von Medulla und kortikomedullärem Übergang.

Vorkommen

Ca. 300 Beschreibungen in der Literatur.
5−10% der chronisch nierenkranken Kinder leiden an juveniler Nephronophthise.

Differentialdiagnose

− Abgrenzung von der Markschwammniere im Erwachsenenalter, diese manifestiert sich um das 30. Lebensjahr, wird autosomal dominant vererbt.
− Alport-Syndrom.
− Diabetes insipidus renalis.
− Oligomeganephronie (nicht erblich).
− Abgrenzung von Syndromen, in denen die Nierenkrankheit mit geistiger Behinderung, tapetoretinaler Degeneration, Kolobomen, Leberfibrose, zerebellarer Ataxie oder Skelettanomalien kombiniert vorkommt.

Therapie

Symptomatisch. Behandlung von Anämie und Osteopathie, Ausgleich von Exsikkose, Salzverlust und Azidose. Später Dialyse und Nierentransplantation.

Genetik

Autosomal rezessiver Erbgang, erhöhte Konsanguinitätsrate der Eltern.

Krankheitsbilder
Juvenile familiäre Nephronophthise

Beratung

Entsprechend dem autosomal rezessiven Erbgang. In den Fällen, in denen die Nierenerkrankung ein Symptom im Rahmen eines Syndroms darstellt, Beratung entsprechend dem Erbgang des Syndroms.

Krankheitsbilder
Katarakt, grauer Star

Definition/allgemeine Vorbemerkung

Linsentrübung unterschiedlicher Ausprägung, ein- oder doppelseitig vorkommend, bereits bei Geburt nachweisbar oder später im Leben auftretend.
Es handelt sich bei der Katarakt um ein Merkmal, das isoliert oder im Rahmen von genetischen Syndromen oder Stoffwechselstörungen, aber auch als Folge von Verletzungen oder Entzündungen auftritt. Die genaue Zuordnung ist eine Voraussetzung für zutreffende genetische Beratung. In Kombination mit einer Katarakt können weitere Augensymptome auftreten, die zum Teil zum Krankheitsbild gehören, teilweise auch als Komplikation oder Operationsfolge eintreten können. Ein- oder Beidseitigkeit können innerhalb der Familie unterschiedlich beobachtet werden, ebenso die Ausprägung der Linsentrübung. In manchen Fällen ist eine diskrete Kataraktbildung ohne klinische Auswirkung und nur durch spezielle augenärztliche Untersuchung zu erfassen.

Klinisches Bild

- Isolierte Katarakt:
Bei Auftreten der kongenitalen Katarakt wird die Veränderung häufig sehr früh erfaßt, je nach funktioneller Beeinträchtigung ist frühzeitiges operatives Vorgehen notwendig (Nachstar- oder Glaukomentwicklung können eine weitere Sehbeeinträchtigung bewirken). In anderen Fällen entwickelt sich die Linsentrübung später, je nach Lokalisation werden unterschiedliche Formen beobachtet, die familiär auftreten, dann auch gewöhnlich eine Übereinstimmung im Manifestationsalter zeigen (Tab. 15).

Tabelle **15**

Cataracta congenita	
Ausprägung:	Erbgang:
– totalis	autosomal dominant
– totalis (Kernstar) mit Mikrokornea und/oder Mikrophthalmus	X-chromosomal, selten autosomal dominant oder autosomal rezessiv
– vorderer/hinterer Polstar (gelegentlich Mikrophthalmus, Nystagmus, Strabismus)	autosomal dominant
– cristallina	autosomal dominant
– floriformis	autosomal dominant
– stellata	teilweise Heterozygote des X-chromosomalen Typs (Konduktorin)
Katarakt, später manifestierend	
– nuclearis (präseniler Kernstar)	autosomal dominant
– zonularis (Beginn etwa 50 Jahre)	autosomal dominant

Krankheitsbilder
Katarakt, grauer Star

- Katarakt im Rahmen genetischer Syndrome, vor allem Stoffwechselstörungen:
Im Rahmen einer nicht behandelten Galaktosämie kommt es in den ersten Lebenswochen zum Auftreten einer Katarakt. Unter anderem werden Linsentrübungen beobachtet bei Lowe-Syndrom, Albinismus totalis, Fabry-Syndrom, Werner-Syndrom, Weill-Marchesani-Syndrom, gelegentlich auch bei Down-Syndrom und Turner-Syndrom. Ein charakteristisches Mikrosymptom bei Myotonia dystrophica Curschmann-Steinert stellt die Kataraktbildung dar, nach der bei erstgradigen Verwandten Betroffener stets zu fahnden ist.

Vorkommen

Häufig, in großen Sippen beobachtet.

Differentialdiagnose

Isolierte Katarakt und Katarakt bei Syndromen oder Embryopathien müssen voneinander abgegrenzt werden. Dazu sind augenärztliche Befundberichte notwendig.

Therapie

Je nach Sehbeeinträchtigung Operation, ggf. Behandlung der Grundkrankheit.

Genetik

- Für die meisten isolierten Kataraktformen wird autosomal dominanter Erbgang beobachtet (in Einzelfällen auch autosomal rezessiver Erbgang).
- Kataraktbildung im Rahmen genetischer Syndrome entsprechend dem Erbgang der Syndrome, häufig autosomal rezessiver Erbgang.
- Katarakt im Rahmen einer myotonischen Dystrophie Curschmann-Steinert entsprechen dem autosomal dominanten Erbgang dieser Erkrankung.

Beratung

Entsprechend dem jeweils geltenden Erbgang, wobei zum einen sorgfältige augenärztliche Befundberichte über familiäres Vorkommen unterrichten und zum anderen genetische Syndrome mit Katarakt ausgeschlossen bzw. zugeordnet werden müssen.

Krankheitsbilder
Katzenschreisyndrom, Cri-du-chat-Syndrom, Lejeune-Syndrom

Definition

Schweres Retardierungs-Fehlbildungs-Syndrom mit charakteristischem Schreien der Säuglinge; Deletion 5p.

Klinisches Bild

- Nach unauffälligem Schwangerschaftsverlauf wird das Kind mit erniedrigten Maßen geboren, es läßt das charakteristische katzenartige Schreien vernehmen, das zur Namensgebung führte.
- Mikrozephalie, flaches Gesichtsprofil, Hypertelorismus, nach lateral abfallende Lidachsen, tiefansetzende Ohrmuscheln und kleines Kinn werden beobachtet, Mittelhand- und Mittelfußknochen sind verkürzt, Herz und Nieren zeigen gelegentlich Fehlbildungen, häufig sind zerebrale Anomalien. Deutliche geistige Beeinträchtigung, ausgeprägte Wachstumsretardierung und Muskelhypotonie. Im Laufe der Entwicklung verliert sich der charakteristische Schrei, der Aspekt der Betroffenen verändert sich. Das Gesicht wird länglich, oft asymmetrisch, Zahnstellungs- und -strukturanomalien treten auf, die Nasenregion ist betont.
- Erhöhte Infektanfälligkeit. Die Lebenserwartung wird durch Organfehlbildungen bestimmt.

Vorkommen

1:50 000 Neugeborene.
Geschlechtsverhältnis männlich zu weiblich 5:7.
Alter der Eltern bei der Geburt nicht erhöht.

Differentialdiagnose

Hirschhorn-Wolf-Syndrom (Deletion 4p), Williams-Beuren-Syndrom, Bloom-Syndrom, Smith-Lemli-Opitz-Syndrom, Microcephalia vera, Zytomegalieembryopathie.

Therapie

Symptomatisch, Krankengymnastik.

Katzenschreisyndrom, Cri-du-chat-Syndrom, Lejeune-Syndrom, Deletion 5p

Genetik

- De-novo-Deletion unterschiedlicher Ausdehnung am kurzen Arm von Chromosom 5   85%,
  unbalancierte Translokationen und Ringchromosomen
  (de novo)   <1%,
- familiäre Fälle:
  reziproke Translokationen, peri- und parazentrische
  Inversionen   15%,
- Mosaike   <1%.

Beratung

- Für Geschwister eines Kindes mit einer De-novo-Chromosomenaberration   <1%,
- familiäre Translokation:
  - Vater Träger   Risiko 10%,
  - Mutter Trägerin   Risiko 20%,

  (diese Zahlen sind abhängig von den Bruchstellen und den beteiligten Chromosomen)
  familiäre Inversionen:
  - Vater oder Mutter Träger   Risiko < 5%.

  In jedem Falle sind Stammbaumerhebungen und evtl. Untersuchungen bei weiteren Familienangehörigen wünschenswert.
- Nachkommen gesunder Geschwister oder weiterer Verwandter haben nur dann ein erhöhtes Risiko für das Wiederauftreten, wenn erbliche Formen vorliegen und die ratsuchende Person Träger ist. Das Risiko entspricht dem gleichgeschlechtlichen Elternteil des betroffenen Kindes.

Krankheitsbilder
Keratokonus

Definition

Hornhautverkrümmung mit der Gefahr der Hornhautdystrophie.

Klinisches Bild

Im Kindesalter beginnende stärkere Vorwölbung der Hornhaut, die über Jahre progredient verläuft. Entwicklung von Astigmatismus und Myopie. Bei starker Ausprägung Gefahr der Hornhautdystrophie und Perforation. Einseitiger und doppelseitiger Befall werden beobachtet.

Vorkommen

1:1000 bis 1:25 000 in Europa, viele sporadische Fälle, jedoch auch große Sippen beobachtet. Frauen häufiger als Männer betroffen.

Differentialdiagnose

Abzugrenzen ist der isolierte Keratokonus von Syndromen mit Keratokonus als Begleitsymptom, z. B. Ehlers-Danlos-Syndrom, Marfan-Syndrom, Osteogenesis imperfecta sowie kongenitale Amaurosis Leber. Gelegentlich wird Keratokonus in Kombination mit Retinopathia pigmentosa, Katarakt und blauen Skleren beobachtet.

Therapie

Überwachung, evtl. Kontaktlinsen, Hornhauttransplantation bei Perforationsgefahr.

Genetik

Am ehesten multifaktorielle Vererbung, in einzelnen Familien autosomal dominanter Erbgang vorkommend, ganz selten autosomal rezessiver Erbgang möglich. Variable Expressivität mit einseitigem oder beidseitigem Befall und unterschiedlichen Schweregraden intrafamiliär und auch zwischen den beiden betroffenen Augen.

Beratung

Für erstgradige Verwandte eines Betroffenen mit isoliertem Keratokonus 10% Wiederholungswahrscheinlichkeit, für entferntere Verwandte 4%. Genaue Analyse des Stammbaums und ophthalmologische Kontrolle erstgradiger Verwandter, um monogene Erbgänge nicht zu übersehen. Bei Syndromen, in denen der Keratokonus nur ein Symptom darstellt, Beratung entsprechend der Vererbung der Syndrome.

Krankheitsbilder
Klinefelter-Syndrom

Definition

Gonosomale Aberration im männlichen Geschlecht, 47,XXY-Karyotyp (Abb. 30).

Klinisches Bild

- Schwangerschaftsverlauf und Geburtsmaße unauffällig, im Kindesalter beschleunigtes Längenwachstum. Erfassung betroffener Personen über ausbleibende oder verzögerte sekundäre Geschlechtsentwicklung, Gynäkomastie oder Sterilitätssprechstunden.
- Die geistigen Fähigkeiten sind gegenüber der Normalbevölkerung im Mittel um etwa 10 Punkte reduziert, große Streubreite. Im Erwachsenenalter Neigung zu Diabetes mellitus, chronischer Bronchitis, Ulcera cruris und Osteoporose.

Vorkommen

Unter männlichen Neugeborenen 1:670.
Alter der Eltern bei Schwangerschaft erhöht.

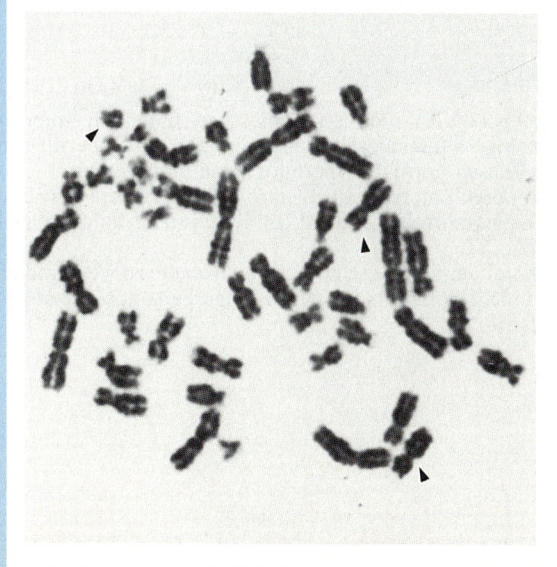

Abb. 30   Karyotyp : 47,XXY,GTG

Krankheitsbilder
Klinefelter-Syndrom

Differentialdiagnose

Kallmann-Syndrom, Leydig-Hypogonadismus-Syndrom, Del-Castillo-Syndrom.

Therapie

Bei Sprachentwicklungsverzögerung logopädische Betreuung, evtl. Operation einer Gynäkomastie, Testosteronsubstitution über Jahrzehnte zur Verbesserung der Vigilanz und vor allem zur Verhütung der Osteoporose.

Genetik

Karyotyp 47,XXY   80%,
Mosaike   20%,
Strukturanomalien   < 1%.
Bei den Mosaiken am häufigsten 2 Zellinien nachweisbar; bei der Konstellation 46,XY/47,XXY sind die Symptome entsprechend dem Anteil normaler Zellen abgeschwächt.
Bei der Konstellation 46,XX/47,XXY Verschiebung in Richtung eines intersexuellen Phänotyps.
Einzelbeobachtungen zeigen 3 Zellinien, z.B. 45,X/46,XY/47,XXY oder 46,XX/46,XY/47,XXY.

Beratung

- Bei Karyotyp 47,XXY praktisch immer Aspermie, d.h. Infertilität. Hodenhistologie im Kindesalter normal, nach der Pubertät vereinzelt kurze Phasen normaler Spermiogenese beschrieben.
- Bei Mosaikfällen unterschiedlich stark eingeschränkte Fertilität.
- Wiederholungswahrscheinlichkeit für Geschwister betroffener Personen <1%.
- Für Nachkommen von Geschwistern oder anderen Verwandten ist das Risiko nicht höher als für gleichaltrige Personen der allgemeinen Bevölkerung.

Krankheitsbilder
Klippel-Feil-Syndrom

Definition

Dysplasie des Achselskeletts mit verschiedenartigen Begleitstörungen im Sinne eines Felddefektes.

Klinisches Bild

Angeborene Verschmelzungen, Halbwirbel oder Keilwirbel mit der Folge einer Verkürzung des Halses, einer Verbiegung der Wirbelsäule und konsekutiven Bewegungseinschränkungen. Gelegentlich Wirbelspalten. Als Begleitstörungen Rippenanomalien, Ankylosen der Fingergelenke, Kamptodaktylie, Syndaktylie, Agenesie des äußeren Gehörganges, Taubheit, gelegentlich Herzfehler. Es werden drei verschiedene Typen unterschieden:

Typ I   Verschmelzung mehrerer Hals- und Thorakalwirbel zu einem Block,
Typ II   Verschmelzung über ein oder zwei Zwischenräume, zusätzlich Halbwirbelbildung, Verschmelzung des Hinterhauptes mit dem Atlas und begleitende Anomalien,
Typ III Verschmelzung im zervikalen und unteren thorakalen bzw. lumbalen Bereich.

Vorkommen

In allen Rassen beschrieben, Häufigkeitsziffern nicht bekannt, nicht ganz seltene Störung. Beide Geschlechter gleich häufig betroffen.

Differentialdiagnose

Andersartige Wirbelfehlbildungen, Turner-Syndrom, Wirbelsäulenabnormitäten im Rahmen genetischer Syndrome, z. B. spondyloepiphysärer Dysplasien, Mukopolysaccharidose Typ Morquio.

Therapie

Evtl. symptomatisch, operative Verfahren.

Genetik

Meist sporadisch, familiäres Vorkommen beobachtet, dann am ehesten autosomal dominanter Erbgang mit verminderter Penetranz. Vereinzelt, wegen Geschwisterbefalls, autosomal rezessiver Erbgang vermutet.

Krankheitsbilder
Klippel-Feil-Syndrom

Beratung

Nach sorgfältiger Familienanamnese und evtl. Röntgenkontrolle bei Angehörigen mit Skoliose empirisches Wiederholungsrisiko für erstgradig Verwandte sporadischer Fälle 1:20. Sind ein Elternteil und ein Kind betroffen, Risiko für weitere Kinder 1:5.

Krankheitsbilder
Klumpfuß, Talipes equinovarus

Definition

Spitzfußstellung mit Supination des Rückfußes und Adduktion des Vorfußes.

Klinisches Bild

- Einseitig oder beidseitig bei Geburt vorhandene Fehlstellung des Fußes mit Subluxationsstellung der Fußwurzelgelenke, Verkürzung der Achillessehne und Kontraktur der Wadenmuskeln.
- Intrauterine Lageanomalien, Oligohydramnion, Zwillingsschwangerschaften und neuromuskuläre Grundkrankheiten sowie Neuralrohrdefekte können ursächlich der Ausbildung eines Klumpfußes zugrundeliegen.

Vorkommen

1:1000 in Europa, Androtropie mit 2:1, in 10% der Fälle Begleitfehlbildungen.

Differentialdiagnose

Die isolierte Form des Klumpfußes ist abzugrenzen von den Krankheitsbildern, bei denen die Fußdeformität Symptom in einem Syndrom darstellt. Beispielsweise Neuralrohrdefekt, Arthrogryposis multiplex congenita, Potter-Sequenz, gelegentlich autosomale Chromosomenaberrationen. Neuromuskuläre Erkrankungen, Hüftgelenksdysplasie und Kyphoskoliose der Wirbelsäule sind auszuschließen.

Therapie

Redressierende Maßnahmen gleich nach der Geburt sind meist erfolgreich, so daß orthopädisch-chirurgische Interventionen nur selten notwendig werden.

Genetik

Multifaktorielle Vererbung. Immobilisierung in utero stellt einen auslösenden exogenen Faktor dar.

Beratung

Für Geschwister betroffener Mädchen Wiederholungswahrscheinlichkeit 6%, betroffener Knaben 2%. Sind ein Elternteil und ein Kind betroffen, so wird eine Wiederholungswahrscheinlichkeit zwischen 10 und 25% angegeben.

Krankheitsbilder
Lebersche Optikusatrophie

Definition
Progrediente Sehstörung mit relativ spätem Beginn.

Klinisches Bild
Im 2.–3. Lebensjahrzehnt beginnende Beeinträchtigung der Sehfähigkeit mit großem Zentralskotom und Retrobulbärneuritis n. optici. Meist deutlicher Verlust der Sehschärfe auf 1/10 bis 1/20, gelegentlich leichte Besserung möglich. Teilweise Erblindung im höheren Alter.

Vorkommen
Nicht selten, Geschlechtsverhältnis in Europa 85 männliche zu 15 weiblichen Betroffenen.
In Japan keine Geschlechtsbevorzugung.

Differentialdiagnose
Juvenile Optikusatrophie, Morbus Stargardt, Optikusatrophie im Rahmen einer Retinopathia pigmentosa oder bei erblichen Stoffwechselkrankheiten.

Therapie
Keine.

Genetik
In Europa wird überwiegend X-chromosomaler Erbgang angenommen, wobei die Krankheit praktisch nur über Frauen vererbt wird. Diese Beobachtung läßt an das Vorliegen einer plasmatischen Vererbung denken oder an autosomal dominanten Erbgang mit Bevorzugung des männlichen Geschlechtes. Diskutiert wird auch eine Virusgenese mit Übertragung durch die Mutter.

Beratung
- Kinder eines betroffenen Mannes haben kein erhöhtes Risiko, betroffen oder Konduktorin zu sein. Söhne einer Konduktorin werden zu 50% erkranken, Töchter zu 15%. Ist die Überträgerin selbst erkrankt, besteht für die Töchter eine überhöhte Manifestationswahrscheinlichkeit. Töchter von Konduktorinnen haben ein Risiko von 70–96%, wiederum Konduktorin für Lebersche Optikusatrophie zu sein.
- Gesunde Schwestern eines Betroffenen oder einer Konduktorin haben eine hohe Wahrscheinlichkeit, Überträgerin der Störung zu sein. Einen sicheren Nachweis der Konduktorinneneigenschaft gibt es derzeit noch nicht.

LEOPARD-Syndrom, progressive kardiomyopathische Lentiginose

Definition/allgemeine Vorbemerkung

Familiäre Kombination von Veränderungen im Bereich des Herzens, der Haut und des Innenohres. Die Bezeichnung „LEOPARD-Syndrom" entspricht einem Akronym, zusammengesetzt aus den verschiedenen Krankheitsmerkmalen.

Klinisches Bild

Die Symptome sind im einzelnen:
- L = Lentigines >80%,
- E = elektrokardiographische Besonderheiten 95%,
- O = okulärer Hypertelorismus 75%,
- P = Pulmonalstenose ca. 95%,
- A = Abnormitäten des Genitales (männliche Probanden) 50%,
- R = Retardierung des Wachstums ca. 90%,
- D = Taubheit (deafness) ca. 15%.

Der charakteristische Hautbefund ist häufig angeboren oder schon kurz nach der Geburt erkennbar. Aufgrund der zahlreichen dunklen Lentigines erscheint die Haut gefleckt und erinnert an ein Leopardenfell. Die bis 5 mm großen, sehr dunklen Pigmentflecken befinden sich mehr im Bereich des Oberkörpers als an den Beinen. Die Schleimhaut bleibt gewöhnlich frei. Sonneneinstrahlung führt nicht zur Zunahme der Zahl, Größe oder Farbintensität. Vereinzelt Café-au-lait-Flecken. Die begleitenden Herzfehler stehen klinisch meist im Hintergrund, nicht selten entwickelt sich eine Kardiomyopathie, die bei einem Teil der Patienten die Todesursache darstellt.

Vorkommen

Ca. 100–120 Fälle beschrieben. Bevorzugung des männlichen Geschlechts.

Differentialdiagnose

Peutz-Jeghers-Syndrom, Neurofibromatose Recklinghausen, andere Störungen mit Taubheit.

Therapie

Symptomatisch, evtl. kardiochirurgisch.

Krankheitsbilder
LEOPARD-Syndrom, progressive kardiomyopathische Lentiginose

Genetik

Autosomal dominanter Erbgang mit hoher Penetranz und variabler Expressivität.
Die Beobachtung, daß häufiger Frauen das Merkmal an die Kinder vererben, wird mit den Abnormitäten der Genitalentwicklung im männlichen Geschlecht erklärt.

Beratung

Entsprechend dem autosomal dominanten Erbgang. Sporadische Fälle stellen möglicherweise Neumutationen dar. Auf inter- und intrafamiliäre Variabilität in der Ausprägung ist hinzuweisen.

Krankheitsbilder
Lesch-Nyhan-Syndrom

Definition

Schwere Harnsäurestoffwechselstörung mit früher Letalität. Defekt an Hypoxanthin-Guanin-Phosphoribosyltransferase (HGPRT).

Klinisches Bild

- In frühen Kindesalter auftretende Choreoathetose und spastische Lähmung, Harnsäureablagerungen in Form von Tophi im Bereich von Ohren, Gelenken und Nieren. Schwerste geistige Behinderung. Betroffene zeigen Neigung zur Selbstverstümmelung mit Mutilationen an den Fingern und zerbissenen Lippen. Frühes Auftreten von Nierensteinen und Niereninsuffizienz. Die Lebenserwartung ist stark reduziert.
- Neben der schweren Form des totalen Mangels an HGPRT wird eine mildere Erkrankungsform mit teilweisem Mangel beobachtet, bei der die Lebenserwartung der Betroffenen nur wenig reduziert erscheint.

Vorkommen

Selten, mindestens 100 Familien beschrieben, jeweils nur Knaben betroffen, 1:300 000.

Differentialdiagnose

Schwere früh manifestierende erbliche Stoffwechselkrankheiten, bei Ausprägung des Vollbildes kaum differentialdiagnostische Schwierigkeiten.

Therapie

Keine, Allopurinol führt zur Verminderung der Harnsäurespiegel und kann die Nephrolithiasis verhüten. Gelegentlich entstehen dann Xanthinsteine.

Genetik

X-chromosomal rezessiver Erbgang. Konduktorinnen sind durch Enzymuntersuchung an Fibroblasten und molekulargenetische Methoden erfaßbar. Bei sporadischen Fällen konnte ein erhöhtes Zeugungsalter der mütterlichen Großväter nachgewiesen werden. Die beiden verschiedenen Schweregrade werden durch multiple Allelie erklärt. Intrafamiliär gleiche Krankheitsform zu erwarten. Genort Xq26−q27.2.

Beratung

Entsprechend dem X-chromosomal rezessiven Erbgang. Erfassung von Konduktorinnen und pränatale Diagnostik sind möglich.

Krankheitsbilder
Lippen-Kiefer-Gaumen-Spalte, umfaßt Hasenscharte und Wolfsrachen

Definition

Hemmungsfehlbildung der Lippen-Kiefer-Region unterschiedlicher Ausprägung.

Klinisches Bild

- Im Bereich der Weichteiloberlippe gelegene, seitliche, ein- oder doppelseitige Spalte, die das Lippenrot, die Weichteiloberlippe, den Kiefer, den harten oder weichen Gaumen isoliert oder gemeinsam betreffen kann. Doppelseitige Spalten häufiger bei Knaben, linksseitige häufiger als rechtsgelegene.
- Als Mikrosymptome gelten gekerbte Oberlippe, gespaltene Uvula, Unterentwicklung oder Fehlen der oberen seitlichen Schneidezähne, hoher spitzer Gaumen, Schleimhautspalte oder knöcherne Spalte im Bereich des (weichen oder) harten Gaumens.
- Ernährungsprobleme des Neugeborenen mit Gefahr der Aspiration, Mittelohrentzündungen mit der Möglichkeit einer Hörstörung, kosmetische Probleme der Oberlippenbildung sowie nasale Sprache bzw. Sprachentwicklungsverzögerung stellen spätere Probleme dar.
- Die Entwicklung der Lippen-Kiefer-Gaumen-Spalte fällt in die 4.–8. Embryonalwoche.

Vorkommen

1:600 bis 1:700 Neugeborene (isolierte Fehlbildung); bei mehr als 100 genetischen Krankheitsbildern stellt die Lippen-Kiefer-Gaumen-Spalte ein Symptom dar.

Differentialdiagnose

Die isolierte Spalte ist gegenüber der medianen Gaumenspalte abzugrenzen, weiterhin von Krankheitsbildern, bei denen die Lippen-Kiefer-Gaumen-Spalte ein Symptom darstellt, z.B. Ellis-van-Creveld-Syndrom, Chromosomenaberrationen und vieles andere.

Therapie

Operativ in mehreren Etappen, intensive kieferorthopädische Betreuung sowie Überwachung des Gehörs und evtl. logopädische Behandlung sind bedeutsam.

Krankheitsbilder
Lippen-Kiefer-Gaumen-Spalte, umfaßt Hasenscharte und Wolfsrachen

Genetik

Multifaktorielle Vererbung.
Aus dem Tierversuch sind als bedeutsame Umweltfaktoren Sauerstoffmangel, Strahlenbelastung, Vitamin-A-Mangel, Vitaminüberdosierung und die Anwendung zytostatischer Medikamente, vor allem Folsäureantagonisten, bekannt.

Beratung

Empirische Wiederholungsrisiken bei isolierter Lippen-Kiefer-Gaumen-Spalte zeigt Tab. 16. Während der Schwangerschaft soll auf gesunde Ernährung, Vermeidung von Risikofaktoren und Streß sowie genügende Vitaminzufuhr geachtet werden. Die prophylaktische Gabe von Multivitaminpräparaten und Folsäure wird von einigen Autoren in den ersten Schwangerschaftsmonaten empfohlen. Überdosierungen sind zu vermeiden.

Tabelle **16**

	Risiko für (weitere) Kinder
Eltern gesund 1. Kind betroffen	4–6%
1 Elternteil betroffen 1. Kind gesund	4–6%
Eltern gesund 2 Kinder betroffen	9%
1 Elternteil betroffen und 1 Kind	17%
Beide Eltern betroffen	35%

Krankheitsbilder
Louis-Bar-Syndrom, Ataxie-Teleangiektasie-Syndrom

Definition

Zerebellare Ataxie mit Teleangiektasien und Mangel an Immunglobulin A.

Klinisches Bild

- Im Verlauf der ersten sechs Lebensmonate Entwicklung einer zerebellaren Ataxie, die sich verstärkt, deren Progredienz aber unterschiedlich sein kann. Im Bereich der Konjuktiven und der Haut, besonders hinter den Ohren, im Nacken und um die Augen treten Teleangiektasien auf, die in Kombination mit der Ataxie praktisch bei allen Betroffenen nachweisbar werden. In 60% der Fälle IgA-Mangel und dadurch bedingte Neigung zu rezidivierenden sinubronchialen Infekten, bei 40–60% entwickeln sich Bronchiektasen. Hypoplasie oder Fehlen des Thymus.
Im Laufe der Zeit werden Nystagmus, Seh- und Sprachstörungen sowie in vielen Fällen geistige Retardierung deutlich, die Bewegungsstörungen führen zur völligen Invalidisierung.
- Verschiedene Chromosomenaberrationen ließen sich nachweisen, vor allem aber vermehrte Chromosomenbrüchigkeit, perizentrische Inversion am Chromosom 7 und Veränderungen im Bereich des Chromosom 14q 1.2. Da bei Patienten mit Louis-Bar-Syndrom maligne Erkrankungen häufig sind, wird vermutet, daß im Bereich der Chromosomenbruchstelle ein Onkogen lokalisiert ist.

Vorkommen

1:40 000 Lebendgeburten, keine Geschlechtsbevorzugung.

Differentialdiagnose

Andere Immundefektsyndrome, andere Störungen mit Teleangiektasien.

Therapie

Antibiotische Behandlung bei bronchialen Infekten, Substitution von Immunglobulinen sowie symptomatische Therapie der Bewegungsstörung. Überwachung wegen der erhöhten Malignitätsrate.

Louis-Bar-Syndrom, Ataxie-Teleangiektasie-Syndrom

Genetik

Autosomal rezessiver Erbgang.
Genort Chromosom 11q22−q23.

Beratung

Entsprechend dem autosomal rezessiven Erbgang, auch Heterozygote sollen wegen erhöhter Neigung zu malignen Erkrankungen überwacht werden. Nachkommen betroffener Personen sind bisher nicht beobachtet worden.

Krankheitsbilder
Manisch-depressive Psychose, affektive Psychose, Zyklothymie

Definition/allgemeine Vorbemerkung

Endogene Psychose mit Affektstörungen, uni- oder bipolar verlaufend. 2/3 aller Patienten erleiden nur depressive Phasen, 4% nur manische. 20—25% erkranken bipolar mit manischen und depressiven Krankheitszuständen. Depressionen beginnen gewöhnlich im 4. Lebensjahrzehnt, manische Phasen etwa 10 Jahre früher. 70—75% der Patienten mit einer akuten Affektstörung gelangen in eine Remission, bei 15% der Depressiven chronischer Verlauf. Die Hälfte der Betroffenen erlebt zwei oder mehr Krankheitsschübe, manische Krankheitsphasen rezidivieren in 70% der Fälle.

Klinisches Bild

- Depression:
Aus relativer Gesundheit kommt es zum Auftreten von verschiedenen auffälligen Verhaltensweisen und Befunden, die von der American Psychiatric Association als Krankheitskriterien zusammengestellt wurden:
  1. reduzierter Appetit mit Gewichtsverlust oder gesteigerter Appetit mit Gewichtszunahme,
  2. Schlaflosigkeit oder übermäßiges Schlafbedürfnis,
  3. psychomotorische Antriebssteigerung oder Verlangsamung,
  4. Verlust von Interesse und Freude an gewohnten Tätigkeiten und Nachlassen des Sexualtriebes,
  5. Energieverlust, Müdigkeitsgefühl,
  6. Gefühl der Wertlosigkeit, Selbstvorwürfe, grundloses Schuldgefühl,
  7. verminderte Fähigkeit zu denken oder sich zu konzentrieren,
  8. immer wiederkehrende Gedanken an den Tod oder Selbstmord.

  Bei Nachweis von 4 Kriterien Verdacht, bei 5 Annahme einer Depression. Die Wahrscheinlichkeit eines Suizids beträgt bei depressiven Kranken im Laufe des Lebens 10%.

- Manie:
Das klinische Bild entwickelt sich teilweise aus einer Persönlichkeitsveränderung, die als Hypomanie bezeichnet werden kann. Entsprechend der American Psychiatric Association werden folgende Krankheitskriterien gefordert:
  1. gesteigerte Aktivität (im menschlichen Umgang, bei der Arbeit oder sexuell) oder körperliche Ruhelosigkeit,
  2. ungewöhnliche Gesprächigkeit oder Rededrang,
  3. Ideenflüchtigkeit oder das subjektive Gefühl des Gedankenrasens,

Krankheitsbilder
Manisch-depressive Psychose, affektive Psychose, Zyklothymie

4. übersteigerte Selbsteinschätzung (Größenideen, die wahnhaft sein können),
5. vermindertes Schlafbedürfnis,
6. Ablenkbarkeit, d. h. die Aufmerksamkeit wendet sich zu leicht unwichtigen und bedeutungslosen äußeren Reizen zu,
7. übermäßiges Engagement in Unternehmungen, die eine große Gefahr von unübersehbaren unangenehmen Konsequenzen mit sich bringen, wie unsinnige Käufe, sexuelle Indiskretionen, unsinnige geschäftliche Investitionen und rücksichtslose Fahrweise.

Sind 3 der genannten Kriterien über einen größeren Teil der Krankheitsperiode erfüllt, so gilt eine Manie als gegeben.

Vorkommen

0,4−3% in der allgemeinen Bevölkerung, unipolare Psychosen bei Frauen häufiger als bei Männern (2:1).

Differentialdiagnose

Reaktive Depression, Depression im Zusammenhang mit medikamentöser Behandlung (z. B. Reserpin, α-Methyldopa, Propranolol, Steroide), depressive Verstimmungen im Rahmen von schweren Grunderkrankungen (Tumorleiden, Herzkrankheiten).

Therapie

Trizyklische Antidepressiva bei depressiven Phasen. Lithium bei manischen Krankheitszuständen, auch als Langzeitprophylaxe, vermindert Rezidivgefahr und Schwere der Krankheit.

Genetik

Familiäre Häufigkeit und Zwillingsuntersuchungen stützen die Annahme multifaktorieller Vererbung der affektiven Psychose. Für unipolare und bipolare Verlaufsformen ergeben sich unterschiedliche Belastungen auch in Abhängigkeit vom Geschlecht der erkrankten Ausgangsperson und deren Erkrankungsalter.

Krankheitsbilder
Manisch-depressive Psychose, affektive Psychose, Zyklothymie

Beratung

- Angabe empirischer Risikozahlen aus großen Familienstatistiken: Erkrankungswahrscheinlichkeiten:
  - allgemeine Bevölkerung 0,4–3%,
  - Kinder eines betroffenen Elternteils 15–20%,
  - Kinder zweier betroffener Eltern 55%,
  - Geschwister 10–15%,
  - eineiige Zwillinge 70%,
  - zweieiige Zwillinge 20%,
  - Nichten/Neffen, Enkel, Vettern/Cousinen eines Betroffenen, dessen Eltern gesund sind 6%,
  - 2. Kind, wenn ein Elternteil und ein Kind betroffen sind 10–24%.

- Erkrankungswahrscheinlichkeit in Abhängigkeit von der Verlaufsform bei dem Probanden:

- Proband

Proband	Risiko für erstgradige Verwandte	
	unipolar	bipolar
unipolar	6,5–17,5%	0,6–3,4%
bipolar	10,2–14,9%	8,0%

- Erkrankungswahrscheinlichkeit in Abhängigkeit vom Manifestationsalter des Probanden:

Erstmanifestation	Risiko für erstgradige Verwandte
	unipolare Erkrankung
vor 40. Lebensjahr	16,7%
nach 40. Lebensjahr	9,5%
	bipolare Erkrankung
vor 40. Lebensjahr	19,2%
nach 40. Lebensjahr	11,2%

- In der Frühschwangerschaft sollte möglichst eine Lithiumbehandlung vermieden werden, da komplexe Herzfehlbildungen, unter anderem Ebstein-Anomalie, mit 7–10% als Folge beobachtet wurden.
- Für die Abschätzung eines noch bestehenden Erkrankungsrisikos in Abhängigkeit vom Lebensalter vergleiche die A-posteriori-Risiken (Abb. 31).

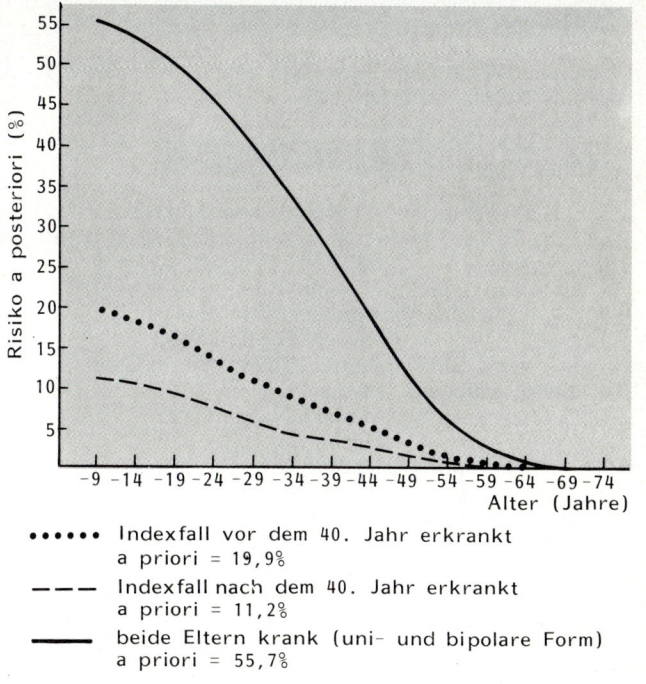

Krankheitsbilder
Manisch-depressive Psychose, affektive Psychose, Zyklothymie

••••• Indexfall vor dem 40. Jahr erkrankt
a priori = 19,9%

– – – Indexfall nach dem 40. Jahr erkrankt
a priori = 11,2%

——— beide Eltern krank (uni- und bipolare Form)
a priori = 55,7%

Abb. 31 Abschätzung des noch bestehenden Erkrankungsrisikos (a posteriori) entsprechend dem aktuellen Lebensalter des Fragenden (nach Propping).

Krankheitsbilder
Marfan-Syndrom, Arachnodaktylie

Definition

Charakteristisches genetisches Syndrom bisher ungeklärter Ätiologie und Neigung zu Hochwuchs.

Klinisches Bild

Bereits bei Geburt sind die Kinder durch lange, schmale Finger und Zehen auffällig, im weiteren Verlauf stellen sich zusätzliche Veränderungen ein:
- harte Kriterien: Linsenluxation,
  Aortendilatation,
  schwere Kyphoskoliose,
  ventrale Thoraxdeformitäten,
- weiche Kriterien: Myopie,
  Mitralklappenprolaps,
  Hochwuchs,
  Überstreckbarkeit der Gelenke,
  Arachnodaktylie.
- Die kardiovaskulären Symptome sind für die Lebenserwartung bedeutsam, Todesursachen stellen Ruptur eines Aortenaneurysmas, Aortenektasie und Aortenklappeninsuffizienz, Herzrhythmusstörungen, arterielle Embolien und Endokarditits im Bereich der Mitralklappe und/oder der Chordae tendineae mit daraus entstehender Mitralklappeninsuffizienz dar. Gelegentlich Myokardfibrose oder Kardiomyopathie.

Vorkommen

4–6 auf 100 000.

Differentialdiagnose

Homozystinurie, Ehlers-Danlos-Syndrom Typ V.

Therapie

Symptomatisch, z. B. Operation der Augenlinse oder einer Trichterbrust sowie Beseitigung eines Aortenaneurysmas oder einer Mitralklappeninsuffizienz.

Krankheitsbilder
Marfan-Syndrom, Arachnodaktylie

Genetik

75–85% aller Beobachtungen sind familiär, für sie gilt autosomal dominanter Erbgang. 15–25% sind sporadische Fälle, hier werden Neumutationen angenommen. Zusammenhänge mit dem väterlichen Zeugungsalter sind gesichert. Das Gen zeigt hohe Penetranz, wechselnde Expressivität.

Beratung

Entsprechend dem autosomal dominanten Erbgang unter Hinweis auf wechselnde Expressivität und hohe Penetranz. Pränatale Diagnostik mit Hilfe von Ultraschallmessungen der Extremitäten im 2. Trimenon möglich.

Krankheitsbilder
Martin-Bell-Syndrom, Marker-X-Syndrom, fragiles X-Syndrom

Definition

Familiäres Störungsbild mit Schwachsinn unterschiedlicher Ausprägung überwiegend im männlichen Geschlecht mit brüchiger Stelle am X-Chromosom.

Klinisches Bild

- Häufig erhöhtes Geburtsgewicht, Kopfumfang obere Normgrenze, Balkonstirn, betone Kinnregion. Große Ohren, meist abstehend, Mund wegen Hypotonie der Mundmuskulatur häufig offenstehend. Neigung zu Ekzemen und Allergien. Teilweise Vergrößerung der Testes. Verlangsamte motorische und verzögerte Sprachentwicklung, Kontaktstörungen, teilweise Autismus.
  Im Verhalten werden Betroffene mit exzessiver Hyperaktivität und solche mit mehr passivem Verhalten unterschieden, wobei letztere eine weniger ausgeprägte geistige Behinderung aufweisen.
- Im Erwachsenenalter Kopfumfang normal, Gesicht länglich, Stirn prominent, viereckiges Kinn, Ohrvergrößerung. Meist vergrößerte Hoden. IQ bei 25% kleiner 50, bei 75% zwischen 50 und 70. Sprachstörungen: selten zusammenhängende Sätze, zwanghafte Wiederholungen.
- Die Ausprägung der geistigen Behinderung bei Konduktorinnen ist davon abhängig, welches der beiden X-Chromosomen bevorzugt inaktiviert wird.

Vorkommen

Unter männlichen Neugeborenen 1:550,
unter geistig Behinderten 1,6−6,2%,
Konduktorinnenhäufigkeit 1:400.

Differentialdiagnose

X-chromosomal rezessive Schwachsinnsformen.

Therapie

Versuche mit Folsäuretherapie erbrachten keine überzeugenden Ergebnisse.

Krankheitsbilder
Martin-Bell-Syndrom, Marker-X-Syndrom, fragiles X-Syndrom

Genetik

Nachweis von fragilem X-Chromosom (q27.3) (Abb. 32); bei hemizygoten Männern in 2–50% der Mitosen nachweisbar (individuelle Konstanz), entsprechende Veränderungen bei heterozygoten Konduktorinnen in 2–20% der Mitosen.
Neumutationsrate im männlichen Geschlecht $7,2 \times 10^{-4}$.

Beratung

- Entsprechend dem X-chromosomal rezessiven Erbgang, dabei ist zu beachten, daß gesunde Männer das fragile X an ihre Töchter weitergeben können, daß bei geistig retardierten Männern mit typischem Phänotyp aus betroffenen Familien das fragile X fehlen kann und ein Teil der gesicherten Konduktorinnen ein fragiles X nicht zeigt.
- Zur Beratung kommen in der Regel Schwestern von Betroffenen. Für die Beratung ist eine genaue Stammbaumerhebung mit Chromosomenanalyse und evtl. molekulargenetischer Untersuchung bei allen retardierten männlichen Familienangehörigen und den Konduktorinnen notwendig.

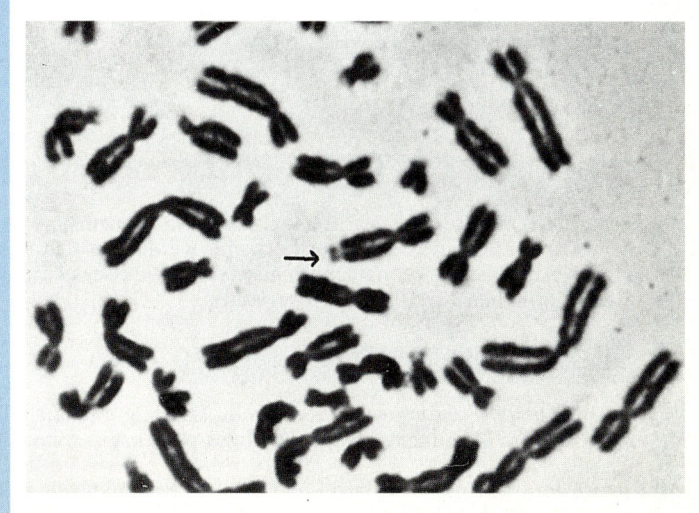

Abb. 32 Ausschnitt aus einer Mitose mit fragilem X-Chromosom (Xq27.3)

Krankheitsbilder
Menkes-Syndrom, Kinky-hair disease

Definition

Neurodegenerative Stoffwechselkrankheit mit Haaranomalie.

Klinisches Bild

- Im Säuglingsalter beginnende schwere psychomotorische Retardierung mit Spastik, Opisthotonushaltung und Gehirnatrophie. Es kommt zu Entwicklungsstillstand und Auftreten von Anfällen; Tod im 1. oder 2. Lebensjahr.
- Ursache der Erkrankung ist eine Störung der Kupferabsorption, die an den Haaren monilethrixartige Veränderungen auslöst. Versterben die Säuglinge sehr früh, so kann das pathognomonische Symptom der Haarveränderungen gelegentlich noch nicht erfaßt werden. Die Kinder werden häufig durch Hypothermie oder septische Komplikationen auffällig.

Vorkommen

1:40 000 in Australien.

Differentialdiagnose

Ehlers-Danlos-Syndrom Typ IX, andere rasch progrediente Stoffwechselstörungen.

Therapie

Keine.

Genetik

X-chromosomal rezessiver Erbgang, Konduktorinnen können an dem Vorhandensein von Pili torti erkannt werden, in kultivierten Fibroblasten lassen sich metachromatische Einschlüsse nachweisen. Genort zwischen Xp110 und 113 vermutet.

Beratung

- Entsprechend X-chromosomal rezessivem Erbgang. Pränatale Diagnostik durch Messung der Kupfer-64-Inkorporation in Amnionzellen möglich.
- Schwestern betroffener Knaben und sicherer Konduktorinnen sollten bezüglich der Überträgereigenschaft untersucht werden.

Krankheitsbilder
Metachromatische Leukodystrophie, Sulfatidose
(= MLD)

Definition/allgemeine Vorbemerkung

Speicherkrankheit aufgrund eines Defektes der Cerebrosidsulfatase. Entsprechend dem Beginn der Erkrankung und ihrem Verlauf wird unterschieden zwischen angeborener, infantiler, spätinfantiler, juveniler und adulter Form. Infantile und spätinfantile Form beginnen in der Regel vor Vollendung des 1. Lebensjahres, der Tod tritt nach 1–4 Jahren Krankheitsverlauf ein.

Klinisches Bild

- Zunächst unauffällige Entwicklung, verzögertes Laufen. Danach gehen die bereits erreichten motorischen Fähigkeiten wieder verloren; Hypotonie und Reflexverlust führen zum Verdacht auf neuromuskuläre Erkrankung. Zeitweilig starke Schmerzen in den Extremitäten. Schließlich Ataxie, Sprach- und Schluckstörung, Gefahr der Komplikationen durch Aspiration. Die Patienten erblinden, werden völlig hilflos und versterben an Dezerebration.
- Histologisch Demyelinisierung der weißen Substanz im Hirn und Markscheidenzerfall der peripheren Nerven.
- Die juvenile und adulte Form zeigen einen deutlich langsameren Verlauf, der entweder um das 20. bzw. das 40. Lebensjahr zum Tode führt. Reduktion der Arylsulfatase A auf 3–5% der Norm; bei den gespeicherten Lipiden handelt es sich um Sulfatide.

Vorkommen

1:40 000 Geburten (Schweden).

Differentialdiagnose

Bei infantiler Form: Tay-Sachs-Syndrom, Niemann-Pick-Krankheit; bei adulter Form: Multiple Sklerose, Enzephalitis verschiedener Genese.

Krankheitsbilder
Metachromatische Leukodystrophie, Sulfatidose (= MLD)

Therapie

Keine.

Genetik

Autosomal rezessiver Erbgang.
Heterozygotennachweis an Hautfibroblasten, Bestimmung der Arylsulfatase A in Urin und Leukozyten. Metachromatische Substanzen können an Nierenepithelien im Urinsediment nachgewiesen werden.

Beratung

- Entsprechend dem autosomal rezessiven Erbgang.
- Hinweis auf pränatale Diagnostik und Heterozygotentest, letzterer kann Überlappungsphänomene erkennen lassen.
- Die Obduktion Verstorbener ist für exakte Diagnosestellung und spätere Beratung bedeutsam (histochemische Analyse).
- Neben dem „klassischen" MLD-Gen ist in den letzten Jahren ein Pseudodefizienz-Gen gefunden worden, das in der Bevölkerung mit einer Heterozygotenhäufigkeit zwischen 7,3 und 20% nachweisbar wird. Es mit niedrigen Enzymwerten für Arylsulfatase A korreliert, ohne jedoch Krankheitsmerkmale im Sinne einer MLD auszulösen. Man schätzt, daß 1–2% der allgemeinen Bevölkerung homozygot für dieses Gen sind. Das Vorkommen des Pseudodefizienz-Gens muß bei dem Heterozygotennachweis und der pränatalen Diagnostik beachtet werden; eine zuverlässige Differenzierung vom MLD-Gen ist mit den heute verfügbaren Routinetests noch nicht möglich.

Krankheitsbilder
Mikrozephalie

Definition/allgemeine Vorbemerkung

Verkleinerung des Hirnschädels unterschiedlicher Ursache mit der Folge einer geistigen Behinderung.
- Ein Kopfumfang unterhalb der doppelten Standardabweichung der Altersnorm wird als Mikrozephalus bezeichnet. Derartige Veränderungen können isoliert auftreten (Microcephalia vera) oder als Symptom verschiedenartiger Grundkrankheiten. In Frage kommen unter anderem: Embryopathien (Röteln, Zytomegalie, Toxoplasmose), Strahlenbelastung während der Schwangerschaft, Sauerstoffmangel, CO-Vergiftung. Stoffwechselkrankheiten, z.B. Tay-Sachs-Syndrom, Pelizaeus-Merzbachersche Krankheit, Phenylketonurie. Auch bei Kindern behandelter Phenylketonurie-Frauen wurde ein Mikrozephalus nachgewiesen. Chromosomenaberrationen (Trisomie 13, Trisomie 18, Cri-du-chat-Syndrom) führen zur Mikrozephalie ebenso wie Cornelia-de-Lange-Syndrom, Rubinstein-Taybi-Syndrom, Seckel-Syndrom und viele andere.
- Abzugrenzen von diesen symptomatischen Formen der Mikrozephalie ist die Microcephalia *vera*, eine isolierte Mikrozephalie ohne Begleitstörungen. Hier finden sich häufig Geschwisterbeobachtungen, Blutsverwandtschaft der Eltern oder Herkunft aus Isolaten.

Klinisches Bild

Das klinische Bild der Mikrozephalie ist gekennzeichnet durch ein Mißverhältnis zwischen dem normal großen Gesichtsschädel und einem zu kleinen Hirnschädel, es entwickelt sich eine fliehende Stirn, meist bestehen verhältnismäßig große, abstehende Ohren, deutliche geistige Retardierung bis zur Idiotie, gelegentlich Krampfanfälle. Hydrocephalus internus kommt vor, spastische Bewegungsstörungen sind häufig. Zusätzliche Auffälligkeiten oder Veränderungen entsprechend dem jeweils zugrundeliegenden Syndrom.

Vorkommen

1:2000 bis 1:10 000,
1/6 davon genetisch bedingt.
Microcephalia vera 1:250 000.

Differentialdiagnose

Abgrenzung von vorzeitiger Verknöcherung der Schädelnähte. Es ist bedeutsam, ob die Mikrozephalie bereits intrauterin entstanden ist oder postnatal aufgetreten ist. Letzteres wird z.B. bei Valproinsäureeinnahme in der Schwangerschaft beobachtet.

Krankheitsbilder
Mikrozephalie

Therapie

Keine.

Genetik

- Entsprechend der zugrundeliegenden Ursache.
- Für Microcephalia vera autosomal rezessiver Erbgang.
- Mikrozephalie bei Balkenmangel und/oder Holoprosenzephalie, häufig mit Arhinenzephalie und Lippen-Kiefer-Gaumenspalte kombiniert, wird als Mittellinienfehlbildung gewertet, für die teilweise autosomal dominanter Erbgang mit unterschiedlicher Expressivität angenommen wird.

Beratung

- Im Vordergrund Klärung der auslösenden Ursache und Zuordnung der Mikrozephalie zu einem Syndrom. Beratung dann entsprechend der Ursache. Bei Verdacht auf Mittellinienfehlbildung Überprüfung der erstgradigen Verwandten bezüglich des Vorliegens von Mikrosymptomen.
- Bei sporadischem Fall einer isolierten Mikrozephalie empirisches Wiederholungsrisiko für Geschwister 1:50. Besteht Blutsverwandtschaft der Eltern oder ein Hinweis auf Herkunft beider Eltern aus einem Isolat oder bei bereits zweitem betroffenen Kind, Beratung entsprechend autosomal rezessivem Erbgang.
- Eine Ultraschalldiagnostik bei Risikoschwangerschaften ist nur bedingt hilfreich, da viele Formen des Mikrozephalus erst in der Spätschwangerschaft oder postpartal manifest werden.

Krankheitsbilder
Morbus Bechterew, Spondylitis ankylopoetica

Definition

Chronisch entzündliche Erkrankung aus dem rheumatischen Formenkreis mit bevorzugtem Befall der Wirbelsäule.

Klinisches Bild

Meist im jugendlichen Erwachsenenalter auftretende schmerzhafte Bewegungseinschränkung der Wirbelsäule, häufig an den Sakroiliakalgelenken beginnend, auf HWS und BWS übergreifend, Befall der kleinen Wirbel- und Wirbelrippengelenke. Zusätzlich Monarthritis großer Gelenke, auch symmetrischer Befall. Progrediente Bewegungseinschränkung bei Brustkyphose und Hyperlordosierung der HWS. Im Spätstadium Atemstörungen durch Versteifung der Rippenwirbelgelenke, kompensatorische Bauchatmung, Aortenklappeninsuffizienz häufig.
An der Wirbelsäule röntgenologisch Syndesmophyten, Verkalkungen der Längsbänder und schließlich das Bild der Bambusstabwirbelsäule nachweisbar. Zwischen Bechterewscher Erkrankung und dem HLA-Typ B27 enge Korrelation von 85,5%.

Vorkommen

1:2000 Erwachsene, Männer sind 6- bis 10fach häufiger betroffen als Frauen.

Differentialdiagnose

Morbus Reiter, chronisch-rheumatische Arthritis, andere entzündliche Wirbelsäulenerkrankungen.

Therapie

Antiphlogistische und antirheumatische Basistherapie, physikalische Maßnahmen, Schmerzbekämpfung.

Genetik

Obgleich in manchen Familien autosomal dominanter Erbgang mit verminderter Penetranz vermutet wurde, wird allgemein multifaktorielle Vererbung mit Bevorzugung im männlichen Geschlecht angenommen. Nachkommen betroffener Frauen zeigen die Erkrankung häufiger im Vergleich zu den Nachkommen männlicher Probanden.

Krankheitsbilder
Morbus Bechterew, Spondylitis ankylopoetica

Beratung

Unter Verwandten von Bechterew-Patienten werden 22,6mal häufiger wieder Betroffene beobachtet im Vergleich zu Kontrollen. Nachweis von HLA B27 beim Probanden kann in die genetische Beratung einbezogen werden. Söhne eines betroffenen HLA-B27-positiven Vaters haben eine Erkrankungswahrscheinlichkeit von 3–4%, Töchter eine solche von 1‰.
Frühdiagnose wegen Frühtherapie wichtig!

Krankheitsbilder
Morbus Boeck, Sarkoidose

Definition

Gutartige granulomatöse Systemerkrankung mit bevorzugtem Befall von Lunge und intrathorakalen Lymphknoten.

Klinisches Bild

Im jugendlichen Erwachsenenalter Auftreten meist bihilärer Lymphome, deren polyzyklische Begrenzung im Röntgenbild nachweisbar wird. Übergreifen auf das Lungenparenchym mit Entwicklung von Lungenfibrose und Allgemeinsymptomen, schließlich Übergang in schwere respiratorische Insuffizienz und Cor pulmonale. Extrathorakale Manifestation, vor allem an Haut, Leber, Auge, Knochen, Herz und Niere.
Es werden akuter, subakuter und chronischer Verlauf unterschieden. Die akute Verlaufsform (Löfgren-Syndrom) beginnt mit Erythema nodosum, Gelenkschmerzen und Fieber, betrifft meist junge Frauen. Die subakute oder chronische Form wird oftmals nur zufällig bei einer Thoraxröntgenaufnahme entdeckt, häufig liegt bereits ein Stadium II (Organbefall der Lunge) vor.
Histologie: Nachweis tuberkuloseähnlicher Granulome ohne Zeichen der Einschmelzung.

Vorkommen

1:1000 (Schweden) bis 1:100 000.
Weltweit vorkommend, Frauen etwas häufiger als Männer betroffen. Schwarze häufiger als Weiße betroffen.
$2/3$ der Patienten sind jünger als 40 Jahre.

Differentialdiagnose

Tuberkulose, entzündliche Lymphknotenschwellungen, myeloproliferative Erkrankungen.

Therapie

Hohe spontane Rückbildungsrate. Stadium II und III, extrathorakale Organmanifestation sowie Hyperkalzämie und Niereninsuffizienz erfordern Prednisonbehandlung.

Krankheitsbilder
Morbus Boeck, Sarkoidose

Genetik

Meist sporadisches Vorkommen, gelegentlich familiäre Beobachtungen, jedoch kein Hinweis für monogenen Erbgang.

Beratung

Für Nachkommen und Geschwister praktisch keine erhöhte Wiederholungswahrscheinlichkeit. Bezüglich einer Schwangerschaft sollten Krankheitsstadium und evtl. Beeinträchtigung von Lungen- und Nierenfunktion Beachtung finden. Möglichst keine Steroidgaben im 1. Trimenon.

Krankheitsbilder
Morbus Crohn, Enteritis regionalis

Definition

Chronisch entzündliche Darmerkrankung des meist jugendlichen Erwachsenenalters.

Klinisches Bild

- Überwiegend zwischen dem 15. und 35. Lebensjahr auftretende chronisch entzündliche Erkrankung, die Dünndarm, nicht selten Ösophagus, Magen und Duodenum sowie das Kolon betrifft. Nachweis entzündlicher Granulome, die segmentär transmurale Veränderungen bewirken und fibrotische Narbenbildung, nicht selten Fissuren und Fisteln auslösen.
- Klinisch stehen Durchfälle, Bauchschmerzen, palpable Resistenzen und perianale Fisteln mit schmerzhafter Sekretion im Vordergrund. Bei Befall des Kolons häufig Fistelgänge im Bereich des rechten Unterbauches oder perianal. Narbige Strikturen und Darmobstruktionen stellen mit 20–30% häufige Komplikationen dar.

Vorkommen

2:100000 Einwohner, häufig bei Kaukasiern, 3- bis 6fach häufiger bei Juden im Vergleich zu Nichtjuden. Beide Geschlechter gleich häufig betroffen. Abgrenzung zur Colitis ulcerosa häufig nur durch histologische Untersuchung möglich. Inzidenz dieser Krankheit 6–8 Fälle auf 100000 Einwohner.

Differentialdiagnose

Yersinia-Enteritis, Kolontumoren, Kolondivertikel, selten Strahlenproktitis, Colitis ulcerosa.

Therapie

Möglichst langfristig konservative Therapiemaßnahmen durch Gabe schwer resorbierbarer entzündungshemmender Substanzen auf Salicylatbasis. In schweren Fällen Steroide, ACTH oder Immunsuppressiva. Gelegentlich Operation.

Krankheitsbilder
Morbus Crohn, Enteritis regionalis

Genetik

2—5% der Patienten mit Morbus Crohn zeigen weitere Erkrankte in der Familie. Am ehesten wird multifaktorielle Vererbung angenommen. Über die Einflüsse infektiöser oder immunologischer Ursachen auf die Erkrankung ist ebenso wie über auslösende psychische Störungen noch zu wenig bekannt.

Beratung

Die Frage der Wiederholungswahrscheinlichkeit bei Kindern spielt eine untergeordnete Rolle, sie ist mit 2—5% anzugeben. Meist erfolgt die Beratung zur Frage, ob eine notwendige Medikation in der Schwangerschaft fortgeführt werden kann oder sich daraus Risiken für das Kind ergeben und welchen Einfluß die Schwangerschaft auf den Krankheitsverlauf ausübt.

- Über therapeutische Maßnahmen während der Schwangerschaft kann nur in Zusammenarbeit mit dem behandelnden Internisten entschieden werden; Salicylate erscheinen ungefährlich, eine krankheitsbedingte (meist Eisenmangel-)Anämie bedarf der Substitution.
- Sichere Aussagen über den Einfluß der Schwangerschaft auf den Krankheitsverlauf sind nicht möglich, besonders gefährdet erscheinen die ersten drei Schwangerschaftsmonate und die postpartale Phase. Wünschenswert ist eine geplante Schwangerschaft in einer blanden Krankheitsphase, postpartal sorgfältige Überwachung und medikamentöse Prophylaxe.
- Ein medikamentös behandelter Morbus Crohn des Mannes zum Zeitpunkt der Zeugung eines Kindes wird für dessen Gesundheit als nicht bedeutsam angesehen.

Krankheitsbilder
Morbus Fabry, Angiokeratoma corporis diffusum, Glykosphingolipidose

Definition

Erbliche Erkrankung auf der Basis eines Defektes der Ceramid-α-Trihexosidase = α-Galactosidase.

Klinisches Bild

- Zwischen 5. und 15. Lebensjahr Auftreten dunkelbraun-roter punktförmiger, gelegentlich papulöser hyperkeratotischer Hautveränderungen mit bevorzugter Lokalisation periumbilikal, im kaudalen Anteil des Rumpfes und der Genitoanalregion, Oberschenkelinnenseiten, seltener Glutäen, Gesicht oder Mundschleimhaut. Histologisch lassen sich Gefäßerweiterungen durch Einlagerung lipidhaltiger Substanzen erfassen.
- Akroparästhesien an Fingern und Zehen, Verschlimmerung auf Wärme, dabei Auftreten von Fieber und BSG-Beschleunigung. Bei 90% aneurysmatische Erweiterungen oder Schlängelungen der Kapillaren im Bereich von Konjunktiva und Retina. Wirbelartige Verdichtungen in der Hornhaut (Cornea verticillata).
- Im 2.−4. Lebensjahrzehnt kommen Gefäßveränderungen an Niere und kardiovaskulärem System hinzu, Hypertonie, Kardiomyopathie, Herzinsuffizienz und Urämie können sich entwickeln. Tod zwischen dem 4. und 6. Lebensjahrzehnt.

Vorkommen

Selten, ca. 200 Fälle beschrieben. Klinisches Vollbild nur im männlichen Geschlecht.

Differentialdiagnose

Spät manifestierende Gangliosidosen, Fukosidosen.

Therapie

Symptomatisch, evtl. Nierentransplantation.

Genetik

X-chromosomal dominanter Erbgang mit geringerer Ausprägung im weiblichen Geschlecht.
Genort Chromosom Xq22.

Krankheitsbilder
Morbus Fabry, Angiokeratoma corporis diffusum, Glykosphingolipidose

Beratung

- Entsprechend dem X-chromosomal dominanten Erbgang. Söhne betroffener Männer sind frei von der Störung, Töchter zeigen milde Erkrankungsform.
- Heterozygote Frauen sind mit Hilfe der Spaltlampenuntersuchung an einer Cornea verticillata erkennbar oder durch Nachweis einer verminderten Enzymaktivität für α-Galactosidase. 40–80% der normalen Aktivität werden hier gefunden.
- Pränatale Diagnostik ist möglich durch Bestimmung der α-Galactosidase-Aktivität an kultivierten Amnionzellen.

Krankheitsbilder
Morbus Gaucher

Definition/allgemeine Vorbemerkung

Speicherung von Glucosylceramid aufgrund verminderter Aktivität der Glucosylcerebrosidase.
Es werden zwei Typen unterschieden:
- Typ I chronische, adulte Form,
- Typ II infantile, akute Form.

Klinisches Bild

- Typ I, adulte Form: Auftreten der Erkrankung bereits im Kindesalter, aber auch in höherem Lebensalter, gelegentlich bis zum 7. Lebensjahrzehnt möglich. Entwicklung einer Splenomegalie, später Hepatomegalie. Leichte Verletzlichkeit der Haut, die im Laufe der Zeit gelblich-bräunlich wird. Knochen- und Gelenkschmerzen, pathologische Frakturen, mikrozytäre Anämie und pulmonale Infektionen treten hinzu. Nur selten neurologische Symptome wie Ataxie oder Krampfanfälle. Im Knochenmark und in Lymphknoten Nachweis großer schaumartiger, mehrkerniger Zellen, sog. Gaucher-Zellen, die im Zytoplasma Glucocerebroside enthalten. Ähnliche Ablagerungen in der Konjunktiva (sog. Pinguekula).
- Verminderung der Glucosylceramidase auf 30% der Norm. Meist Lebenserwartung nicht wesentlich beeinträchtigt, gelegentlich allerdings rasch progrediente Verläufe mit Tod im Jugendalter beschrieben.
- Typ II, infantile, akute Form: In den ersten Lebensmonaten auftretende Ernährungsschwierigkeiten, aufgetriebenes Abdomen, Hepatosplenomegalie. Etwa ab 6. Lebensmonat Entwicklungsverzögerung, Muskelhypertonie und Spastik, Opisthotonushaltung. Tonisch-klonische Krämpfe, Kontrakturen und Tod in der Dezerebration. Die mittlere Lebenserwartung beträgt 9 Monate.
  - Glucosylceramidase nicht nachweisbar. Gaucher-Zellen besonders perivaskulär im Gehirn.
- Möglicherweise ist ein Typ III mit mittelschwerem Verlauf abzugrenzen.

Vorkommen

1:2500 Geburten unter Ashkenasi-Juden. Heterozygotenhäufigkeit 1:30 bis 1:100.

Differentialdiagnose

Andere schwere erbliche Stoffwechselkrankheiten, Tay-Sachs-Syndrom, Morbus Pompe, Niemann-Pick-Krankheit Typ A.

Krankheitsbilder
Morbus Gaucher

Therapie

Symptomatisch mit Schmerzmitteln, Bluttransfusionen und orthopädischen Maßnahmen bei Kontrakturen, in Einzelfällen Splenektomie.

Genetik

Autosomal rezessiver Erbgang. Der Genort für Typ I bis III wird auf Chromosom 1q21 angenommen.

Beratung

Entsprechend autosomal rezessivem Erbgang. Pränatale Diagnostik an Amnionzellen möglich. Heterozygotenuntersuchung an kultivierten Hautfibroblasten nicht sicher, da Überschneidungen der Enzymaktivitäten mit homozygot gesunden Personen.

Morbus Krabbe, Globoidzell-Leukodystrophie,

Definition

Leukodystrophie aufgrund des Fehlens der lysosomalen Galactosylceramid-Galactosidase.

Klinisches Bild

- Im Alter von 3–6 Monaten Beginn einer fortschreitenden Entwicklungsretardierung mit allgemeiner Übererregbarkeit, Hyperästhesie und Hyperakusis. Auf leichte Reize Reaktion mit Krampfanfällen. Im Verlauf der folgenden Monate zunehmende Opisthotonushaltung, Entwicklung tonisch-klonischer-Krämpfe, schließlich Erblindung, Taubheit, Teilnahmslosigkeit. Tod in Enthirnungsstarre. Lebenserwartung 1–2 Jahre.
- Histologische Untersuchung des Gehirns: fehlende Myelinisierung der Markscheiden, Entmarkungsbefunde mit Globoidzellbildung in der weißen Substanz.
- Enzymdefekt in Leukozyten und Fibroblasten nachweisbar.

Vorkommen

1,9:100 000 Geburten in Schweden.
0,2–0,3:100 000 Geburten in Japan.

Differentialdiagnose

Andere Formen der Leukodystrophie.

Therapie

Keine.

Genetik

Autosomal rezessiver Erbgang.
Heterozygotennachweis ist möglich.
Genort vermutlich Chromosom 17.

Beratung

- Entsprechend dem autosomal rezessiven Erbgang.
- Empfehlung des Heterozygotentests bei gesunden Geschwistern betroffener Personen und deren Ehepartner.
- Pränatale Diagnostik an Amnionzellen möglich.

Krankheitsbilder
Morbus Osler, Teleangiectasia hereditaria haemorrhagica

Definition

Krankheitsbild, das mit höherem Alter in zunehmendem Maß durch das Auftreten von knötchenartigen arteriellen Teleangiektasien gekennzeichnet ist.

Klinisches Bild

Etwa vom 25. Lebensjahr an Auftreten von stecknadelkopf- bis linsengroßen Teleangiektasien, die knötchenartig angeordnet sind und besonders an Übergang von Haut zu Schleimhaut, z. B. an der Lippe, der Zungenunterfläche, an der Nasenschleimhaut, aber auch an Wangen, Nase, Fingerspitzen sowie im Bereich des Magen-Darm-Traktes lokalisiert sind. Besonders im Bereich des Locus Kieselbachii werden oftmals schwerwiegende arterielle Blutungen beobachtet, die sogar Transfusionspflichtigkeit auslösen können. Blutungen im Magen-Darm-Trakt bleiben als Sickerblutungen häufig lange Zeit unerkannt. Nicht selten Auftreten von arteriovenösen Aneurysmata in der Lunge, die durch Steigerung des Minutenvolumens eine kardiale Belastung bis zur Insuffizienz auslösen können. Die Blutungsneigung kann bereits früh zur Invalidisierung führen.

Vorkommen

1–2:100 000, Manifestationsalter meist zwischen dem 2. und 3. Lebensjahrzehnt. Keine Geschlechtsbevorzugung.

Differentialdiagnose

Teleangiektasien im Rahmen anderer Grundkrankheiten, gastrointestinale Blutungen anderer Ursache, vaskuläre Blutungsübel, Gerinnungsstörungen.

Therapie

Koagulation einzelner, häufig blutender Teleangiektasien, operative Entfernung eines arteriovenösen Aneurysmas in der Lunge, bei starken Blutungen Transfusionen.

Krankheitsbilder
Morbus Osler, Teleangiectasia hereditaria haemorrhagica

Genetik

Autosomal dominanter Erbgang mit unterschiedlicher Expressivität, hoher Penetranz. Mutationsrate $2-3 \times 10^{-6}$. Gelegentlich werden homozygote Merkmalsträger beobachtet, die früh erkranken und eine schlechte Prognose aufweisen. Sporadische Fälle selten.

Beratung

Entsprechend dem autosomal dominanten Erbgang, auf wechselnde Expressivität achten. Partner sicher Betroffener sollten auf Mikrosymptome hin untersucht werden.

Krankheitsbilder
Morbus Parkinson, Parkinsonsche Krankheit, Paralysis agitans

Definition

Chronisch progrediente Erkrankung der Stammganglien mit Ausbildung einer charakteristischen Haltungs- und Bewegungsstörung.

Klinisches Bild

- Meist nach dem 5. Lebensjahrzehnt beginnende, progrediente Bewegungsstörung, durch Akinesie, Haltungsanomalie, Rigor, Tremor, mimische Starre und Salbengesicht gekennzeichnet. Vegetative Störungen wie Hypersalivation, Hypotonie sowie Funktionsstörungen von Blase und Darm treten hinzu. Interindividuell erhebliche Unterschiede in Progreß und Schwere der Erkrankung. Bei 25% führt die Erkrankung innerhalb von 5 Jahren zur Arbeitsunfähigkeit. Verläufe über 20 Jahre kommen vor, sie führen zu völliger Hilflosigkeit. Bei langem Verlauf treten Merkschwäche, Desorientiertheit und Demenz hinzu.
- Im CT Atrophie der Hirnrinde und der Stammganglien, ein Teil der Fälle ist postenzephalitisch zu erklären. Daneben toxische und hypoxische Ursachen, meist sind exogene Faktoren nicht zu eruieren, multifaktorielle Verursachung wird angenommen.

Vorkommen

7–10:10 000, nach anderen Angaben 1:1500 bis 1:2000 Personen in der allgemeinen Bevölkerung, bei Personen über 50 Jahre 1:600.

Differentialdiagnose

Bewegungsstörungen anderer genetischer Krankheiten, z.B. Morbus Wilson, Chorea Huntington, degenerative Allgemeinerkrankungen mit Zerebralsklerose, bei ausgeprägter Symptomatik keine diagnostischen Schwierigkeiten.

Therapie

Medikamentös mit Anticholinergika, L-Dopa, Dopaminantagonisten, selten werden stereotaktische Operationen durchgeführt.

Genetik

Viele sporadische Fälle, 10–20% der Betroffenen haben Angehörige, die ebenfalls befallen sind. Gelegentlich Erkrankungen in aufeinanderfolgenden Generationen. Multifaktorielle Vererbung wird angenommen.

Krankheitsbilder
Morbus Parkinson, Parkinsonsche Krankheit, Paralysis agitans

Beratung

Genaue Überprüfung auslösender exogener Faktoren. Bei sporadischen Fällen unklarer Genese wird das Risiko für Geschwister in Abhängigkeit vom Erkrankungsalter des Probanden bestimmt (Tab. 17). Geschwister und Kinder betroffener Frauen haben ein höheres Risiko als entsprechende Verwandte betroffener Männer. Für familiäre Beobachtungen, die an autosomal dominanten Erbgang denken lassen, wird eine Penetranz von 60% angegeben, das Risiko für Nachkommen bedeutet dann 50% Genträger, 30% Erkrankungsrisiko.

Tabelle **17** Empirische Risikoziffern

Erkrankungsalter des Probanden	Risiko für Geschwister
35–44	1:12
45–54	1:18
55–64	1:26
65–74	1:71
Ist einer der Eltern ebenfalls betroffen, Risiko für Geschwister:	
mit 50 Jahren	5%
mit 60 Jahren	15%

Krankheitsbilder
Morbus Wilson, hepatozerebrale Degeneration

Definition

Kupferspeicherkrankheit auf der Basis eines genetischen Mangels an Coeruloplasmin und damit Anstieg des freien Kupfers im Serum.

Klinisches Bild

- Im Kindes- und Jugendalter auftretende Krankheitssymptome, die entweder auf eine Schädigung der Leber, des Gehirns oder, selten, des Knochenmarks hinweisen. Durch die Verminderung des Coeruloplasmins im Serum kommt es zu vermehrter Ablagerung von Kupfer in den genannten Organen, zusätzlich in Auge und Niere.
- Am Auge ist der charakteristische Kayser-Fleischersche Ring bei längerer Krankheitsdauer erkennbar. In der Leber führt die vermehrte Kupferablagerung zur Fibrose, zu entzündlichen Veränderungen und schließlich zur Zirrhose. Ikterus und gelegentlich auch Aszites stellen Erstsymptome dar. Im Gehirn sind vor allem die Basalganglien von der Kupferablagerung betroffen. Dies führt zu Bewegungsstörungen, die an ein Parkinson-Syndrom erinnern, außerdem zu psychischen Veränderungen, Dysarthrie und Dysphagie.
- Selten stellt eine krisenhaft auftretende Hämolyse mit verminderter Thrombozytenzahl und Störung der Erythropoese das Erstsymptom dar. Die einzelnen Organmanifestationen können sich überlappen, innerhalb einer Familie werden unterschiedliche Verlaufsformen beobachtet.

Der Manifestationsbeginn liegt zwischen dem 4. und 6. Lebensjahr, meist jedoch um das 16. Lebensjahr. Unbehandelt führt der Morbus Wilson zum Tode, entweder an zerebralen oder hepatischen Komplikationen.

Vorkommen

1:35 000 in der allgemeinen Bevölkerung, nach anderen Angaben 5−30 auf eine Million Einwohner.

Differentialdiagnose

Im Kindesalter erbliche Stoffwechselkrankheiten mit Leberschädigung, α_1-Antitrypsin-Mangel. Leberzirrhose anderer Genese, Morbus Parkinson.

Morbus Wilson, hepatozerebrale Degeneration

Therapie

D-Penicillamin als Dauerbehandlung führt zur Ausscheidung des vermehrt im Organismus gespeicherten Kupfers. Bei der seltenen Intoleranz kann Triäthylen-tetramin-dihydrochlorid (Trien) als Chelatbildner verwendet werden. Besonders während der Schwangerschaft wird die Anwendung von Zinksulfat oder Zinkaspartat empfohlen. Die genannten Medikamente vermögen die klinische Symptomatik weitgehend rückgängig zu machen.

Genetik

Autosomal rezessiver Erbgang. Genort Chromosom 13q 14−q21.

Beratung

- Entsprechend dem autosomal rezessiven Erbgang.
- Schwangerschaften bei behandelnden Frauen mit Morbus Wilson sind möglich, da die Therapie mit D-Penicillamin oder Zinkpräparaten in einer Schwangerschaft fortgeführt werden kann (bei hohen Kupferwerten Muß!).
- Heterozygotenerfassung ist durch Untersuchung des Coeruloplasmins möglich, teilweise wegen familiär niedriger Werte nicht eindeutig. Auch bei der Messung der Serumspiegel mit radioaktiv markiertem Kupfer werden gelegentlich Überlappungen mit homozygot Gesunden beobachtet, dennoch sollte diese Diagnostik bei Partnern sicherer Heterozygoter und bei Partnern Wilson-Kranker unbedingt angeraten werden. Hier könnte das Phänomen der Pseudodominanz zu erhöhter Erkrankungswahrscheinlichkeit bei Kindern führen.
- Risikopersonen sollten frühzeitig untersucht werden, um eine entsprechende Therapie einzuleiten. Auf die unterschiedliche klinische Symptomatik ist hinzuweisen.

Krankheitsbilder
Mukolipidosen

Definition/allgemeine Vorbemerkungen

Gruppe von Speicherkrankheiten aufgrund von Defekten lysosomaler Enzyme.
Zu den Mukolipidosen werden der Typ I (Lipomukopolysaccharidose), der Typ II (I-cell disease) und der Typ III (Pseudopolydystrophie, Pseudo-Hurlersche Polydystrophie) gerechnet. Hinzu kommen die neuroviszerale Lipidose, eine G_{M1}-Gangliosidose, von der drei verschiedene Typen bekannt sind, sowie Fukosidose und Mannosidose.

Klinisches Bild

Charakteristisch für alle Störungen ist das Auftreten grober Gesichtszüge, der frühe Beginn (Ausnahme: neuroviszerale Lipidose Typ II und III) sowie Veränderungen, die auf die Ablagerung von Speichersubstanzen zurückgeführt werden. Hierher gehören: Hepatomegalie, große Zunge, Gingivahyperplasie, progrediente psychomotorische Retardierung. Bei den Gangliosidosen tritt die Speicherung im zentralen Nervensystem und in den viszeralen Organen in den Vordergrund, in 50% der Fälle Nachweis eines kirschroten Flecks im Bereich der Makula.

Vorkommen

Selten.

Differentialdiagnose

Mukopolysaccharidosen.

Therapie

Keine.

Genetik

Alle Krankheitsformen werden autosomal rezessiv vererbt. Teilweise lassen sich Vakuolen bzw. Einschlüsse in Lymphozyten und Fibroblasten nachweisen. Diese Einschlüsse können zum Teil zur Heterozygotendiagnostik und pränatalen Diagnostik herangezogen werden. Bezüglich Einzelheiten wird auf Speziallitertur verwiesen. Der Genort für Mukolipidose Typ II und III Chromosom 4q 21−24, für Mannosidose Chromosom 19p1.1 − q13.

Beratung

Entsprechend autosomal rezessivem Erbgang unter Hinweis auf Heterozygotentest und pränatale Diagnostik.

Krankheitsbilder
Mukopolysaccharidosen (MPS)

Definition/allgemeine Vorbemerkung

Gruppe erblicher Erkrankungen, bei denen es im Bindegewebe verschiedener Organe zu lysosomaler Speicherung von Mucopolysacchariden kommt.
Die Art der gespeicherten Substanz, das Ausmaß und Betroffensein verschiedener Organe führen zu den verschiedenen, sehr charakteristischen Syndromen. Heute werden sechs verschiedene Typen dieser Störungen unterschieden, die zum Teil bis zu vier Subtypen aufweisen. Sie unterscheiden sich teilweise durch im Urin nachweisbare Stoffwechselzwischenprodukte, teilweise durch verschiedene zugrundeliegende Enzymdefekte, teilweise lassen sie sich nur vom klinischen Verlauf her differenzieren.

Klinisches Bild, ursächliche Störung (soweit bekannt)

Vorkommen und Erbgang sind für die einzelnen Krankheitsformen in der Tab. 18 aufgeführt.
Bezüglich der Differentialdiagnose sind jeweils die anderen Formen der Mukopolysaccharidosen abzugrenzen, in Einzelfällen auch die Mukolipidosen, vor allem der Typ III.

Therapie

Nur symptomatisch. Überwachung der Veränderungen im Bereich der Wirbelsäule, speziell einer Kyphose, zur Vermeidung von Rückenmarksschädigungen.

Genetik

Für alle Mukopolysaccharidosen mit Ausnahme von MPS II A und B Typ Hunter gilt autosomal rezessiver Erbgang, die beiden erwähnten Störungen folgen dem X-chromosomal rezessiven Erbgang (Tab. 18).
- Genort für MPS I   Chromosom 22q11,
          für MPS II   X-Chromosom q27.3,
          für Typ IV B   Chromosom 3p21−p14.2,
          für Typ VII   Chromosom 7q21.1−q22.

Krankheitsbilder
Mukopolysaccharidosen (MPS)

Tabelle 18 Mukopolysaccharidosen, lysosomale Speicherkrankheiten mit verschiedenen Enzymdefekten des Glycosaminoglycans

MPS-Typ	Klinisches Bild	Ursächliche Störung	Stoffwechselprodukte im Urin	Vorkommen	Erbgang
I H Hurler	Beginn 1. Lebensjahr, LWS-Gibbus, Hornhauttrübung, Zwergwuchs, Leber ↗, Milz ↗, progredient geistige Retardierung, Tod im 1. Jahrzehnt, charakteristisches Gesicht	Abbau von Dermatan- und Heparansulfat	DS und HS im Verhältnis 7:3	1:100 000 Neugeborene, Heterozygote 1:150	autosomal rezessiv
I S Scheie	Gelenksteifigkeit, besonders Handgelenke, Hornhauttrübung, Aorteninsuffizienz normale Intelligenz, Überleben bis Erwachsenenalter	Abbau von Dermatan- und Heparan-Sulfat	DS und HS	1:500 000 Neugeborene, Heterozygote 1:350	autosomal rezessiv
I H/S-Compound	zwischen I H und I S	Abbau von Dermatan- und Heparansulfat	DS und HS	1:112 000 Neugeborene	autosomal rezessiv
II A Hunter (schwer)	Ähnlichkeit zu MPS I H, milder, Hornhauttrübung und Kyphose selten	X-chromosomal rezessiv	DS und HS im Verhältnis 1:1	1:67 500 Neugeborene (Israel) bis	x-chromosomal rezessiv
II B Hunter (mild)	Ähnlichkeit zu MPS II A normale Intelligenz, Überleben bis Erwachsenenalter		evtl. HS mehr als DS	1:100 000	X-chromosomal rezessiv
III A–D Sanfilippo	In den ersten zwei Lebensjahren entwickelt sich deutlich geistige Retardierung, Wachstum normal, milde Organ- und Skelettstörungen. Überleben bis 20 oder 30 Jahre	Abbau von Heparansulfat und Heparin	HS	1:24 000 Holland (II) bis 1:100 000–1:200 000 (P)	autosomal rezessiv

Krankheitsbilder
Mukopolysaccharidosen (MPS)

Tabelle **18** (Fortsetzung)

MPS-Typ	Klinisches Bild	Ursächliche Störung	Stoffwechselprodukte im Urin	Vorkommen	Erbgang
IV A Morquio (klassisch)	schwere Skelettdeformierung, Zwergwuchs, Trichterbrust, Kyphose, Zahnhypoplasie, Dysostosis multiplex, Gefahr der Halsmarkkompression, Hornhauttrübung, Aorteninsuffizienz	Abbau von Keratan- und Chondroitin-6-Sulfat	KS und CS	1:40 000 bis 1:200 000	autosomal rezessiv
IV B Morquio (Variante)	Milder als IV A, keine Herzbeteiligung		KS		
VI Maroteaux-Lamy (schwere und milde Form)	wie MPS I H, aber normale Intelligenz, nur geringe Gesichtsauffälligkeiten, Gefahr der Halsmarkkompression	Abbau von Dermatansulfat	DS	sehr selten vgl. I S	autosomal rezessiv
VII Sly	Dysostosis multiplex mit Gibbusbildung, Hepatosplenomegalie, psychomotorische Retardierung	Abbau von Dermatan- und Heparansulfat	HS und DS oder CS und DS oder CS	12 Patienten	autosomal rezessiv

HS = Heparansulfat
KS = Keratansulfat
DS = Dermatansulfat
CS = Chondroitinsulfat

I = Inzidenz
P = Prävalenz

Krankheitsbilder
Mukopolysaccharidosen (MPS)

Beratung

- Bei Typ II A und B entsprechend dem X-chromosomal rezessiven Erbgang, pränatale Diagnostik durch Nachweis des Enzymdefektes an Amnionzellen möglich. Für milde oder schwere Verlaufsform werden Allele angenommen, so daß in der einzelnen Familie mit Konstanz des Schweregrades zu rechnen ist.
- Der Nachweis von Konduktorinnen kann gelingen, wenn in Fibroblastenkulturen entsprechend der Lyon-Hypothese zwei Zellpopulationen nachgewiesen werden können, solche mit einem normalen Wert für Sulfoiduronatsulfatase und Zellen, in denen das Enzym defizient ist. Leider gelingt dieser Nachweis auch bei sicheren Konduktorinnen nicht immer.
- Alle anderen Krankheitsformen werden entsprechend dem autosomal rezessiven Erbgang beraten. Pränatale Diagnostik ist bei gesicherter Erkrankung des Probanden möglich, die Heterozygotenerfassung ist nicht in allen Fällen sicher. Partner sicherer Überträger sollten möglichst bezüglich der Heterozygoteneigenschaft überprüft werden (Einzelheiten s. Spezialliteratur).

Krankheitsbilder
Mukoviszidose, zystische Pankreasfibrose

Definition

Häufige Erkrankung durch Dysfunktion exokriner Drüsen, besonders im Bereich der Bronchial- und Darmschleimhaut sowie des Pankreas.

Klinisches Bild

Bei 10% der Betroffenen erste Krankheitssymptome in Form eines Mekoniumileus unmittelbar nach Geburt, in den meisten Fällen in den ersten Lebensmonaten stark riechende Durchfälle über Wochen, die Stühle sind voluminös und zeigen vermehrten Fettgehalt.
Unproduktiver Husten, lang anhaltend und pertussisähnlich, in 30% Analprolaps. Gedeihstörungen mit Zeichen der Malabsorption sowie Meteorismus und chronische Bronchitis mit Neigung zu Infekten.
Das unbehandelte Kind fällt durch aufgetriebenes gebläntes Abdomen und muskelschwache dünne Extremitäten auf. Im Vordergrund können mehr pulmonale oder intestinale Symptome stehen, bei lang anhaltender Symptomatik Entwicklung eines Cor pulmonale. Das klinische Bild ist vor allem geprägt durch schwerste Atemnot mit Emphysem und Faßthorax.
Im Laufe der Zeit Entwicklung von Bronchiektasen mit Produktion großer Mengen eitrigen Schleims.
Die Lebenserwartung hat sich in letzter Zeit deutlich verbessert, so daß Betroffene in das fortpflanzungsfähige Alter kommen; bei männlichen Betroffenen besteht Sterilität, einige Frauen mit Mukoviszidose haben Kinder geboren.
Als Neugeborenen-Screening der sog. BM-Test an Mekonium eingeführt, falsch-positive Befundung ist sehr selten, in 15% findet sich bei Bestehen der Mukoviszidose ein falsch-negativer Ausfall.
Risikopersonen sind mit Pilocarpiniontophorese zu untersuchen, die auch bei positivem BM-Test erfolgen muß. Fällt dieser Schweißtest nicht eindeutig aus, so ist er, besonders bei klinischem Verdacht auf Mukoviszidose, zu wiederholen.

Vorkommen

1:2000 bis 1:5000 Neugeborene in Mitteleuropa.
Heterozygotenhäufigkeit 1:20.
Häufig bei Kaukasiern, selten bei amerikanischen Negern, noch seltener bei Asiaten.

Krankheitsbilder
Mukoviszidose, zystische Pankreasfibrose

Differentialdiagnose

Zöliakie und andere Malabsorptionssyndrome, Pertussis und Kartagener-Syndrom, meist jedoch charakteristische Symptomatik.

Therapie

1. Mekoniumileus: fast immer operative Therapie,
2. Substitution von Pankreasfermenten.
3. Inhalationen, Klopf- und Lagerungsbehandlung zur Entfernung des zähen Bronchialschleims, Anwendung von Mukolytika. Antibiotikabehandlung von Infekten. Einhaltung einer eiweißreichen, fettarmen Kost und Zufuhr einer hohen Gesamtkalorienzahl. Bevorzugung der verzweigt-kettigen Fettsäuren in der Nahrung.

Genetik

Autosomal rezessiver Erbgang, verschiedene familientypische Verläufe lassen an das Vorliegen von Heterogenie oder multipler Allelie denken. Genort Chromosom 7q31.3−q32. Die Basensequenz des Gens ist seit kurzem bekannt.

Beratung

Entsprechend dem autosomal rezessiven Erbgang. DNA-Diagnostik heute möglich, sie gestattet mit hoher Sicherheit die Erkennung der Heterozygoten und eine pränatale Diagnostik. Die Genotypanalyse erfolgt pränatal in der Regel an Chorionzotten. In die Genotypanalyse sollen möglichst die Partner sicherer Heterozygoter einbezogen werden.
Der Gendefekt ist in Mitteleuropa bei 75% der Betroffenen mit der Sonde δF 508 nachweisbar. In diesen Fällen ist eine direkte Genotypanalyse möglich.
In Familien, in denen der Indexfall von Mekoniumilens betroffen ist, muß, nach neueren Untersuchungen, mit einem höheren Wiederholungsrisiko als 1:4 gerechnet werden.

Krankheitsbilder
Multiple Sklerose, Encephalomyelitis disseminata, Polysklerose

Definition

Chronisch entzündliche Erkrankung, die disseminiert das zentrale Nervensystem betrifft und vielfältige neurologische Ausfälle bewirkt.

Klinisches Bild

- Meist im jugendlichen Erwachsenenalter auftretende neurologische Symptome unterschiedlichen Ausmaßes und verschiedener Lokalisation, die durch schubweisen Verlauf, Flüchtigkeit, schließlich aber bleibende Beeinträchtigung gekennzeichnet sind. Sensibilitätsstörungen, das Auftreten von Doppelbildern, Amotio fugax, Milchglassehen stehen häufig im Beginn, Gang- und Gleichgewichtsstörungen sind weitere Symptome. Arme, Beine oder Rumpf sind von Sensibilitätsstörungen betroffen, seltener das Gesicht. $2/3$ der Patienten zeigen schubweisen Verlauf mit völligem Verschwinden, aber Wiederkehr gleichartiger Symptome, in $1/3$ der Fälle chronisch progredienter Verlauf. Nach mehreren Episoden bleibende Beeinträchtigung zu erwarten, sie kann unterschiedliches Ausmaß annehmen, schwere Krankheitsverläufe führen zu Behinderung und Rollstuhlpflichtigkeit.
- Das Erkrankungsalter schwankt zwischen 10 und 60 Jahren, mit einem Gipfel um das 30. Lebensjahr. In 5–10% der Fälle Beginn nach dem 60. Lebensjahr. Erste Symptome gehen der Diagnosestellung bis 10 Jahre voraus.

Vorkommen

In gemäßigten Klimazonen der Erde 5–9 auf 10 000 Einwohner. Frauen häufiger als Männer betroffen im Verhältnis 1,4–3:1.

Differentialdiagnose

Enzephalitis infektiöser Ursache, adulte Form der Leukodystrophie, andere neurodegenerative Erkrankungen, bei später Manifestation vaskuläre Prozesse, Morbus Wilson.

Therapie

Symptomatisch mit ACTH, Steroiden und Immunsuppressiva.

Krankheitsbilder
Multiple Sklerose, Encephalomyelitis disseminata, Polysklerose

Genetik

Meist sporadische Krankheitsfälle, gelegentlich familiäre Häufungen, daher genetische Disposition nicht auszuschließen. Ursächlich werden immunologische Prozesse, Virusinfektionen, besondere körperliche und psychische Belastungen sowie klimatische Einflüsse im Zusammenhang mit einer genetischen Disposition diskutiert.

Beratung

- Für nahe Verwandte eines ersten Krankheitsfalles in der Familie wird ein 10fach höheres Erkrankungsrisiko im Vergleich zur allgemeinen Bevölkerung angegeben. Kinder und Geschwister werden mit einer Wahrscheinlichkeit von 3% ebenfalls erkranken.
- Über den Einfluß einer Schwangerschaft auf den Verlauf einer Multiplen Sklerose finden sich unterschiedliche Angaben in der Literatur. Besserungen und neu auftretende Krankheitsschübe werden beschrieben, vor allem sollte nach der Entbindung für eine Entlastung der Mutter gesorgt sein, wobei Schlafmangel möglichst zu vermeiden ist.
- Andauernde Krankheit im männlichen Geschlecht läßt Verminderung der Zeugungsfähigkeit erwarten.

Krankheitsbilder
Muskeldystrophie Duchenne und Muskeldystrophie Becker-Kiener

Definition

Progressive Muskeldystrophie, beginnend im Beckengürtel, Defekt im Dystrophingen.

Klinisches Bild

- Muskeldystrophie Duchenne (DMD):
  Erkrankungsalter mit 2−4 Jahren, beginnend mit Gehbeschwerden, Pseudohypertrophie der Wadenmuskulatur, innerhalb weniger Jahre Gehunfähigkeit, progredient aufsteigend.
  Mittlere Lebenserwartung ca. 25 Jahre.
- Muskeldystrophie Becker-Kiener (BMD):
  Erkrankungsalter zwischen dem 1. und 3. Lebensjahrzehnt, beginnend im Beckengürtel, langsamerer Verlauf, Gehfähigkeit ab dem 2.−4. Lebensjahrzehnt.
  Herabgesetzte Lebenserwartung.

In der Muskulatur der Patienten mit Muskeldystrophie Duchenne, die schwerer betroffen sind, wird kein Dystrophin gebildet; bei Patienten mit Becker-Kiener-Form wird es mit größerem oder kleinerem Molekulargewicht und/oder in reduzierter Menge gebildet.

Vorkommen

Unter männlichen Neugeborenen:
DMD ca. 1:3500,
BMD ca. 1:35 000.

Differentialdiagnose

Autosomal rezessiv vererbte Muskeldystrophie − klinisch nicht abgrenzbar. Dystrophinanalyse für Differentialdiagnose wichtig (sie ist nur bei Morbus Duchenne und Becker-Kiener verändert).
Muskeldystrophie vom Typ Emery-Dreifuß, X-chromosomal, Genort auf dem langem Arm des X-Chromosoms (Xq28), Verlauf hier gutartig, ähnlich wie BMD. Gelenkkontrakturen, besonders der Ellenbogen, treten bereits im Kindesalter auf. Herzmuskelbeteiligung.

Therapie

Derzeit keine kausale Therapie. Symptomatische Behandlung, z.B. physikalische Maßnahmen zur Verbesserung der Lungen- und Kreislauffunktion. Prophylaktische operative Therapie nach Rideau zum längeren Erhalt der Gehfähigkeit.

Krankheitsbilder
Muskeldystrophie Duchenne und Muskeldystrophie Becker-Kiener

Genetik

X-chromosomal rezessiver Erbgang.
Genort Xp21.
Muskeldystrophie Duchenne und Becker-Kiener sind allelisch; Gengröße ca. 2 000 000 Basenpaare, ca. 14 000 Basen werden in m-RNA transkribiert. Das Genprodukt ist das Protein Dystrophin (Molekulargewicht 400 kDa), es ist wahrscheinlich mitverantwortlich für die Struktur des Sarkolemms. Etwa 60% der Patienten haben submikroskopische Deletionen unterschiedlicher Größe im Dystrophingen, bei ca. 5% findet man Duplikationen.
1/3 der Fälle von Muskeldystrophie Duchenne gelten als Neumutation.
DMD-Mutationsrate 10^{-4}.
BMD-Mutationsrate ca. 3×10^{-6}.

Beratung

Entsprechend X-chromosomal rezessivem Erbgang.
Wegen fehlender Therapie Heterozygotendiagnostik von besonderer Bedeutung, in der Regel mit Hilfe der Genotypdiagnostik möglich.
Pränataldiagnostik (direkte und indirekte Genotypanalyse) in vielen Familien durchführbar.
Wegen der Möglichkeit eines Keimzellmosaiks sollte jeder Mutter eines sporadischen Patienten eine Pränataldiagnostik angeboten werden.
Da in die Berechnung des Risikos, Konduktorin zu sein, die Werte der CPK mit eingehen, wird eine solche Untersuchung − 3mal unter körperlichen Ruhebedingungen − angeraten. Sie sollte bei Risikopersonen (Schwestern betroffener Jungen) möglichst im Jugendalter erfolgen.

Krankheitsbilder
Myopie

Allgemeine Vorbemerkung

Die Myopie stellt eine häufige Refraktionsanomalie des Auges dar. Wegen des geringen Krankheitswertes und der guten Prognose sind gering- bis mittelgradige Myopien selten, die hochgradige Myopie jedoch vor allem wegen der Komplikationen häufiger Anlaß zur genetischen Beratung.

Klinisches Bild

Die höhergradige Myopie (mehr als 7 Dioptrien) bahnt sich in der Regel schon im Kindesalter an, besonders hochgradige Formen (13−20 Dioptrien) bewirken eine deutliche Sehbeeinträchtigung. Gefürchtet sind Komplikationen wie Netzhautablösung, Glaskörperblutung und Netzhautatrophie.

Vorkommen

4% in der allgemeinen Bevölkerung in Mitteleuropa.

Differentialdiagnose

Von der isolierten Myopie ist die Myopie im Rahmen von genetischen Syndromen, z.B. Marfan-Syndrom, Down-Syndrom, oder Myopie im Zusammenhang mit Hörstörungen abzugrenzen.

Therapie

Korrektur durch Brille oder Kontaktlinsen, regelmäßige Funduskontrolle wegen der Gefahr einer Netzhautablösung.

Genetik

- Autosomal rezessiver Erbgang für die meisten Fälle hochgradiger Myopie, Heterozygotenfrequenz 40%. In manchen Familien auch autosomal dominanter Erbgang beobachtet.
- Wegen der hohen Heterozygotenfrequenz ist das Phänomen der Pseudodominanz zu beachten, das einen autosomal dominanten Erbgang vortäuschen kann.

Beratung

Entsprechend dem autosomal rezessiven Erbgang, oder, wenn dies aus der Familiensituation erkennbar ist, dem autosomal dominanten Erbgang. Eine Notwendigkeit, Schwangere mit hochgradiger Myopie per Sectio zu entbinden, besteht nicht.

Krankheitsbilder

Neurale Muskelatrophie, Charcot-Marie-Tooth-Syndrom, HMSN I und II
(hereditary motor and sensory neuropathy)

Definition/allgemeine Vorbemerkung

Heterogene Gruppe von Muskelatrophien mit Sensibilitätsstörungen. Es wird heute im allgemeinen zwischen HMSN Typ I und II unterschieden, histologisch dominiert bei Typ I eine segmentale Demyelinisierung sowie eine Proliferation der Schwannschen Zellen (hypertrophe Neuropathie). Die Nervenleitgeschwindigkeit ist bei Typ I vermindert (<38 m/s). Bei Typ II sind axonale Veränderungen (axonale Neuropathie) charakteristisch.
- Es ist noch nicht sicher, ob die klinischen Unterschiede in Krankheitsbeginn und Verlauf den einzelnen Typen zugeordnet werden können. 2/3 aller Fälle mit Typ I beginnen unter 10 Jahren und zeigen einen leichteren Verlauf, 2/3 aller Fälle von Typ II beginnen nach dem 10. Lebensjahr und zeigen einen schwereren Verlauf.

Klinisches Bild

- Auftreten klinischer Erscheinungen im Kindes-, Jugend- oder frühen Erwachsenenalter. Beginn mit Gehbeschwerden bei Atrophie und Lähmungserscheinungen der Fuß- und Unterschenkelmuskulatur („Steppergang", „Storchenbeine").
- Langsame Progredienz, meist unter Aussparung der Oberschenkel auf die oberen Extremitäten übergreifend. Reflexanomalien, Sensibilitätsstörungen, Parästhesien, sekundäre trophische Störungen treten auf, fakultativ kommen Ataxie, Skoliose und Tremor hinzu.
- Verlust der Gehfähigkeit und körperlichen Arbeitsfähigkeit unterschiedlich, meist vom 3. Lebensjahrzehnt beginnend. Lebenserwartung häufig nicht oder nur geringfügig vermindert.

Vorkommen

Für die verschiedenen Formen, die unterschiedlich vererbt werden, ergeben sich folgende Häufigkeiten:
- autosomal dominant vererbte Gruppe 1:2800,
- autosomal rezessiv vererbte Gruppe 1:70 000,
- X-chromosomal vererbte Formen vermutlich geringer als 1:32 000.

Differentialdiagnose

Es ist nicht entschieden, ob das Roussy-Lévy-Syndrom als Sonderform abgegrenzt werden muß, wahrscheinlich handelt es sich um eine Manifestationsform des HMSN I.

Krankheitsbilder
Neurale Muskelatrophie, Charcot-Marie-Tooth-Syndrom, HMSN I und II (hereditary motor and sensory neuropathy)

Therapie

Symptomatisch mit geringem Effekt.

Genetik

Heterogene Krankheitsgruppe, es werden autosomal rezessiver und autosomal dominanter Erbgang beobachtet, ebenso mehrere X-chromosomal vererbte Formen, die sowohl X-chromosomal dominant, X-chromosomal rezessiv und X-chromosomal dominant mit unvollständiger Penetranz in einzelnen Familien nachweisbar werden.
Genort für autosomal dominante Form Chromosom 1q, für X-chromosomale Form Xq 13.

Beratung

Wegen des unterschiedlichen Krankheitsbeginns und der verschiedenen Erbgänge ergeben sich bei der genetischen Beratung häufig Schwierigkeiten. Folgende Daten können zur Hilfe herangezogen werden:
- Bei autosomal dominant vererbter Krankheitsform werden 30% bis zum 10. Lebensjahr durch Hohlfuß und Nervenleitgeschwindigkeit (bei HMSN Typ II) erfaßbar. Bis zum 25. Lebensjahr sind nahezu alle Betroffenen erfaßt. Risikopersonen ohne Symptomatik haben nach dem 25. Lebensjahr ein Risiko zu erkranken in Höhe von 3%.
- Autosomal rezessiv vererbte Krankheitsformen gehören in erster Linie zum Typ HMSN I, sie zeigen ausgeprägtere Muskelschwäche, Ataxie und Skoliose als der dominante Typ. Das mittlere Erkrankungsalter bei Typ I liegt bei 9,5 Jahren, bei Typ II bei 12 Jahren.
- Für sporadische Fälle kann bei Vorliegen einer HMSN Typ I in 70% autosomal rezessiver Erbgang zugrundegelegt werden, für 30% werden autosomal dominante Neumutationen angenommen.
- Empirische Risikozahlen für erstgradige Verwandte werden bei sporadischen Fällen in folgender Weise angegeben:

	Typ I	Typ II
Risiko für Kinder	1:8	1:5
Risiko für Geschwister	1:6	1:16

- X-chromosomal vererbte Formen können nur aus dem Familienstammbaum erschlossen werden.

Krankheitsbilder

Neuralrohrdefekt, dorsale Schlußstörung, umfaßt Spina bifida und Anenzephalus, Meningozele, Myelomeningozele, Myelozele und Enzephalozele sowie Rachischisis

Definition/allgemeine Vorbemerkung

Gruppe angeborener Fehlbildungen, die durch einen unvollständigen Verschluß des Neuralrohrs gekennzeichnet ist.
Zeitraum der Neuralrohrentwicklung 19.−27. embryonaler Entwicklungstag. Je nach Ausmaß und Lage des Defektes im Bereich des Rückenmarks oder des Gehirns unterschiedlich schwere neurologische Ausfälle. Begleitende Veränderungen an Skelett- und Weichteilstrukturen möglich.
Anenzephalus und Enzephalozele bewirken den Tod des Kindes, entweder unmittelbar nach Geburt oder in den ersten Lebenswochen. Selten werden größere Enzephalozelen oder eine Rachischisis längere Zeit überlebt.
Im Bereich des Rückenmarks sind Spina bifida aperta und occulta zu unterscheiden, letztere häufig ein röntgenologischer Zufallsbefund. In diesem Bereich kann gelegentlich eine Pigmentierung oder ein Liquorkissen nachweisbar sein.

Klinisches Bild

Bereits bei Geburt sind entsprechende Veränderungen äußerlich erkennbar sowie neurologische Störungen erfaßbar. Das vollständige Schädigungsmuster wird nicht selten erst nach Jahren deutlich, wenn beispielsweise Kontinenzprobleme von Blase und Darm auftreten. Klumpfußhaltung, Hypotonie der Beinmuskeln oder schlaffe Lähmung stellen unterschiedliche Ausprägungen neurologischer Schädigungen dar, höher lokalisierte Zelen bewirken eine motorische Beeinträchtigung der Bauchmuskeln.
Zum Teil besteht bereits bei Geburt ein Hydrozephalus, teilweise entwickelt sich dieser in den ersten Lebenswochen oder -monaten. Je nach Ausmaß der Fehlbildung und ihrer Folgen werden Gehfähigkeit, Kontinenzverhalten und geistige Entwicklung beeinträchtigt sein, für die Lebenserwartung sind operative Möglichkeiten und Komplikationen von Bedeutung.

Vorkommen

In Mitteleuropa 1−2:1000 Neugeborene. Bei Anenzephalus etwas häufiger Mädchen- als Knabengeburten.

Differentialdiagnose

Chromosomenaberrationen mit Spina bifida als Begleitsymptom, z. B. Trisomie 13, Trisomie 18.
Inienzephalie.

Krankheitsbilder
Neuralrohrdefekt, dorsale Schlußstörung, umfaßt Spina bifida und Anenzephalus, Meningozele, Myelomeningozele, Myelozele und Enzephalozele sowie Rachischisis

Therapie

Operativer Verschluß der Zele meist gleich nach der Geburt. In einem Teil der Fälle Ventilversorgung, früher Ableitung zur V. jugularis, heute meist peritoneal.

Genetik

Multifaktorielle Vererbung; im Tierversuch Sauerstoffmangel, Strahlenbelastung, Antimetabolite, Folsäureantagonisten, Zytostatika, Vitamin-A-Mangel, Vitamin-A-Überdosierung und zahlreiche weitere exogene Faktoren bekannt.

Beratung

Nach Geburt eines Kindes mit Neuralrohrdefekt Wiederholungsrisiko 3–4% in Mitteleuropa, weitere Risikoziffern zeigt Tab. 19. Die prophylaktische Anwendung von Folsäure und Multivitaminen in den ersten drei Monaten der Schwangerschaft wird vor allem von englischen Autoren empfohlen. Cave Überdosierung!
Zur pränatalen Diagnostik verschiedene Verfahren möglich:
- AFP-Untersuchung im Serum der Mutter (14. und 16. Schwangerschaftswoche). Sicherheit der Erfassung etwa 80%, exakte Zuordnung zum Schwangerschaftsalter wichtig.
- Ultraschalluntersuchung am hochauflösenden Gerät (16. und 20., evtl. 22. Schwangerschaftswoche). Sicherheit der Erfassung mit beiden Methoden zusammen etwa 90–95%.
- AFP-Bestimmung und ACHe-Bestimmung im Fruchtwasser (15. bis 17. Schwangerschaftswoche), durch Amniozentese gewonnen. Verdeckte Spalten werden nicht erfaßt.

AFP-Erhöhung im Fruchtwasser auch bei Zwillingsschwangerschaft, Omphalozele, kongenitaler finnischer Nephrose, Blasenexstrophie und zystadenoider Lungendysplasie sowie intrauterinem Fruchttod, auch Absterben eines Paarlings bei Zwillingen.
AFP im Serum gelegentlich erniedrigt bei Chromosomenaberration sowie mütterlichem Diabetes mellitus.

Tabelle **19** Empirische Risikoziffern bei Neuralrohrdefekt (204 Probanden) (nach Toriello u. Higgins)

Verwandtschaftsgrad	Betroffen	%
Erstgradig	9/283	3,2
Zweitgradig	5/1132	0,5
Drittgradig	7/4175	0,17

Krankheitsbilder
Neurofibromatose Recklinghausen

Definition

Hamartose mit klinischer Manifestation im Bereich der Haut, des Nervensystems und innerer Organe. Frühere Bezeichnung Phakomatose. Typ I und Typ II werden unterschieden.

Klinisches Bild

Die häufigste Form wird als Typ I bezeichnet:
Oval geformte, relativ große hellbraune sog. Café-au-lait-Flecken (mindestens 1,5 cm lang), multiple weiche, zum Teil das Niveau der Haut überragende, nicht schmerzhafte Neurofibrome und sommersprossenartige Pigmentierungen mit Bevorzugung bestimmter Körperregionen, unter anderem der Axilla, gelten als Charakteristika. Der Nachweis von sechs oder mehr Café-au-lait-Flecken bei Geburt gilt als Hinweis auf das Vorliegen der Erkrankung. Entwicklung der Neurofibrome erst in der Pubertät. In Größe und Zahl unterschiedlich, werden sie auch als hängende Neurofibrome oder als Wammen beobachtet. An inneren Organen knotenartige Neurofibrome vor allem in Niere, Herzmuskel, Auge, gelegentlich Magen oder Zunge; am Skelett werden Pseudarthrosen von Geburt an, Rippenfusionen, umschriebene Verlängerung einzelner Knochen gesehen. Spina bifida, Makrozephalus und gelegentlich Pubertas praecox werden beobachtet. In 10% geistige Retardierung mäßigen Ausmaßes, gelegentlich Krampfanfälle. In 5–10% der Fälle maligne Entartung neurofibromatöser Veränderungen, z. B. Sarkome, häufiger im männlichen Geschlecht.
Als seltenere Neurofibromatose Typ II wird das ein- oder beidseitige Auftreten von Akustikusneurinomen abgegrenzt. Auch Optikusgliome, Astrozytome, Meningiome oder Schwannome werden, überwiegend im Kindesalter, beobachtet. Hierbei finden sich seltener Hautveränderungen, überwiegend Café-au-lait-Flecken.

Vorkommen

1:2500 bis 1:30000, beide Geschlechter gleich häufig betroffen.

Differentialdiagnose

Im typischen Fall unverkennbar, gelegentlich nur Hautbefall in umschriebenen Körperarealen (somatische Mutation?)

Krankheitsbilder
Neurofibromatose Recklinghausen

Therapie

Symptomatisch, Operation von Tumoren, Abtragung kosmetisch störender Neurofibrome. Überwachung wegen erhöhter Malignitätsrate.

Genetik

Autosomal dominanter Erbgang mit hoher Penetranz und wechselnder Expressivität, etwa 50% familiärer Befall, 50% sporadische Beobachtungen, vermutlich Neumutationen. Mutationsrate $1,4 \times 10^{-4}$/Gamete/Generation, die häufigste bei Menschen beobachtete Mutation! Korrelation der Mutationen zum väterlichen Zeugungsalter ist gelegentlich nachgewiesen. Genort Chromosom 17q11.2 (Typ I).

Beratung

Entsprechend dem autosomal dominanten Erbgang.
Bei Auftreten von Neurofibromatose II ist auch bei den betroffenen Nachkommen mit einer ähnlichen Verlaufsform zu rechnen. Im Kindesalter besonders Überwachung wegen der Gefahr der zerebralen Krankheitsmanifestation.
Molekulargenetische Diagnostik erscheint in Kürze möglich, steht zur Zeit aber noch nicht zur Verfügung.

Krankheitsbilder
Niemann-Pick-Krankheit, Sphingomyelinlipidose

Allgemeine Vorbemerkung

Es werden 5 Typen A bis E unterschieden, je nach Alter bei Beginn, Verlauf und klinischer Symptomatik, wobei viszeraler Befall und neurologische Manifestation unterschieden werden. Bei Typ A und B ist ein Mangel an Sphingomyelinase als ursächlicher Enzymdefekt gesichert.

Klinisches Bild

von Typ A:
- Bereits vor dem 6. Lebensmonat Auftreten von Hepatosplenomegalie, Erbrechen und Gedeihstörungen, rasche Entwicklung von Spastizität, Hypotonie und Hyporeflexie. In 50% der Fälle Nachweis eines kirschroten Flecks im Bereich der Makula. Lebenserwartung etwa 4 Jahre, Tod durch Dezerebration.
- In Leber, Milz, Lymphknoten und Knochenmark Nachweis vakuolisierter Schaumzellen, sog. Niemann-Pick-Zellen. Zur Diagnosestellung wird der Nachweis einer Sphingomyelinspeicherung gefordert.

Typ B−E vgl. Spezialliteratur.

Vorkommen

Selten, die meisten Fälle sind europäischer Herkunft, 1/3 jüdischer Abstammung.

Differentialdiagnose

Morbus Gaucher Typ II.

Therapie

Keine.

Genetik

Autosomal rezessiver Erbgang.
Heterozygotentest bei Typ A und B an Leukozyten und kultivierten Hautfibroblasten möglich, pränatale Diagnostik an Amnionzellen ist mehrfach bei Typ A erfolgreich durchgeführt worden.

Beratung

Entsprechend autosomal rezessivem Erbgang. Bei gesichertem Typ A auf pränatale Diagnostik hinweisen.

Krankheitsbilder
Noonan-Syndrom

Definition

Turner-Phänotyp mit normalem Karyotyp im männlichen und weiblichen Geschlecht.

Klinisches Bild

Bereits bei Geburt lassen sich einige Merkmale des sog. Status Bonnevie-Ullrich bei männlichen und weiblichen Kindern nachweisen, die betroffenen Personen sind normal fortpflanzungsfähig.
- Gesichtsdysmorphien, z. B.
  - auffällig geknickte Ohrmuscheln 84%,
  - Hypertelorismus 84%,
  - abfallende Lidachse 83%,
  - Ptose 66%,
  - hoher Gaumen 65%,
  - tiefansetzende Ohren 62%,
  - Epikanthus 51%.
- Allgemeinsymptome
  - Cubitus valgus 86%,
  - tiefer Nackenhaaransatz 81%,
  - Pterygium colli 78%,
  - Trichter-/Hühnerbrust 77%,
  - Minderwuchs 72%,
  - Kryptorchismus (männliche Probanden) 70%,
  - geistige Retardierung 61%,
  - kardiovaskuläre Störungen 55%,
  - periphere Lymphödeme 31%.
- Unter den Herzfehlbildungen sind bevorzugt solche des rechten Herzens, besonders valvuläre und infundibuläre Pulmonalstenose allein oder in Kombination mit Vorhofseptumdefekt; nicht selten auch Kardiomyopathien (sowohl HCM wie HOCM).

Vorkommen

Nicht ganz selten, Häufigkeitsangaben zwischen 1:1000 und 1:20 000.
Unter Patienten mit kongenitalen Vitien relativ häufig.

Differentialdiagnose

Turner-Syndrom im weiblichen Geschlecht, andere Chromosomenaberrationen, daher unbedingt Karyotypisierung notwendig.

Krankheitsbilder
Noonan-Syndrom

Therapie

Symptomatisch. Bei hämodynamisch bedeutsamen Herzfehlern Operation.

Genetik

Neben Familien, in denen das Krankheitsbild über mehrere Generationen beobachtet werden kann, wobei auch Vererbung von Vater auf Sohn nachgewiesen ist, finden sich auch einzelne Beobachtungen mit Geschwisterbefall bei gesunden, teilweise verwandten Eltern. Autosomal dominanter Erbgang wird daher ebenso wie autosomal rezessiver Erbgang für manche Familien angenommen. Bei den übrigen, meist sporadischen Fällen, wird multifaktorielle Verursachung diskutiert. Vermutlich handelt es sich bei dem Noonan-Syndrom um ein heterogenes Krankheitsbild.

Beratung

Genaue Analyse des Familienstammbaums, dabei Beachtung von Blutsverwandtschaft der Eltern. Als empirisches Wiederholungsrisiko für unbelastete Familien wird für Geschwister oder Nachkommen eines Betroffenen 10% angegeben. Über die Art und Schwere der Ausprägung ist im Einzelfall keine Vorhersage möglich.

Krankheitsbilder
Osteogenesis imperfecta

Definition/allgemeine Vorbemerkung

Krankheitsgruppe mit erhöhter Knochenbrüchigkeit aufgrund von Gendefekten im Kollagen I und III.
Die Unterscheidung des Typ Vrolik als schwere, autosomal rezessiv vererbte Krankheitsform vom Typ Lobstein als nicht ganz so schwere, autosomal dominant vererbte Form, wird heute nicht mehr als ausreichend betrachtet. Der genetische Berater wird dennoch mit dieser Nomenklatur konfrontiert werden. Die Definition der vier Krankheitstypen (nach Sillence) erfolgt wesentlich aufgrund röntgenologischer Kriterien; unterschiedliche Gendefekte konnten gesichert werden.

Klinisches Bild

- Typ I: Bei Geburt gelegentlich Frakturen nachweisbar, sie treten auch im Säuglings- bzw. frühen Kindesalter auf. Blaue Skleren, Minderwuchs aufgrund der Knochenwachstumsstörung nach Frakturen, otosklerotische Hörstörung, Zahnschmelzveränderungen an Milchzähnen und bleibenden Zähnen. Frakturen bis zur Pubertät relativ häufig, bei Frauen nach dem Klimakterium wieder vermehrt auftretend.
- Typ II: Bereits bei Geburt zahlreiche, häufig bereits in Abheilung begriffene und schwerste Deformierungen der Gliedmaßen hervorrufende Frakturen nachweisbar, sie betreffen auch Rippen und Schlüsselbein. Blaue Skleren fast in allen Fällen. Nicht selten führt diese Form intrauterin oder kurz nach der Geburt an bronchopulmonalen Infektionen zum Tod.
  - Typ IIa: Osteoporose der Knochen, Verformungen, ungenügende Modellierung der Röhrenknochen sowie stark verminderte Verkalkung im Bereich des Schädels.
  - Typ IIb: noduläre Veränderungen im Bereich der Rippen.
  - Typ IIc: ausgesprochene Verdünnung der Rippen, die in sich gleichmäßig zart und nicht nodulär verändert sind.
- Typ III: Schwere, bereits bei Geburt erkennbare Knochenveränderungen, hier fallen besonders dünne Rippen und dünne Extremitäten mit häufig verbogenen langen Röhrenknochen auf, ein Defekt der Knochenmatrix wird angenommen. Schweres Krankheitsbild, Überleben jedoch über längere Zeit möglich. Die Skleren können weiß oder blaßgrau sein, die Zähne sind unauffällig. Schwer deformierte Extremitäten und bleibende Pseudarthrosen sowie blasige Aufhellungsfiguren in den Epiphysen der langen Röhrenknochen sind charakteristische Befunde.
- Typ IV: Ähnliches Krankheitsbild wie Typ I, aber weiße oder weißgraue Skleren, stark variierender Verlauf. Nach Fehlen oder Vorhandensein einer Zahnschmelzveränderung werden Typ a und b unterschieden.

Krankheitsbilder
Osteogenesis imperfecta

Vorkommen

Häufigkeitsangaben in der Literatur für
Osteogenesis imperfecta Typ Vrolik 1:40 000,
Osteogenesis imperfecta Typ Lobstein 1:25 000
(exakte Übertragung auf Typ I bis IV schwierig).

Differentialdiagnose

Abgrenzung der einzelnen Typen.
Hypophosphatasien, juvenile idiopathische Osteoporose.

Therapie

Symptomatisch bei Tarda-Formen, hier ist vor allem auf funktionsgerechte Versorgung der Frakturen zu achten.
Evtl. gehörverbessernde Operation.

Genetik

Typ I: autosomal dominant, variable Expressivität, hohe Penetranz.
Typ II: autosomal rezessiv; bei Typ IIa wird eine letale autosomal dominante Neumutation diskutiert. Typ IIb und IIc stellen möglicherweise Compounds dar.
Typ III: wahrscheinlich autosomal rezessiv.
Typ IV: autosomal dominant.
Die Mutationsrate für Typ Lobstein wird mit 7×10^{-6}/Gamete/Generation angegeben.

Beratung

Entsprechend dem jeweils vorliegenden Erbgang. Für Geschwister eines sporadischen Falles mit überlebensfähiger Osteogenesis imperfecta Typ I oder IV empirisches Wiederholungsrisiko 1:15.
Pränatale Diagnostik durch Ultraschalluntersuchung ab der 18. Schwangerschaftswoche erscheint vor allem bei Typ II möglich.
Empirisches Wiederholungsrisiko bei Typ IIb 7—9%.
Die Typenzuordnung ist derzeit noch im Fluß. Auf Spezialliteratur achten!

Krankheitsbilder
Pätau-Syndrom

Definition

Charakteristisches schweres Fehlbildungssyndrom aufgrund einer Trisomie 13.

Klinisches Bild

- Im Schwangerschaftsverlauf gehäuft Fehl- und Totgeburt im 2. und 3. Trimenon. Herabgesetzte Geburtsmaße.
- Symptomenmuster: Mikrozephalie, Trigonozephalie, Kopfhautdefekte, weit offene Fontanellen und Schädelnähte, Mikrophthalmus bis Anophthalmus, Lippen-Kiefer-Gaumen-Spalte, tief ansetzende, häufig dysplastische Ohrmuscheln. Einzelne Zähne bereits bei Geburt durchgebrochen. Überschüssige Nackenhaut, Kyphoskoliose.
- Angeborene Herzfehler, Malrotation innerer Organe, Nierenfehlbildungen, meist Zystennieren. Fehlbildung der Gonaden.
- Hirnfehlbildungen, vor allem Arhinenzephalie, Holoprosenzephalie, zerebelläre Hypoplasie.
  Eingeschlagene Daumen, postaxiale Polydaktylie, hyperkonvexe Nägel, Vierfingerfurche.
- Extreme geistige Behinderung, häufig Blindheit, Taubheit, Anfallsleiden.
- Mittlere Lebenserwartung 100–150 Tage, mehr als 90% der Kinder überleben das 1. Lebensjahr nicht.

Vorkommen

1:5000 bis 1:10 000 Neugeborene.
1:90 Frühaborte mit Chromosomenaberrationen,
keine Geschlechtsbevorzugung.
Häufigkeitszunahme in Abhängigkeit vom Alter der Mutter bei der Schwangerschaft.

Differentialdiagnose

Gruber-Meckel-Syndrom, Holoprosenzephalie-Syndrom, Opitz-Trigonozephalie-Syndrom, Kryptophthalmus-Syndrom.

Therapie

Symptomatisch, bei älteren Kindern häufig schweres Anfallsleiden, das therapieresistent ist.

Krankheitsbilder
Pätau-Syndrom

Genetik

- Freie Trisomie 13   75%,
- Robertsonsche Translokation oder zentrische Fusion   20%,
  - davon familiär   40%,
  - de novo   60%,
- Mosaike   5%.

Selten: Homologenfusion 13/13.

Beratung

Chromosomenuntersuchung unbedingt erforderlich.
- Wiederholungswahrscheinlichkeit für Geschwister bei freier Trisomie 13 und De-novo-Translokation <1%.
- Familiäre Translokationsträger:
  bei Heterologenfusion für beide Geschlechter <5%,
- bei Homologenfusion für beide Geschlechter 100%!
- Wiederholungswahrscheinlichkeit für Nachkommen von Geschwistern oder anderen Verwandten nur dann erhöht, wenn familiäre Translokation nachgewiesen ist, sie beträgt (wie oben) weniger als 5%.

Pendred-Syndrom

Definition

Hörstörung mit Schilddrüsenhormonmangel durch Synthesestörung.

Klinisches Bild

- Im frühen Kindesalter Nachweis einer Schallempfindungsschwerhörigkeit, bis zum 6. Lebensjahr Entwicklung einer Schilddrüsenvergrößerung, meist Euthyreose. Gelegentlich geistige Retardierung, von der nicht entschieden ist, ob sie durch die Hörstörung mit ausgelöst ist oder ein eigenes Merkmal darstellt.
- Synthesestörung für Thyroxin, möglicherweise Störung der peroxidgesteuerten Organifikation. Der pathogenetische Mechanismus ist noch nicht genau geklärt. Diagnosesicherung durch Perchlorattest.

Vorkommen

1:60 000 bis 1:80 000.

Differentialdiagnose

Andere Schilddrüsenstoffwechselstörungen, andere Taubheitssyndrome.

Therapie

Möglichst frühzeitige hormonelle Substitution, logopädische Förderung, Strumaresektion wegen erhöhter Malignitätsrate muß erwogen werden.

Genetik

Autosomal rezessiver Erbgang, Heterozygote können durch Perchlorattest erfaßt werden. Mutationsrate $5,6 \times 10^{-5}$/Gamete/Generation. Genort auf Chromosom 8q24–qter vermutet.

Beratung

Entsprechend dem autosomal rezessiven Erbgang.
Heterozygotentest bei Partnern homozygot Betroffener und sicherer Heterozygoter empfohlen.

Krankheitsbilder
Phenylketonurie (PKU), Föllingsche Krankheit

Definition

Schwere erbliche Stoffwechselstörung, bei der Phenylalanin nicht zu Tyrosin hydroxyliert werden kann (völliges oder teilweises Fehlen der Hydroxylase und ihrer Isoenzyme sowie von Kofaktoren in der Leber).

Klinisches Bild

Im Laufe des 1. Lebensjahres (unbehandelt) durch Ansammlung von Phenylalanin und unphysiologischer Abbauprodukte wie Phenylbrenztraubensäure, Phenylessigsäure und anderer Metaboliten Entwicklung schädigender Auswirkungen besonders im Gehirn. Krampfanfälle, ataktische Bewegungsstörungen und Schwachsinn werden zunehmend deutlich. Als Ausdruck verminderter Melaninsynthese Kinder blond und blauäugig, die Haut ist lichtempfindlich. Je nach Ausmaß des Enzymdefektes werden die Symptome in den ersten Lebensmonaten, gelegentlich auch später manifest. Früherkennung durch Neugeborenen-Screening möglich, in Deutschland für alle Neugeborenen eingeführt (sog. Guthrie-Test).
Bei frühzeitigem Beginn der Therapie nahezu normale Entwicklung, unauffällige Lebenserwartung, unbeeinträchtigte Fortpflanzungsfähigkeit.

Vorkommen

1:5000 bis 1:10 000 in Mitteleuropa.
Heterozygotenhäufigkeit 1:50.

Differentialdiagnose

Hyperphenylalaninämie; meist keine diagnostischen Schwierigkeiten.

Therapie

Phenylalaninreduzierte Kost mit genauer Abstimmung des tolerierbaren Phenylalaninspiegels im Serum. Diese Diät muß mindestens bis zum 10. Lebensjahr erfolgen, sollte vor einer Schwangerschaft einer behandelten PKU-Patientin wieder aufgenommen werden und während der gesamten Schwangerschaft fortgeführt werden. Dennoch zeigen Kinder klinisch geheilter PKU-Frauen häufiger angeborene Fehlbildungen, besonders Herzfehler, Minderwuchs, Mikrozephalie und allgemeine Retardierung.

Phenylketonurie (PKU), Föllingsche Krankheit

Genetik

Autosomal rezessiver Erbgang; die unterschiedlichen Schweregrade werden auf multiple Allelie zurückgeführt. Genlocus Chromosom 12q24.1.

Beratung

Entsprechend autosomal rezessivem Erbgang. Molekulargenetische Erfassung Heterozygoter und pränatale Diagnostik möglich.

Poland-Syndrom

Definition

Einseitige Fehlbildung im Bereich der oberen Extremität im Sinne eines Felddefekts.

Klinisches Bild

Stets einseitig vorkommende Symbrachydaktylie oder Synphalangie mit gleichseitiger Aplasie des sternalen Kopfes des M. pectoralis, gelegentlich Verkleinerung oder Fehlen der gleichseitigen Brustdrüse. Meist nur geringe funktionelle Beeinträchtigung. Die linke Seite ist gegenüber der rechten etwas häufiger betroffen.

Vorkommen

1:25 000 bis 1:60 000. Unter Kindern mit Syndaktylie in 10% der Fälle nachweisbar.

Differentialdiagnose

Holt-Oram-Syndrom, Ektrodaktylie.

Therapie

Symptomatisch, operative Trennung einer Syndaktylie zur funktionellen Verbesserung.

Genetik

Meist sporadisch, nur selten familiär, dann autosomal dominanter Erbgang vermutet mit unterschiedlicher Expressivität. Wahrscheinlich heterogenes Krankheitsbild.

Beratung

Für erstgradige Verwandte eines sporadischen Falles praktisch kein erhöhtes Wiederholungsrisiko, Mikrosymptome bei erstgradigen Verwandten ausschließen! Bei familiärem Vorkommen entsprechend autosomal dominantem Erbgang beraten.

Krankheitsbilder
Polydaktylie, Vielfingrigkeit

Definition

Gruppe von Fehlbildungen im Bereich der Hände (und Füße) mit Strahlvermehrung.

Klinisches Bild

Einseitig oder beidseitig nachweisbare Mehrfingrigkeit, meist sechs, gelegentlich mehr; häufig kombiniert mit entsprechender Veränderung der Füße.
Postaxiale Polydaktylie: ulnar bzw. fibular zusätzlicher Strahl angelegt oder häutiges Anhängsel nachweisbar.
Präaxiale Polydaktylie: Verdoppelung des Daumens, gelegentlich auch des Zeigefingers. Begleitend häufig fingerförmiger Daumen, gelegentlich Verdoppelung nur durch verbreitertes Endglied oder Verdoppelung der Nagelanlage zu vermuten bzw. durch Röntgenbild zu sichern. In Einzelfällen Nachweis einer Polysyndaktylie, auch diese meist symmetrisch mit und ohne Beteiligung der Füße. Die Veränderungen gewinnen meist keinen stärkeren Krankheitswert.

Vorkommen

1:2500 in Europa.
Bei Negern in Nigeria postaxiale Polydaktylie 2,3:100.
Bei Indianern präaxiale Polydaktylie 1:800.

Differentialdiagnose

Abzugrenzen ist die isolierte Polydaktylie von den Formen, in denen sie ein Symptom genetischer Syndrome darstellt, z.B. Ellis-van-Creveld-Syndrom, Trisomie 13, Saldino-Noonan-Syndrom, Laurence-Moon-Biedl-Bardet-Syndrom.

Therapie

Operativ; Abtragung, wenn möglich und notwendig, gelegentlich aus kosmetischen Gründen erwünscht. Bei Syndaktylie Trennung der Finger zur Funktionsverbesserung.

Krankheitsbilder
Polydaktylie, Vielfingrigkeit

Genetik

Isolierte Polydaktylie autosomal dominant mit wechselnder Expressivität und unvollständiger Penetranz. Nur sehr selten autosomal rezessiver Erbgang beobachtet.
Stellt das Merkmal ein Symptom in einem Syndrom dar, so gilt der Vererbungsmodus der Grundkrankheit.

Beratung

Entsprechend dem in der einzelnen Familie vorliegenden Erbgang, meist autosomal dominant. Sporadische Fälle nicht ganz selten, hier wird ein niedriges Wiederholungsrisiko angegeben.

Krankheitsbilder
Polyposis coli, familiäre Kolonpolypose

Definition

Entwicklung multipler Kolonpolypen größerer und kleinerer Dimension mit hochgradiger Neigung zur malignen Entartung.

Klinisches Bild

- An Kolon und Rektum entwickeln sich etwa vom 18.−20. Lebensjahr an kleinere und größere Schleimhautpolypen in rasenartiger Ausprägung. Endoskopisch häufig schon früher Veränderungen erkennbar, symptomatisch werden die Betroffenen meist im 2.−3. Lebensjahrzehnt. Es kommt zu blutigen Durchfällen mit ausgeprägter Anämie.
- Die Veränderungen gelten als Präkanzerose, bis zum 40. Lebensjahr in nahezu 100% maligne Entartung einzelner oder mehrerer Dickdarmpolypen, meist Adenokarzinome. Wegen der Vielzahl der Polypen sehr ernste Prognose und Einschränkung der Lebenserwartung.

Vorkommen

1:10 000, beide Geschlechter gleich häufig betroffen.

Differentialdiagnose

Peutz-Jeghers-Syndrom, Gardner-Syndrom.

Therapie

Möglichst frühzeitige Diagnosestellung, engmaschige Überwachung und prophylaktische Darmresektion; teilweise totale Kolektomie notwendig.

Genetik

Autosomal dominanter Erbgang, intrafamiliär relativ konstanter Verlauf, interfamiliär deutliche Unterschiede möglich.
Genort Chromosom 5q22−q23.

Beratung

Entsprechend dem autosomal dominanten Erbgang. Bei Erfassung einer betroffenen Person sorgfältige endoskopische Untersuchung aller erstgradigen Verwandten.

Krankheitsbilder
Potter-Sequenz, Oligohydramnionsyndrom, Dysplasia renofacialis

Definition

Charakteristische schwere Entwicklungsstörung des Kindes infolge eines ausgeprägten intrauterinen Fruchtwassermangels meist renaler Ursache.

Klinisches Bild

Häufig bereits in der ersten Schwangerschaftshälfte nachweisbare An- oder Oligohydramnie. Sonographisch kann häufig bereits zu diesem Zeitpunkt die Diagnose gestellt werden. Bei Geburt typische Facies renalis (Potter-Gesicht) mit Hypertelorismus, Verbreiterung und Abflachung der Nasenwurzel, Epikanthus, Lidwinkel-Wangen-Falte, Mikrognathie, tiefsitzenden dysplastischen Ohrmuscheln mit mangelhafter Knorpelausbildung. Daneben plumpe Hände, häufig Klumpfüße, Gelenkkontrakturen, Uterus- und Samenblasenfehlbildungen. Tod postpartal infolge der nahezu obligaten Lungenhypoplasie.

Vorkommen

Ca. 1:3000, Androtropie im Verhältnis 3:1.

Differentialdiagnose

Nierenagenesie, Nierendysplasie (M I), Zystennieren Typ Potter, autosomal rezessive und autosomal dominante Zystennieren, zystische Nierenveränderung bei Chromosomenaberrationen, Gruber-Meckel-Syndrom, zerebro-okulo-fazio-skeletalem Syndrom, Prune-belly-Sequenz und VATER-Assoziation.

Therapie

Keine.

Genetik

Entsprechend der zugrunde liegenden Erkrankung. Bei Nierenagenesie bzw. -dysplasie am ehesten multifaktorielle Vererbung, in einzelnen Familien autosomal dominanter Erbgang mit unvollständiger Penetranz und variabler Expressivität, hier gehäuft Nierenveränderungen wie Aplasie einer Niere, einseitige Doppelniere, zystische Veränderungen einer Niere u.ä. Im Rahmen von Syndromen entsprechend dem Erbgang dieser auftretend.

Krankheitsbilder
Potter-Sequenz, Oligohydramnionsyndrom, Dysplasia renofacialis

Beratung

Entsprechend der zugrunde liegenden Erkrankung. Bei Nierenagenesie bzw. -dysplasie nach Ausschluß von Nierenveränderungen bei den Eltern empirische Wiederholungswahrscheinlichkeit 5%. Risikoerhöhung bei Nierenagenesie oder -dysplasie in der Familie sowie Vorkommen eines weiteren Kindes mit Potter-Sequenz bis maximal 50%.

Pränatale Ultraschalldiagnose meist möglich durch Nachweis eines Oligohydramnion, fehlender oder funktionsloser Nieren. Letztere können durch fehlenden Nachweis einer sich vergrößernden Blase des Feten auf Gabe eines Diuretikums bei der Mutter vermutet werden.

Krankheitsbilder
Prader-Willi-Syndrom/Deletion 15q11

Definition

Retardierungssyndrom mit relativ charakteristischem Aspekt und teilweise Nachweis einer Chromosomenaberration.

Klinisches Bild

- Wenig intrauterine Kindsbewegungen, oft ungewöhnliche Geburtslage.
- Schmale Stirn, eingezogene Schläfenregion, mandelförmige Augen, nach außen ansteigende Lidachsen. Mund dreieckig, vielfach offen, abfallende Mundwinkel, kleines Kinn. Zahnschmelzhypoplasie mit extremer Karies.
- Gedrungener Körperbau, Skoliose, Hypogonadismus. Minderwuchs. Ödematöse Schwellungen von Hand- und Fußrücken, spitz zulaufende Finger. Geistige Entwicklung von normaler Intelligenz bis zu mittelgradiger geistiger Behinderung reichend.
- Im Vordergrund extreme Muskelhypotonie und Bewegungsarmut in der Neugeborenenperiode (sog. floppy infant), oft Ateminsuffizienz und Trinkschwäche. Entwicklung von Adipositas und Minderwuchs, erhöhtes Diabetesrisiko.
- Verzögerte sekundäre Geschlechtsentwicklung.

Vorkommen

1:10 000 Neugeborene.

Differentialdiagnose

Laurence-Moon-Bardet-Biedl-Syndrom, Turner-Syndrom, Dystrophia myotonica congenita, Werdnig-Hoffmann-Syndrom, Cohen-Syndrom, Dystrophia adiposogenitalis Fröhlich.

Therapie

Krankengymnastik, Gewichtskontrolle und diätetische Führung; wenn erforderlich, Therapie mit Wachstumshormonen und Sexualhormonen.

Prader-Willi-Syndrom/Deletion 15q11

Genetik

- In 50% der Fälle Nachweis einer Deletion 15q11, hierzu Darstellung an Prometaphasechromosomen erforderlich.
- Häufig Fusionen der homologen Chromosomen 15 mit Bruchpunkt in 15q11 und Verlust dieser Region als De-novo-Aberrationen, daneben unbalancierte Fusionen mit anderen satellitentragenden Chromosomen, unbalancierte reziproke Translokationen und interstitielle Deletionen.
- Bei familiären Fällen reziproke Translokationen. Bei zytogenetischem Normalbefund molekulargenetische Untersuchung mit In-situ-Hybridisierung notwendig.

Beratung

Chromosomenanalyse und − bei zytogenetischem Normalbefund − molekulargenetische Diagnostik sind vor Abschätzung des Wiederholungsrisikos erforderlich. Bei familiärer Chromosomenaberration ist eine Wiederholungswahrscheinlichkeit gegeben, wobei zu beachten ist, daß bei Nachkommen auch der sog. Contretyp, d.h. eine Duplikation 15q11, auftreten kann. Ohne Chromosomenaberration Wiederholungswahrscheinlichkeit für Geschwister bei Prader-Willi-Syndrom 1,6%.

Nachkommen Betroffener sind bisher in der Literatur nicht belegt.

Krankheitsbilder
Psoriasis, Schuppenflechte

Definition

Erythematosquamöse Hautkrankheit mit und ohne Gelenkbeteiligung.

Klinisches Bild

Nicht selten bereits im Kindesalter beginnende, mehr oder weniger ausgedehnte erythematosquamöse Hautveränderungen, die auch die behaarte Kopfhaut einbeziehen. In der Regel Streckseiten der Extremitäten bevorzugt, aber auch inverser Typ bekannt, dann auch Handflächen und Fußsohlen betroffen. Neben sehr diskreter Ausprägung Übergang in Erythrodermie zu beobachten. Bei 25% der Betroffenen Nagelbeteiligung als Ölflecken subungual und Tüpfelnägel. Interindividuell jahreszeitliche Schwankungen der Ausprägung, chronische Verläufe, aber auch nur kurzfristiges Auftreten und weitgehende Abheilung möglich. Psychische und klimatische Faktoren können den Verlauf beeinflussen. In 10% Gelenkbeteiligung als Psoriasis arthropathica, Frauen häufiger als Männer betroffen. Hierdurch teilweise Frühinvalidisierung, Krankheitsbild sonst mehr kosmetisch störend. Sekundäre Hyperurikämie bei florider Erkrankung häufig. Lebenserwartung meist unbeeinflußt.

Vorkommen

2−3% in der allgemeinen Bevölkerung,
bei Negern deutlich seltener.

Differentialdiagnose

Psoriasiforme Ekzeme, Pityriasis lichenoides, seborrhoisches Kopfekzem. Nur bei Erythrodermie Abgrenzung gegenüber anderen auslösenden Grundkrankheiten schwierig, sonst klinisches Bild meist charakteristisch.

Therapie

Symptomatisch, keratolytische Salben, UV-Bestrahlung, balneologische Maßnahmen, Steroide.

Psoriasis, Schuppenflechte

Genetik

- Familiäre Häufungen in bis zu 90% aller Fälle nachweisbar, in manchen Familien wird autosomal dominanter Erbgang mit einer Penetranz von 60% vermutet. Wahrscheinlich liegt hier, ebenso wie in den meisten anderen Fällen, multifaktorielle Vererbung vor. Erhebliche Schwankungen der Expressivität.
- Korrelationen zwischen Psoriasis und HLA-Typ B13 und HLA-Typ Bw 17 sind nachgewiesen.

Beratung

Unter Zugrundelegung multifaktorieller Vererbung folgende empirische Risikozahlen:
- Kinder eines betroffenen Elternteils   1:5,
- sind beide Eltern betroffen   1:3,
- Geschwister eines betroffenen Kindes bei gesunden Eltern   1:6,
- Geschwister eines betroffenen Kindes mit einem betroffenen Elternteil   1:3.

Krankheitsbilder
Pylorusstenose, Pylorushypertrophie, Pylorospasmus, Magenpförtnerkrampf

Definition

Schwallartiges Erbrechen in den ersten Lebensmonaten, das sehr bald bedrohliche Allgemeinsymptome bewirkt.

Klinisches Bild

Meist 2–4 Wochen nach der Geburt, gelegentlich etwas später auftretendes schwallartiges Erbrechen nach Nahrungsaufnahme, zu Gedeihstörungen, Exsikkose, Verstopfung und Gewichtsverlust führend. Im Bereich des Abdomens häufig Nachweis einer Hyperperistaltik nach Nahrungsaufnahme, gelegentlich ovale Resistenz im Epigastrium tastbar. Charakteristischer „griesgrämiger" Gesichtsausdruck der Säuglinge. Schnelle Entwicklung einer vitalen Bedrohung möglich.

Vorkommen

1:2500 Neugeborene, 1:2000 Knaben; 1:10 000 Mädchen. Relativ häufig bei Kaukasiern, selten bei Asiaten.

Differentialdiagnose

Azetonämisches Erbrechen, Stoffwechselstörungen des Harnstoffzyklus. Ileussymptomatik bei Invagination.

Therapie

Konservativ: häufige Zufuhr kleinster Nahrungsmittelmengen, z.B. alle 10 Min. 1 Teel. Flüssigkeit.
Operativ: Pylorotomie.

Genetik

Multifaktorielle Vererbung mit Geschlechtsbevorzugung, unterschiedliche Schwellenwerte in beiden Geschlechtern (vgl. Abb. 3). Anhand der Pylorusstenose wurde der sog. Carter-Effekt erstmals beschrieben (Tab. 20).

Beratung

Entsprechend empirischen Risikoziffern (Tab. 20).

Tabelle **20**

Proband	Sohn	Tochter	Bruder	Schwester
Weiblich	18,9%	7,0%	9,2%	3,8%
Männlich	5,5%	2,4%	3,8%	2,7%

Konkordanzrate bei eineiigen Zwillingen 40%

Krankheitsbilder
Retinoblastom, Glioma retinae

Definition

Ein- oder beidseitiger bösartiger Augentumor des frühen Kindesalters.

Klinisches Bild

Beim Neugeborenen oder Kleinstkind häufig als Erstsymptom gelber Schein in der Pupille, sog. amaurotisches Katzenauge. Einseitiger oder beidseitiger Befall. Erblindung durch rasch progredientes Wachstum, nicht selten Übergreifen des Tumors auf umgebende Strukturen der Orbita, des N. opticus und angrenzender Hirnabschnitte. Fernmetastasierung möglich. Prognose von frühzeitiger Erfassung und möglichst radikaler Therapie abhängig.

Vorkommen

1:20 000 bis 1:34 000.
2% der bösartigen Tumoren im Kindesalter,
25% beidseitig.
In den Beobachtungszeiträumen 1925−1939 und 1950−1964 deutliche Häufigkeitszunahme in Deutschland nachgewiesen, vermutlich Folge besserer und früherer Erfassung sowie frühzeitiger Therapie und der Möglichkeit, daß Merkmalsträger sich fortpflanzen.

Differentialdiagnose

Retrolentale Fibroplasie, Netzhautablösung, Katarakt, Neuritis n. optici.

Therapie

Bei sehr kleinen Tumoren Laserkoagulation, sonst Enukleation (besonders bei einseitigem Befall). Bei beidseitigem Befall Erhalt des leichter betroffenen Auges, Radiotherapie und Zytostase; Enukleation des schwerer betroffenen Auges.
Bei einseitigem Befall unbedingt regelmäßige Überwachung des anderen Auges bis zur Vollendung des 10. Lebensjahres (bis 3 Jahre vierteljährlich, dann halbjährlich).

Krankheitsbilder
Retinoblastom, Glioma retinae

Genetik

- 4% aller Beobachtungen sind familiäre Fälle, für sie gilt autosomal dominanter Erbgang. 60% der erblichen Fälle sind doppelseitig, 40% einseitig lokalisiert. Das Gen hat eine Penetranz von 80%, Einseitigkeit oder doppelseitiger Befall können innerhalb der Familie wechseln.
- Bei sporadischen Fällen ist nicht zu entscheiden, ob es sich um eine dominante Neumutation oder um eine nicht vererbbare Phänokopie handelt. Die Zahl der Neumutationen bei sporadischen Fällen wird auf 25% geschätzt. Bei einseitig sporadischen Fällen wird die Mutationsfrequenz mit 17%, bei beidseitigen mit 50−100% angegeben.
- In einem Teil der Fälle Nachweis einer Deletion am Chromosom 13q, daher ist Chromosomenanalyse anzuraten.
Genort Chromosom 13q14.1−q14.2.

Beratung

Augenärztliche Überwachung von Kindern und Geschwistern eines Retinoblastomkranken in den ersten 10 Lebensjahren.
Risikozahlen für Nachkommen:
- Familiäre Fälle:
  - Ratsuchender und ein Elternteil betroffen 40%,
  - Ratsuchender und ein oder mehrere Geschwister betroffen, Eltern gesund 40%,
  - Ratsuchender und andere Verwandte (Großeltern, Onkel, Tante) betroffen 40%,
  - jede Kombination der drei genannten Möglichkeiten 40%,
  - Ratsuchender gesund, mehrere erstgradige Familienmitglieder erkrankt (Eltern, Geschwister) 6,5%,
  - ist ein Kind befallen, dann Risiko für weitere Kinder 40%,
- Sporadische Fälle:
  - Ratsuchender allein betroffen
    a) einseitig 5−10%,
    b) beidseitig 20−40%,
  - Ratsuchender gesund, ein Kind erkrankt 1− 7%,
  - Ratsuchender und Partner erkrankt 65%

Krankheitsbilder
Retinopathia pigmentosa, Retinitis pigmentosa

Definition

Pigmentveränderungen im Bereich der Retina in unterschiedlicher Ausprägung und Anordnung mit der Folge einer meist erheblichen, progredienten Sehbeeinträchtigung.

Klinisches Bild

Im frühen Kindesalter, bei leichteren Fällen auch im Jugend- oder frühen Erwachsenenalter auftretende Sehstörung, meist mit Nachtblindheit beginnend, eine Einengung des Gesichtsfeldes bewirkend und teilweise Farbsehstörungen auslösend. An der Retina im fortgeschrittenen Stadium charakteristische knochenkörperchenartige Pigmenteinlagerungen, bei der klassischen Form von der Peripherie zum Zentrum, bei der sog. Cone-rod-Retinopathie mehr von zentral nach peripher fortschreitend. Eine weitere Form ist die Retinopathia sine pigmenti.
Infolge Degeneration von Stäbchen und Zapfen fortschreitende Optikusatrophie. Progredienz und Restsehvermögen zeigen, ebenso wie das Manifestationsalter, erhebliche Unterschiede.

Vorkommen

Retinopathia pigmentosa allgemein 1:3700,
Einzelformen erheblich seltener,
Heterozygotenfrequenz bei autosomal rezessiver Form 1:40.

Differentialdiagnose

Abzugrenzen sind Krankheitsbilder, die unter dem Überbegriff tapetoretinale Degeneration geführt werden, weiterhin Störungen, bei denen die Retinopathie ein Symptom im Rahmen eines genetischen Syndroms darstellt, z.B. Usher-Syndrom, Rud-Syndrom, Refsum-Syndrom sowie Sjögren-Larsson-Syndrom (hier glitzernde Pigmenteinlagerungen in der Retina).

Therapie

Keine, Versorgung mit Lupenbrille.

Krankheitsbilder
Retinopathia pigmentosa, Retinitis pigmentosa

Genetik

Autosomal rezessiver Erbgang in 84%,
autosomal dominanter Erbgang in 10%,
X-chromosomal rezessiver Erbgang in 6%.
Der größere Teil der Probanden mit autosomal rezessiv vererbter Form erkrankt im Kindesalter; eine kleinere Gruppe, vermutlich durch ein anderes Gen verursacht, zwischen 25. und 35. Lebensjahr.
Genorte für X-chromosomale Form : Xp11.3 und Xp21.

Beratung

- Entsprechend dem in der jeweiligen Familie vorliegenden Erbgang. Wegen hoher Heterozygotenfrequenz Phänomen der Pseudodominanz beachten.
- Bei sporadischem Krankheitsfall können Schweregrad, Progredienz und Manifestationsalter, Blutsverwandtschaft der Eltern oder höheres Zeugungsalter des Vaters für die Zuordnung zu einem bestimmten Erbgang hilfreich sein. Die Erfassung weiterer klinischer Veränderungen (z.B. Hörstörungen, Krampfanfälle, Hautveränderungen) erlaubt die Zuordnung zu einem genetischen Syndrom. Beratung dann entsprechend dieser Grundkrankheit.
- Das gleichzeitige Vorhandensein einer Hörstörung darf, nach Ausschluß exogener Ursachen, als Hinweis auf autosomal rezessiven Erbgang angesehen werden.
- Berufsberaterische Gesichtspunkte und Frühfördermaßnahmen sollten bei der Beratung Beachtung finden.
- Für die X-chromosomal rezessiv vererbte Form steht pränatale Diagnostik mit Hilfe molekulargenetischer Analysen zur Verfügung.

Krankheitsbilder
Romano-Ward-Syndrom, QT-Syndrom

Definition

Verlängerung der QT-Zeit im EKG in Kombination mit synkopalen Anfällen und plötzlichem Tod.

Klinisches Bild

- Bereits im Kindesalter in manchen Fällen Auftreten synkopaler Anfälle, gelegentlich als Krampfanfälle fehlgedeutet. Auslöser nicht selten körperliche oder psychische Streßsituationen. Auftreten ventrikulärer Tachykardien mit charakteristischen EKG-Veränderungen (torsades de pointes). Aus solchen Phasen heraus kann es zu Kammernflimmern und Tod kommen.
- Im Ruhe-EKG Verlängerung der QT-Zeit, T-Zacke häufig breit, hoch, nicht selten gekerbt. Entsprechende Familien berichten über plötzliche Todesfälle sonst gesunder Personen.

Vorkommen

Zwischen 1:10 000 und 1:100 000 geschätzt.

Differentialdiagnose

Jervell- und Lange-Nielsen-Syndrom (QT-Syndrom mit Innenohrtaubheit), dieses wird unter hörgestörten Kindern mit einer Häufigkeit von 1:500 bis 1:1100 vermutet. Elektrolytstörungen.

Therapie

β-Blocker (Letalität von 80 auf 6% reduziert), Stellatumblockade oder Entfernung des linksseitigen Ganglion stellatum werden empfohlen.

Genetik

Autosomal dominanter Erbgang, keine Geschlechtsbevorzugung.

Beratung

Entsprechend dem autosomal dominanten Erbgang.
Alle erstgradigen Verwandten einer betroffenen Person mit EKG, möglichst Belastungs-EKG, untersuchen!

Krankheitsbilder
Rubinstein-Taybi-Syndrom, Syndrom der breiten Daumen (broad thumb syndrome)

Definition

Charakteristisches Fehlbildungs-/Retardierungssyndrom mit unauffälligem Chromosomenbefund.

Klinisches Bild

- Bereits kurz nach der Geburt fallen Mikrozephalie, kraniofaziale Dysmorphiesymptome sowie breite Endglieder an Daumen und Großzehen auf. In der frühkindlichen Entwicklung Trinkschwierigkeiten und Infektneigung, weiterhin allgemeine Retardierung, Minderwuchs sowie ein charakteristischer Aspekt:
- antimongoloide Lidachse, große, schnabelartige Nase, hoher Gaumen, Zahnstellungsanomalien, wenig ausgeformte, nach hinten verlagerte Ohren und kleiner, schmaler Mund. Gelegentlich Herzfehler, Pubertätsentwicklung und Ausprägung der sekundären Geschlechtsmerkmale normal, unauffälliges Karyogramm. Die Dermatoglyphen lassen an Thenar und Hypothenar eine auffällige Bemusterung erkennen.

Vorkommen

Häufigkeitsangaben in der allgemeinen Bevölkerung liegen nicht vor, unter Anstaltspatienten Vorkommen von 1:300 bis 1:720. Beide Geschlechter gleich häufig betroffen.

Differentialdiagnose

Andere Formen von Retardierung und Mikrozephalie.
Bei Berücksichtigung des charakteristischen Aspektes wenig differentialdiagnostische Schwierigkeiten.

Therapie

Symptomatisch, soweit erforderlich.

Genetik

Wenige Geschwisterfälle in der Literatur belegt, ein monogener Erbgang wird jedoch nicht angenommen. Hinweise auf auslösende exogene Faktoren während der Schwangerschaft sind nicht vorhanden.

Beratung

- Weder für Geschwister eines Betroffenen noch für die Nachkommen gesunder Geschwister wird ein erhöhtes Wiederholungsrisiko angenommen.
- Über Nachkommen betroffener Personen ist bisher nicht berichtet worden.

Schizophrenie, schizophrene Psychose, Morbus Bleuler

Definition

Endogene Psychose mit charakteristischer Denkstörung.

Klinisches Bild

- Meist zwischen dem 15. und 40. Lebensjahr auftretende psychische Veränderung, von der mehrere Verlaufsformen bekannt sind, sie werden als
  - Katatonie,
  - Hebephrenie,
  - paranoide Psychose und
  - Schizophrenia simplex

  abgegrenzt.
- Verschiedenartige Verläufe und Gefährdungen sowie unterschiedliche Verhaltensauffälligkeiten kennzeichnen diese Formen. Sie können auch bei einer Person im Laufe des Lebens auftreten. Von chronisch rezidivierendem Verlauf wird die Sonderform der schizophrenen Episode abgegrenzt, die durch kürzere Dauer (<6 Monate) und in aller Regel einmaliges, durch exogene Faktoren ausgelöstes, Vorkommen gekennzeichnet ist.
- Wahnvorstellungen, Verfolgungsideen sowie akustische Halluzinationen stehen im Vordergrund, agitiertes Verhalten oder Stupor, Regression und Suizidgefährdung werden im Einzelfall beobachtet. Rezidive sind häufig, in 25% ist mit schwerem psychischen Defektzustand zu rechnen.

Vorkommen

1% in der allgemeinen Bevölkerung, Männer und Frauen etwa gleich häufig betroffen, bei Negern in Amerika häufiger als bei Weißen.

Differentialdiagnose

Reaktive Psychosen, schizophrene Episode, psychische Verhaltensstörung im Rahmen schwerster somatischer Erkrankungen oder unter Einwirkung bestimmter Medikamente.

Krankheitsbilder
Schizophrenie, schizophrene Psychose, Morbus Bleuler

Therapie

Neuroleptika und stützende Psychotherapie.
In der Akutphase stationäre Unterbringung in einer psychiatrischen Klinik trotz wirksamer Neuroleptika erforderlich, intensive ambulante Überwachung kann den stationären Aufenthalt wesentlich verkürzen.

Genetik

Multifaktorielle Vererbung wird angenommen, sie ist durch Zwillings- und Adoptionsstudien ebenso wie durch Familienstatistiken belegt. Bedeutsame biographische Ereignisse wie Verlust einer nahen Bezugsperson, Beginn des Studiums, Heirat oder größere materielle Verluste sind als auslösende Ursachen häufig. Hormonelle Umstellungsphasen scheinen für die Manifestation bedeutsam zu sein.

Beratung

- Angabe von empirischen Belastungsziffern aufgrund großer Familienstatistiken; es ergeben sich Risikobereiche aus Studien verschiedener Autoren und durch die Einbeziehung psychischer Randstörungen.
  Erkrankungswahrscheinlichkeiten:
  − allgemeine Bevölkerung 0,8−1%,
  − Kinder eines betroffenen Elternteils 9−16%,
  − Kinder zweier betroffener Eltern 40−68%,
  − Geschwister 8−14%,
  − Halbgeschwister 1−7%,
  − eineiige Zwillinge 20−75%,
  − zweieiige Zwillinge 5−16%,
  − Nichten/Neffen 1−4%,
  − Vettern/Cousinen 2−6%,
  − Onkel/Tante 2−7%,
  − Großeltern 1−2%,
  − Enkel 2−8%.
- Die genetische Beratung einer schizophrenen Patientin, die schwanger ist und einer medikamentösen Therapie bedarf, ist problematisch. Besteht Kinderwunsch, so ist in enger Zusammenarbeit mit dem behandelnden Psychiater die niedrigstmögliche Dosis einer notwendigen Therapie abzuwägen.
- Für die Einschätzung eines bestehenden Erkrankungsrisikos in Abhängigkeit vom Lebensalter sind die A-posteriori-Risiken hilfreich (Abb. 33).

Krankheitsbilder
Schizophrenie, schizophrene Psychose, Morbus Bleuler

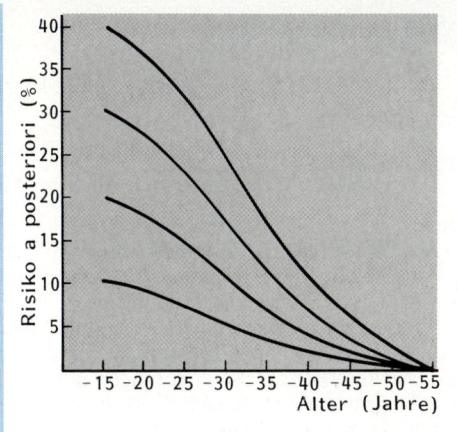

Abb. 33 Abschätzung des noch bestehenden Erkrankungsrisikos (a posteriori) in Abhängigkeit vom aktuellen Lebensalter des Ratsuchenden (nach Propping)

Krankheitsbilder
Short-rib-polydactyly-Syndrom, Thoraxdystrophie-Polydaktylie-Syndrom, Typ Majewski und Typ Saldino-Noonan

Definition

Fehlbildungssyndrome mit Verkürzungen der Rippen und Extremitäten und hoher Letalitätsrate.

Klinisches Bild

- Typ Saldino-Noonan:
  - Hydrops bei Geburt, Zwergwuchs aufgrund kurzer Extremitäten, postaxiale Polydaktylie und Brachydaktylie, schmaler Thorax, ausladendes Abdomen. Innere Fehlbildungen wie Herzfehler, hypoplastische Lungen, Analatresie und Genitalfehlbildungen bewirken intrauterinen Tod oder Tod kurz nach der Geburt.
  - Röntgenologisch charakteristische Veränderungen in Form kurzer, horizontal stehender Rippen, kleiner Ossa ilii, Verkürzung der langen Röhrenknochen und Aufsplitterung an den Epiphysen. Weiterhin Verknöcherungsstörung im Bereich der kurzen Röhrenknochen.
- Typ Majewski:
  - Hydrops bei Geburt, schmaler Thorax mit ausladendem Abdomen, Verkürzung der Extremitäten, prä- oder postaxiale Polysyndaktylie, Brachydaktylie. Kraniofaziale Dysmorphien, Lippen- oder Gaumenspalte, innere Fehlbildungen wie Herzfehler, Nierenzysten, hypoplastische Epiglottis.
  - Tod in den ersten Tagen nach der Geburt entweder an Ateminsuffizienz oder Herzversagen.

Vorkommen

Selten.

Differentialdiagnose

Andere Zwergwuchsformen wie Achondrogenesis, thanatophorer Zwergwuchs, Gruber-Meckel-Syndrom, Chondrodysplasia punctata Conradi-Hünermann, andere Syndrome mit Polydaktylie, z. B. Ellis-van-Creveld-Syndrom.

Therapie

Keine.

Short-rib-polydactyly-Syndrom, Thoraxdystrophie-Polydaktylie-Syndrom, Typ Majewski und Typ Saldino-Noonan

Genetik

Autosomal rezessiver Erbgang, Konsanguinität der Eltern häufiger.

Beratung

Entsprechend dem autosomal rezessiven Erbgang, pränatale Diagnostik durch Ultraschall möglich.

Krankheitsbilder
Sichelzellanämie

Definition/allgemeine Vorbemerkung

Erbliche Hämoglobinopathie, die zur hämolytischen Anämie und zu verschiedenartigen schweren Organsymptomen führt.
- Im Vordergrund steht die Eigenschaft der Erythrozyten, unter Sauerstoffmangel Sichelform anzunehmen und dadurch eine intravasale Thrombenbildung auszulösen.
- Pathogenetisch ist durch einen Austausch von Glutamin gegen Valin in Position 6 der β-Kette die Ladung an der Oberfläche des Hämoglobinmoleküls verändert, wodurch es zu einer herabgesetzten Löslichkeit von HbS bei niedrigem Sauerstoffdruck kommt.

Klinisches Bild

- *Homozygotie*: vom 6. Lebensmonat an Gedeihstörungen, körperliche und geistige Entwicklungsverzögerung, Infektanfälligkeit und Krankheitssymptome, die auf intravasale Thrombosierung zurückzuführen sind. Hier stehen Schmerzkrisen in verschiedenen Organbereichen, Knochen, Thorax, Abdomen und Gelenken, häufig auch Pleuraschmerz mit Fieber, Oberbauchbeschwerden ähnlich einer Gallenkolik im Vordergrund. Im Bereich der Extremitäten Auftreten von Osteomyelitis oder akuter Gelenkentzündung, im ZNS apoplektiforme Ausfälle, Krampfanfälle oder Komata.
  - Langfristig Entwicklung einer Herzinsuffizienz durch rezidivierende Veränderungen der Lungenstrombahn. Ikterus, Gallensteinbildung, gelegentlich Leberinfarkte und Abszeßbildung. Niereninsuffizienz durch Papilleninfarzierung oder als Folge eines nephrotischen Syndroms, Retinainfarkte, Glaskörperblutungen und Netzhautablösungen sind weitere Komplikationen.
  - Leistungsfähigkeit und Lebenserwartung reduziert.
- *Heterozygote* (Sichelzellmerkmal) zeigen die Verformung der Erythrozyten nur unter deutlich reduzierter Sauerstoffspannung. Milz- oder Nierenmarkinfarkte sind seltene, aber bedeutsame Krankheitsmerkmale. Die Lebenserwartung der Träger ist nicht wesentlich verkürzt.

Vorkommen

Überwiegend bei Schwarzafrikanern; in Nigeria 30% der Bevölkerung Heterozygote. 8% der schwarzen Amerikaner sind heterozygot für HbS; von einer Sichelzellanämie sind 0,15% der schwarzen Kinder in den Vereinigten Staaten betroffen.

Sichelzellanämie

Differentialdiagnose

Thalassämie, andere seltene Hämoglobinopathien.

Therapie

Symptomatisch, ggf. Erythrozytentransfusion.

Genetik

Autosomal rezessiver Erbgang, dabei zeigen heterozygote Genträger unter bestimmten Bedingungen (Sauerstoffmangel) klinische Symptome. Das schwere Krankheitsbild entwickelt sich nur bei Homozygoten. Doppelt Heterozygote für Sichelzell- und Thalassämiegen oder Sichelzellgen und Hb-Lepore sind nicht selten, sie haben ebenfalls klinische Bedeutung.
Genort für HbS Chromosom 11p 15.5.

Beratung

Entsprechend dem autosomal rezessiven Erbgang.
Sind beide Eltern heterozygot für HbS, so ist in 25% mit homozygot Kranken (Sichelzellanämie), in 50% wieder mit Heterozygoten und in 25% mit homozygot Gesunden zu rechnen. Pränatale Diagnostik ist möglich (DNA-Analyse).

Krankheitsbilder
Skoliose

Definition

Seitliche Verbiegung der Wirbelsäule mit begleitender Verdrehung der Wirbelkörper.

Klinisches Bild

Die idiopathische Skoliose wird häufig schon im frühen Kindesalter deutlich, wobei Schwere und Progredienz unterschiedlich ausgeprägt sind. Deformierungen der Rippen mit Abflachung der einen Thoraxhälfte und Buckelbildung der anderen sind häufig und beeinträchtigen die Lungenfunktion. Spätfolgen können Ateminsuffizienz und Cor pulmonale sein.

Vorkommen

1:20 unter Einbeziehung der leichten Formen, in 20% sporadische Fälle. Mädchen deutlich häufiger als Knaben betroffen im Verhältnis 8:1.

Differentialdiagnose

Fehlbildungen oder Wachstumsstörungen der Wirbelkörper, spondyloepiphysäre Dysplasien, traumatisch oder rachitisch bedingte Veränderungen, Wirbelsäulentuberkulose. Abzugrenzen sind Krankheitsformen, bei denen die Skoliose ein Merkmal in einem Symptomkomplex darstellt, z. B. Klippel-Feil-Syndrom oder die Folge einer neuromuskulären Grundkrankheit ist.

Therapie

Passive und aktive orthopädische und gymnastische Maßnahmen, bei schwerer Ausprägung und starker Progredienz orthopädisch-chirurgische Abstützungsoperationen.

Genetik

Familiäre Häufungen mit Betroffenen in aufeinanderfolgenden Generationen nachgewiesen. Am ehesten multifaktorielle Vererbung mit Bevorzugung des weiblichen Geschlechtes.

Krankheitsbilder
Skoliose

Beratung

- Genaue Analyse der einzelnen Familie zur Abschätzung des Wiederholungsrisikos notwendig. Selbst bei Merkmalsträgern in aufeinanderfolgenden Generationen ist die Wahrscheinlichkeit für das Wiederauftreten bei erstgradigen Verwandten Betroffener kleiner als 50% anzugeben.
- Engmaschige Überwachung von Risikopersonen bis zur Pubertät. Bei Skoliose im Rahmen eines Syndroms Risikoangabe entsprechend der Grundkrankheit.

Krankheitsbilder
Spalthand/Spaltfuß, Ektrodaktylie

Definition

Meist isolierte, primäre Fehlbildung im Bereich der Hände und/oder Füße.

Klinisches Bild

- Fehlen des mittleren Strahls und Verschmelzung der jeweils ulnar und radial davon gelegenen zwei Finger (unterschiedlich ausgeprägt).
- Ausbildung nur eines Fingers, der meist aus 4. und 5. Strahl durch Verschmelzung entstand, während die radialen Strahlen nicht angelegt sind.

Beide Formen können in einer Familie, gelegentlich sogar bei einem Merkmalsträger beobachtet werden. Entsprechende Veränderungen gleichzeitig oder isoliert an den Füßen vorkommend. Intrafamiliär starke Expressivitätsschwankungen. Stets beidseitig auftretend.

Vorkommen

1:90 000 in Dänemark.

Differentialdiagnose

Einseitige Spalthand, amniogene Fehlbildung. Abgrenzung der isolierten Form von Spaltbildung in Kombination mit Lippen-Kiefer-Gaumen-Spalte oder Taubheit.

Therapie

Evtl. Operation zur Funktionsverbesserung, meist nicht hilfreich.

Genetik

Autosomal dominanter Erbgang mit hoher Penetranz und stark wechselnder Expressivität.

Beratung

Sorgfältige Suche nach Mikrosymptomen bei erstgradigen Verwandten eines Betroffenen. Sporadische Fälle meist als Neumutation anzusehen. Beratung entsprechend autosomal dominantem Erbgang, auf variable Expressivität hinweisen! Ist nur eine Extremität befallen, so handelt es sich in der Regel um ein zufälliges Ereignis ohne Wiederholungswahrscheinlichkeit.

Krankheitsbilder
Sphärozytose, Kugelzellanämie, familiärer hämolytischer Ikterus

Definition

Anomalie der Erythrozytenform auf der Basis eines Membrandefektes mit der Folge einer hämolytischen Anämie.

Klinisches Bild

- Gelegentlich bereits im frühen Kindesalter auftretende hämolytische Anämie, die krisenhaften Verlauf zeigt, mit Ikterus und Milztumor einhergeht und allgemeine Retardierung der Entwicklung bewirken kann. In anderen Fällen nur schwache Ausprägung einer Hämolyse, erkennbar an Sklerenikterus unter besonderen Belastungen oder bei Infekten. Nachweis der zugrundeliegenden Störung häufig erst im Rahmen einer Familienuntersuchung. Neigung zu Gallensteinen bereits im Jugendalter.
- Grundlage der Störung ist ein Membrandefekt der Erythrozyten, dadurch Auslösung der Kugelform und einer verminderten Lebensdauer der Erythrozyten.

Vorkommen

1:5000 bis 1:20000 Geburten. Beide Geschlechter gleich häufig betroffen. $1/4$ aller Beobachtungen sporadische Fälle.

Differentialdiagnose

Hämolytische Anämien anderer Genese, z.B. Thalassämie und Sichelzellanämie.

Therapie

Milzextirpation im Kindesalter nur bei deutlicher Entwicklungsverzögerung, möglichst nicht vor dem 4. Lebensjahr, bei gegebener Indikation aber vor Schuleintritt; später auch bei gehäuften hämolytischen Krisen. Nach dem Eingriff meist deutliches Aufholen der Entwicklungsschritte. Gelegentlich Bluttransfusionen erforderlich.

Genetik

Autosomal dominanter Erbgang mit hoher Penetranz und variabler Expressivität. Intrafamiliär große Schwankungen des Manifestationsalters möglich. Mutationsrate $2,2 \times 10^{-5}$/Gamete/Generation. Genort Chromosom 8p 11.

Krankheitsbilder
Sphärozytose, Kugelzellanämie, familiärer hämolytischer Ikterus

Beratung

Entsprechend dem autosomal dominanten Erbgang. Genaue Untersuchung erstgradiger Verwandter eines sporadischen Falles mit Hilfe der Price-Jones-Kurve und osmotischer Resistenz erforderlich. Überwachung von Risikopersonen, auf variable Expressivität ist hinzuweisen.

Krankheitsbilder
Sphingolipidosen

Allgemeine Vorbemerkung

Unter dieser Bezeichnung wird eine Gruppe von verschiedenen Speicherkrankheiten zusammengefaßt, deren Stoffwechseldefekt sich an dem aus Sphingosin ableitenden Stoffwechselzwischenprodukt Ceramid abspielt. An der terminalen Hydroxylgruppe des Ceramidmoleküls können verschiedene Substituenten auftreten, die zu unterschiedlichen Stoffwechselzwischenprodukten führen. Danach werden die verschiedenen Krankheitsgruppen unterschieden:

- Gangliosidosen: Substitution von Hexose, Hexosamin und Neuraminsäure,
- Sulfatidosen: Substitution von Galactose-3-Sulfat,
- Zerebrosidosen: Substitution von Hexose,
- Sphingomyelinlipidosen: Substitution von Phosphorylcholin.

Es handelt sich insgesamt um seltene, aber sehr charakteristische Stoffwechselkrankheiten, bei den meisten ist der zugrundeliegende Enzymdefekt bekannt. Therapeutische Möglichkeiten bestehen nicht. Bezüglich der klinischen Symptomatik und der biochemischen Einzelheiten muß auf die Spezialliteratur verwiesen werden. Im Rahmen der Checkliste wird auf folgende Krankheitsbilder exemplarisch eingegangen:
- Tay-Sachs-Syndrom, S. 311
- Morbus Krabbe, S. 244
- Morbus Gaucher, S. 242, 243
- Niemann-Pick-Syndrom, S. 270
- Morbus Fabry, S. 240, 241
- metachromatische Leukodystrophie, S. 230, 231.

Die Vererbung erfolgt bei Morbus Fabry x-chromosomal rezessiv, bei den anderen Störungen autosomal rezessiv.

Krankheitsbilder
Spinale Muskelatrophien

Definition/allgemeine Vorbemerkung

In Ermangelung einer nosologischen Einteilung der proximalen spinalen Muskelatrophien (SMA) erfolgt die Klassifizierung klinischer Kriterien z. B. nach der Einteilung von Emery 1971.
- Es werden die Typen wie folgt unterschieden:
  Typ I   (infantil) Werdnig-Hoffmann,
  Typ II   intermediäre Form
  Typ III (juvenil) Wohlfahrt-Kugelberg-Welander,
  Typ IV   adulte Form.
- Wichtige differentialdiagnostische Einzelheiten zeigt die nachfolgende Übersicht:

Typ	Alter Beginn	Tod	Fähigkeit, ohne Hilfe zu sitzen	Faszikulationen der Skelettmuskulatur	CK
I	<12 Monate	4 Jahre	nie	+/−	o. B.
II	3−18 Monate	4 Jahre	meist	+/−	meist o. B.
III	> 2 Jahre	Erwachsenenalter	immer	+ +	oft erhöht
IV	ab 30. Jahr	Erwachsenenalter	immer	+ +	oft erhöht

- Neben dieser klinischen Einteilung wird heute unter genetischen Gesichtspunkten eine detailliertere Einteilung vorgenommen, es wird bezüglich der Einzelheiten auf die Speziallliteratur verwiesen. Beispielhaft sollen die vier erwähnten Krankheitsverläufe dargestellt werden.

Typ I, infantile spinale Muskelatrophie Typ Werdnig-Hoffmann und Typ II, intermediärer Verlauf

Klinisches Bild

Erstmanifestation klinischer Erscheinungen pränatal bis ca. 6 Monate postnatal (Typ I) oder innerhalb der ersten Lebensjahre (Typ II). Ausgeprägte Atrophie der Muskulatur mit unterschiedlich schneller Progredienz, Muskelhypotonie (floppy infants), Bewegungsarmut mit nachfolgenden Kontrakturen, Skoliose, Ateminsuffizienz.
Tod bei früher Manifestation oft innerhalb des 1. Lebensjahres. Bei Typ II auch Verläufe über Jahre bis Jahrzehnte vorkommend.

Vorkommen

Inzidenz etwa 1:20 000, weltweit verbreitet.

Krankheitsbilder
Spinale Muskelatrophien

Differentialdiagnose

Abgrenzung frühmanifestierender Formen von anderen Ursachen extremer Hypotonie.

Therapie

Symptomatisch, krankengymnastische Betreuung zur Verhütung von Kontrakturen.

Genetik

Autosomal rezessiver Erbgang. Lokalisation des verantwortlichen Gens für die Mehrzahl der Fälle auf Chromosom 59. In einem sehr kleinen Teil von Familien finden sich bei weiteren betroffenen Familienmitgliedern unterschiedliche Manifestationsformen. Diese Beobachtungen sind ohne Hilfshypothesen nicht einem monogenen Erbgang zuzuordnen.

Beratung

- Entsprechend dem autosomal rezessiven Erbgang, überwiegend findet sich bei Geschwistern ein gleichartiger Krankheitsverlauf. Sorgfältige Erhebung der Familienanamnese!
- Differentialdiagnostisch zu anderen Muskelerkrankungen sind Muskelbiopsie, EMG und Serumenzyme heranzuziehen.
- Bisher kein Heterozygotennachweis, pränatale Diagnostik z. Zt. wegen der ungeklärten Frage der genetischen Heterogenie unsicher.

Juvenile spinale Muskelatrophie, Wohlfahrt-Kugelberg-Welander, Atrophia musculorum pseudomyopathica, SMA-Typ III

Klinisches Bild

Durch Untergang der motorischen spinalen Vorderhornzellen Muskeldegeneration, die im Kindes- und Jugendalter zur progredienten Muskelschwäche, zu Faszikulationen, Gehbeschwerden bis zum Verlust der Gehfähigkeit und sekundären Gelenkkontrakturen führt. Verlust der Gehfähigkeit oft erst Jahrzehnte nach Krankheitsbeginn. Lebenserwartung im allgemeinen nur geringfügig eingeschränkt. Die Abgrenzung dieses Krankheitsverlaufes gegenüber Typ II ist zum Teil willkürlich.

Vorkommen

Seit der Erstbeschreibung mehr als 500 Fälle publiziert, Androtropie. Weltweit verbreitet.

Spinale Muskelatrophien

Differentialdiagnose

Abgrenzung vor allem von Muskeldystrophien bei chronischen Verlaufsformen schwierig. Bei männlichen Patienten Dystrophinbestimmung zum Ausschluß einer Muskeldystrophie notwendig. Neurale Muskelatrophie bzw. frühe Stadien einer amyotrophen Lateralsklerose.

Therapie

Symptomatisch, krankengymnastisch, orthopädische Betreuung mit geringem Erfolg.

Genetik

- Heterogen, in den meisten Familien autosomal rezessiver Erbgang. Gelegentlich autosomal dominanter und sehr selten X-chromosomaler Erbgang beschrieben.
- Mit späterem Erkrankungsbeginn weicht das Erkrankungsrisiko für Geschwister von dem bei autosomal rezessivem Erbgang anzunehmenden ab, gleichzeitig steigt das Risiko für Kinder betroffener Personen an. Ein zunehmender Anteil autosomal dominanter Neumutationen vermutet.

Beratung

Entsprechend dem in der Familie anzunehmenden Erbgang, differentialdiagnostische Abgrenzung gegenüber Muskeldystrophien notwendig.

Adulte spinale Muskelatrophie, SMA-Typ IV

Klinisches Bild

Krankheitsbeginn meist zwischen dem 30. und 50. Lebensjahr, gelegentlich früher. Meist insgesamt gutartiger Verlauf, in Einzelfällen jedoch rasch progredient, dann Gehbeeinträchtigung bereits nach kurzer Krankheitsdauer. Variabler Krankheitsverlauf; Phasen mit langsamerem Verlauf bzw. unterschiedlich langen Stillständen kommen vor. Lebenserwartung statistisch meist nur geringgradig verkürzt.

Krankheitsbilder
Spinale Muskelatrophien

Vorkommen

Keine sicheren Häufigkeitsangaben.

Differentialdiagnose

Vor allem Muskeldystrophien, neurale Muskelatrophien, amyotrophe Lateralsklerose im Anfangsstadium. Seltene SMA-Formen Typ Finkel, Typ Kennedy und die X-chromosomal erbliche SMA mit Wadenhypertrophie.

Therapie

Symptomatisch, Krankengymnastik zur Vermeidung von Kontrakturen.

Genetik

Meist autosomal rezessiver Erbgang, bei 30% der Fälle mit Beginn im Erwachsenenalter autosomal dominanter Erbgang mit vollständiger Penetranz. Sehr selten X-chromosomal rezessiver Erbgang.

Beratung

Nach genauer Analyse der Familiensituation entsprechend des anzunehmenden Erbgangs.
Empirische Wiederholungsrisiken bei proximaler spinaler Muskelatrophie:

Typ	Krankheitsbeginn	Risiko für Geschwister	Kinder von Betroffenen
I Werdnig-Hoffmann	bei Geburt bis ca. 6. Lebensmonat	25%	–
II intermediärer Typ	vor 3. Lebensjahr nach 3. Lebensjahr	ca. 20% ca. 10%	klein? <10%?
III Typ Kugelberg-Welander	Kindes- und Jugendalter	10%?	ca. 10%
IV adulter Typ	Erwachsenenalter	a) 25% b) 50%	sehr klein 50%

Krankheitsbilder
Stargardtsche Makuladegeneration, juvenile Makuladegeneration

Definition

Tapetoretinale Degeneration mit bevorzugtem Befall der Makula.

Klinisches Bild

Im mittleren Kindesalter Beginn der Sehstörungen, die zu Zentralskotom und Farbsehschwäche führen. Zunehmende Zeichen der Optikusatrophie, progrediente Sehbeeinträchtigung bis zur Erblindung.

Vorkommen

Selten, beide Geschlechter gleich häufig betroffen.

Differentialdiagnose

Retinopathia pigmentosa, juvenile Optikusatrophie.

Therapie

Nicht vorhanden.

Genetik

Autosomal rezessiver Erbgang in den meisten Fällen, einzelne Familien mit autosomal dominantem Erbgang beschrieben.

Beratung

Entsprechend dem in der Familie vorkommenden Erbgang, meist autosomal rezessiv. Aus der Ehe zwischen zwei Merkmalsträgern ist für alle Kinder mit dem Wiederauftreten der Störung zu rechnen, für Heterogenie bisher keine Hinweise.

Krankheitsbilder
Syndaktylie

Definition

Verwachsung einzelner Finger oder Zehen unterschiedlichen Ausmaßes.

Klinisches Bild

Bevorzugt betroffen sind 3. und 4. Finger sowie 2. und 3. Zehe, häufig an beiden Händen und beiden Füßen auftretend. In einzelnen Familien werden nur Finger oder Zehen betroffen, intrafamiliär erhebliche Variabilität. Fünf Formen der Syndaktylie werden unterschieden (Tab. 21).

Tabelle 21 Syndaktylie

Typ	Erscheinungsbild
I	Zygodaktylie, zwischen 3. und 4. Finger unterschiedlich ausgeprägte Schwimmhaut, teilweise bis zum Nagel reichend. Gelegentlich auch andere Finger einbezogen. Gleichzeitig 2. und 3. Zehe durch Schwimmhaut verbunden. Es sind in manchen Fällen nur Hände oder nur Füße betroffen
II	Synpolydaktylie. 3. und 4. Finger durch Schwimmhaut verbunden, zusätzlich Polydaktylie durch teilweise oder totale Verdoppelung des 4. Fingers. Postaxiale Polydaktylie der Füße
III	4. und 5. Finger total und beidseitig verschmolzen, dabei 5. Finger verkürzt durch rudimentäre oder fehlende Ausprägung der Mittelphalanx. Keine Beteiligung der Füße. Diese Fehlbildung findet sich auch bei okulo-dento-digitalem Syndrom
IV	Typ Haas, komplette häutige Verschmelzung aller Finger zur Löffelhand, 6 Finger und 6 Metakarpalia angelegt (1 Familie)
V	Ähnlich wie Typ 4, zusätzlich Verschmelzung der Metatarsalia und Metakarpalia, besonders 3. und 4. Finger oder 4. und 5. Finger sowie 2. und 3. Zehe betroffen

Krankheitsbilder
Syndaktylie

Vorkommen

1:3000 (Typ I) häufigster Typ. Typ II bis V selten, zum Teil nur in einzelnen Familien beobachtet.

Differentialdiagnose

Einseitige Ausbildung der Syndaktylie, Symbrachydaktylie bei Poland-Syndrom, Syndaktylie als Symptom genetischer Syndrome, z. B. Apert-Syndrom und andere Akrozephalosyndaktyliesyndrome.

Therapie

Funktionsverbessernde Operation, wenn möglich.

Genetik

Autosomal dominanter Erbgang für alle Typen, intrafamiliäre Expressivitätsschwankungen, hohe Penetranz.

Beratung

Entsprechend dem autosomal dominanten Erbgang unter Hinweis auf variable Expressivität.
Stellt die Syndaktylie ein Symptom im Rahmen eines Syndroms dar, Beratung entsprechend der Grundkrankheit.

Krankheitsbilder
Tay-Sachs-Syndrom, G_{M2}-Gangliosidose Typ I

Definition

Schwere erbliche Speicherkrankheit, die bereits im frühen Kindesalter zum Tode führt.

Klinisches Bild

Etwa vom 6. Lebensmonat an werden die Kinder durch Muskelhypotonie, Appetitlosigkeit und Entwicklungsretardierung auffällig. Bemerkenswerte Schreckhaftigkeit auf plötzliche Geräusche, Verlust bereits erworbener motorischer Fähigkeiten, weiterhin Visusminderung, Apathie, Nachweis eines kirschroten Flecks in der Makula. Tod in der Dezerebration. Im Serum Defekt der Hexosaminidase A nachweisbar, ebenso in Leukozyten und kultivierten Hautfibroblasten.

Vorkommen

1:3600 unter Ashkenasi-Juden; Heterozygotenhäufigkeit 1:30.
1:400000 in der allgemeinen, nichtjüdischen Bevölkerung.

Differentialdiagnose

G_{M2}-Gangliosidose Typ II (Sandhoff), neuroviszerale Lipidose Typ I und II.

Therapie

Keine.

Genetik

Autosomal rezessiver Erbgang, Heterozygotennachweis möglich. Pränatale Diagnostik an Amnionzellen durch Nachweis des Enzymdefektes möglich. Genort Chromosom 15q22−q25.1.

Beratung

Entsprechend dem autosomal rezessiven Erbgang.
Pränatale Diagnostik in Risikofamilien zu empfehlen. Partner sicherer heterozygoter Personen sollten auf Heterozygotie untersucht werden.

Krankheitsbilder
Testikuläre Feminisierung

Definition

Störung der Geschlechtsdifferenzierung, bei der phänotypisch weibliche Personen einen männlichen Karyotyp 46,XY aufweisen.

Klinisches Bild

- Die betroffenen Personen werden mit weiblichem Phänotyp geboren, Hoden lassen sich in Schamlippen, Leistenkanal oder intraabdominal nachweisen. Als Folge einer Androgenresistenz der Körperperipherie auf das von den fetalen Hoden produzierte Testosteron unterbleibt die Ausbildung des äußeren männlichen Genitale; durch Rückbildung der Müllerschen Gänge fehlen Uterus, Tuben und obere zwei Drittel der Vagina, das äußere Drittel wird gebildet, endet blind. In der Pubertät Entwicklung der sekundären Geschlechtsmerkmale im Sinne des weiblichen Phänotyps, Sekundärbehaarung schütter oder fehlend. Primäre Amenorrhoe und Infertilität.
- Die Pubertätsentwicklung verläuft nur dann zeitgerecht, wenn die Hoden belassen werden. Wurden sie entfernt, findet keine Entwicklung sekundärer Geschlechtsmerkmale statt.

Vorkommen

1:2000 bis 1:20 000.

Differentialdiagnose

Andere Formen der Gonadendysgenesie, Aberrationen der Geschlechtschromosomen, echte Zwitter.

Therapie

- Werden die Hoden vor der Pubertät entfernt, Substitutionsbehandlung mit Östrogenen vom Zeitpunkt der Pubertät an, jahrzehntelang.
- Bei Belassen der Hoden operative Entfernung nach Ablauf der Pubertät, da hohe Malignitätsrate. Anschließend Substitutionsbehandlung mit Östrogenen.

Genetik

X-chromosomal rezessiver Erbgang. Konduktorinnen sind häufig an wenig ausgeprägter Sekundärbehaarung erkennbar (sog. hairless women). Genort Xcen−q13.

Krankheitsbilder
Testikuläre Feminisierung

Beratung

Entsprechend X-chromosomal rezessivem Erbgang, d. h. Wiederholungswahrscheinlichkeit für Geschwister 25%, dies betrifft die Hälfte der Geschwister mit männlichem Karyotyp 46,XY. Betroffene Mädchen und Frauen müssen auf die Notwendigkeit der operativen Entfernung der Hoden, möglichst nach der Pubertät, hingewiesen werden, außerdem auf Infertilität und Notwendigkeit der Hormonsubstitution. Zweifel an der Geschlechtszugehörigkeit sind unbedingt zu vermeiden, da die Betroffenen als Mädchen aufwachsen und auch nach der Pubertät einen typisch weiblichen Aspekt bieten.

Krankheitsbilder
Thalassämie, Mittelmeeranämie

Definition

Gruppe erblicher Hämoglobinopathien, die zur hämolytischen Anämie führen und in bestimmten Regionen der Erde gehäuft beobachtet werden.

Klinisches Bild

- Je nach Schweregrad werden Thalassaemia major, minor und minima unterschieden, wobei die Thalassaemia major dem homozygoten Status des auslösenden Gens entspricht. Bei Defekt der β-Kette des Hämoglobinmoleküls spricht man von β-Thalassämien, bei Defekt der α-Kette von α-Thalassämie.
- Im Blutbild hypochrome mikrozytäre Erythrozyten, die teilweise krisenhaftem Zerfall unterliegen und damit hämolytische Symptome auslösen. Schubweises Auftreten von Ikterus, Milzvergrößerung, gelegentlich nur Sklerenikterus, sind führende Symptome. Müdigkeit, Leistungsminderung, gelegentlich Oberbauchbeschwerden.
- Labor: Erhöhung der Retikulozytenzahl, Haptoglobin nicht nachweisbar, Serumeisen in der Regel normal, Leberenzyme gelegentlich leicht angehoben, alkalische Phosphatase häufig erhöht. Diagnosesicherung durch Hämoglobinelektrophorese.
- Bei Thalassaemia major (Cooley-Anämie) bereits in den ersten Lebensmonaten schwere Anämie mit Wachstumsverzug, allgemeiner Retardierung, Ikterus und Melaninablagerung in der Haut. Hepato- und Splenomegalie entwickeln sich, hinzu tritt eine Kardiomegalie mit kongestiver Herzkrankheit. Diese entwickelt sich bei langer Krankheitsdauer als Folge von chronischer Hypoxie und Myokardsiderose. Nur selten wird die Thalassaemia major bis zum Erwachsenenalter überlebt.
- Eine Thalassaemia minor führt nur bei einem Fünftel der Betroffenen zu weniger schwerwiegenden Symptomen.

Vorkommen

β-Thalassämien werden besonders im Mittelmeerraum, α-Thalassämien in Südostasien beobachtet.
β-Thalassämie in Süditalien und auf Mittelmeerinseln bis 10% der Bevölkerung, außerhalb dieser Gebiete sehr selten. Für die auffällige Ausbreitung des Gens in subtropischen Gebieten wird die Resistenz heterozygoter Merkmalsträger gegenüber Malaria angeführt.

Thalassämie, Mittelmeeranämie

Differentialdiagnose

Andere Formen der hämolytischen Anämie, Sichelzellanämie, Eisenmangelanämien.

Therapie

Thalassaemia major: Bluttransfusionen, evtl Splenektomie. Cave Siderose!
Thalassaemia minor: meist keine Therapie erforderlich, nur bei nachgewiesenem Eisenmangel Substitution, gelegentlich Splenektomie.

Genetik

Die Thalassämien gelten als rezessiv vererbte Krankheitsbilder mit klinischer Erkennbarkeit der Heterozygoten.
Genort:
Hämoglobin-α-Kette: Chromosom 16ter−p13.3,
Hämoglobin-β-Kette: Chromosom 11p 15.5.

Beratung

- Für die exakte Beratung der einzelnen Familie ist eine Hämoglobinelektrophorese zu fordern, da zahlreiche, zum Teil sehr seltene Mutationen der Hämoglobinketten beobachtet werden. Heterozygotennachweis möglich durch Bestimmung von HbF und HbA_2.
- Ist in einer Familie ein Kind mit einer Thalassaemia major geboren, so müssen beide Eltern Träger der Thalassaemia minor sein. Die Wiederholungswahrscheinlichkeit für die schwere Form beträgt 25%. Pränatale Diagnostik durch Untersuchung fetalen Blutes nach Nabelschnurpunktion ist ebenso möglich wie die direkte Genotypanalyse.
- Die unterschiedlichen Krankheitsverläufe können teilweise ihre Erklärung in der Kombination verschiedener Hämoglobinvarianten finden.
- Partner eines sicher von Thalassaemia minor Betroffenen sollten vor allem dann auf das Vorliegen einer entsprechenden Hämoglobinanomalie untersucht werden, wenn sie selbst oder ihre Vorfahren aus dem Mittelmeerraum stammen.

Triplo-X-Syndrom, Trisomie-X-Syndrom, XXX-Syndrom

Definition

Meist uncharakteristisches Störungsbild mit gonosomaler Trisomie im weiblichen Geschlecht, Karyotyp 47,XXX.

Klinisches Bild

- Schwangerschaftsverlauf normal, Geburtsmaße leicht erniedrigt. Charakteristische morphologische Besonderheiten fehlen, Pubertätsverlauf in der Regel normal. Die Intelligenz der Mädchen ist gegenüber den Werten bei Eltern und Geschwistern leicht erniedrigt. Besondere Schwächen im sprachlichen Bereich.
- Die fertile Phase kann verkürzt sein (späte Menarche, sekundäre Amenorrhoe).

Vorkommen

Unter weiblichen Neugeborenen 1:770.
Alter der Eltern bei der Zeugung erhöht.

Differentialdiagnose

Wegen des uncharakteristischen klinischen Bildes andere Ursachen für leichtere Entwicklungsverzögerungen,
bei Polysomie X: Down-Syndrom.

Therapie

Bei Retardierung von Sprachverständnis und Ausdrucksfähigkeit gezielte Förderung; ggf. hormonelle Substitution.

Genetik

- Karyotyp 47,XXX durchgehend in allen Zellen in der Mehrzahl der Fälle.
- Mosaike, meist mit 2 Zellinien 46,XX/47,XXX, daneben Einzelfälle mit 3 Zellinien, z.B. 45,X/46,XX/47,XXX oder mit zusätzlicher Strukturaberration im Bereich eines X-Chromosoms.

Triplo-X-Syndrom, Trisomie-X-Syndrom, XXX-Syndrom

- Sonderformen:
  48,XXXX und Mosaike,
  49,XXXXX und Mosaike,
  hierbei handelt es sich um seltene Einzelbeobachtungen.
  Mit zunehmender Zahl der X-Chromosomen Auftreten von kraniofazialen Dysmorphien, Herzfehlern, radioulnaren Synostosen und Nierenfehlbildungen. Verminderte Endgröße, deutliche Reduzierung der geistigen Entwicklung.

Beratung

Wiederholungswahrscheinlichkeit für Geschwister eines betroffenen Kindes oder für die Nachkommen gesunder Geschwister <1%. Die Fertilität betroffener Frauen ist häufig etwas vermindert. In der Mehrzahl wurde bei Kindern dieser Frauen ein unauffälliger Karyotyp beobachtet.

Krankheitsbilder
Tuberöse Sklerose, Epiloia, umfaßt auch Morbus Bourneville-Pringle

Definition

Phakomatose (Hamartose) mit Manifestation an Haut, Gehirn, Auge, Herzmuskel und Niere.

Klinisches Bild

- Morbus Bourneville-Pringle:
  Bereits im frühen Kindesalter, meist um die Pubertät, Auftreten kleinster Papeln in der Nasolabialregion mit Übergreifen auf das Kinn, makroskopisch teilweise blaß, teilweise rötlich aussehend.
  Histologie: Zystadenomata.
  Im Bereich des Nagelbettes von Fingern und Zehen Koenen-Tumoren.
- Tuberöse Sklerose:
  Zusätzlich zu den Symptomen des Morbus Pringle blattförmige Weißflecken und chagrinartige Veränderungen besonders an der Rumpfhaut. Im kranialen CT, paraventrikulär gelegen, linsengroße verkalkende Verdichtungen, die bereits im Kindesalter ein schweres Krampfleiden auslösen. In Herzmuskel, Auge und Niere werden knotige, zum Teil zystische Veränderungen mit mehr oder weniger deutlicher Beeinträchtigung der Organfunktion beobachtet.
  Das meist therapierefraktäre Krampfleiden bewirkt geistige Retardierung und reduzierte Lebenserwartung.

Vorkommen

1:15 000 bis 1:20 000, bevorzugt bei Europäern.

Differentialdiagnose

Krampfleiden anderer Ursache, bei Kenntnis des Krankheitsbildes kaum differentialdiagnostische Probleme.

Therapie

Symptomatisch. Überwachung bezüglich Manifestation an inneren Organen.

Krankheitsbilder
Tuberöse Sklerose, Epiloia, umfaßt auch Morbus Bourneville-Pringle

Genetik

Autosomal dominanter Erbgang, 100%ige Penetranz, starke intrafamiliäre Expressivitätsschwankungen.
Ein Drittel der Fälle sporadisch, als Neumutation gewertet. Mutationsrate $1,2 \times 10^{-5}$/Gamete/Generation. Bisher Zusammenhang mit väterlichem Zeugungsalter nicht nachgewiesen.
Genort Chromosom 9q33−q34.

Beratung

Entsprechend dem autosomal dominanten Erbgang. Bei sporadischem Fall Untersuchung der Eltern auf Mikrosymptome. Hohe Mutationsrate beachten. Pränatale Diagnostik derzeit noch nicht verfügbar.

Krankheitsbilder
Turner-Syndrom, Ullrich-Turner-Syndrom, XO-Syndrom

Definition

Gonosomale Aberration im weiblichen Geschlecht mit charakteristischem Phänotyp (Abb. 34).

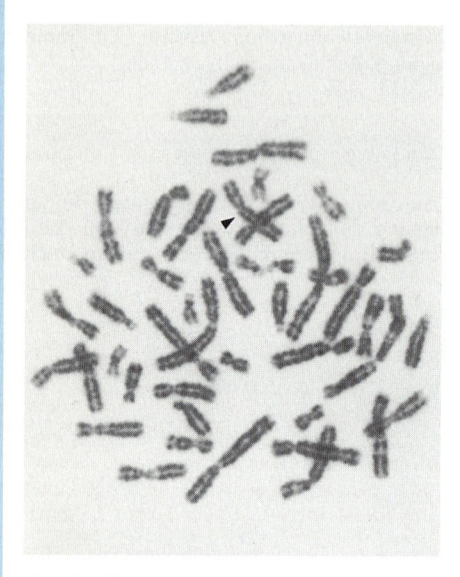

Abb. 34   Karyotyp: 45,X, GTG.

Klinisches Bild

- Pränatal:
  - Häufig in der Embryonalperiode pathologisch verlaufende Schwangerschaft, meist reduzierte Zottenhöhe, variierender Durchmesser der Zotten bis zum Bild einer partialen Mole. Meist wachstumsretardierter Embryo, der häufig hydropisch erscheint.
  - In der Fetalperiode Hydrops fetalis im Ultraschall erkennbar mit oder ohne Ausbildung eines Hygroma colli (25% der so erfaßten Hygroma colli entsprechen einer Monosomie X).
- Postpartal:
  - Nach normaler Schwangerschaftsdauer leicht erniedrigte Geburtsmaße, große Variabilität im Phänotyp. Nicht alle Symptome sind beim einzelnen Kind nachweisbar. Das Neugeborene zeigt überschüssige Haut und tiefen Haaransatz im Nakken, Lymphödeme auf Hand- und Fußrücken. Später findet sich eine dreieckige Gesichtsform mit nach außen abfallenden Lid-

Turner-Syndrom, Ullrich-Turner-Syndrom, XO-Syndrom

Krankheitsbilder

achsen, leichter Ptose, Zahnstellungsanomalien, abfallenden Mundwinkeln, tiefansetzenden Ohrmuscheln.
- Kurzer Hals mit Ausbildung eines Pterygium colli, Schildthorax, lateralisierte, hypoplastische Mamillen.
Cubitus valgus, charakteristische Veränderungen der Hautleistenverläufe, häufiger Vierfingerfurche, Dysplasie der Nägel.
- In 20% Herzfehler, meist Aortenisthmusstenose, in 50% Nierenfehlbildungen, vor allem Hufeisenniere oder Doppelnieren. Infantiles Genitale mit Streak-Gonaden, die kein Ovarialgewebe enthalten.
- Die geistige Entwicklung verläuft überwiegend normal, Schwächen finden sich im räumlichen Vorstellungsvermögen und abstrakten Denken.
- In der Entwicklung stehen Wachstumsverzug und gestörte sekundäre Geschlechtsentwicklung im Vordergrund, die Endgröße liegt unbehandelt maximal bei 1,50–1,55 m.
- Die klinischen Erscheinungen können bei Mosaikträgerinnen deutlich vom beschriebenen Phänotyp abweichen.

Vorkommen

1:2000 weibliche Neugeborene,
1:5 unter Frühaborten mit Chromosomenstörungen,
1:10 unter entwicklungsgestörten Feten mit Chromosomenstörung.
Alter der Mutter in der Schwangerschaft leicht erniedrigt.

Differentialdiagnose

Noonan-Syndrom, Down-Syndrom-Mosaike, Prader-Willi-Syndrom, Klippel-Feil-Syndrom, Hydantoinembryopathie.

Therapie

- Gegebenenfalls wachstumsfördernde Therapie in der Regel ab dem 10. Lebensjahr in speziellen Zentren. Da meist keine spontane sekundäre Geschlechtsentwicklung einsetzt, Hormonsubstitution. Psychische Führung der Mädchen und ihrer Familie wichtig, dabei können Selbsthilfegruppen hilfreich sein. Auf bestehende Infertilität der Betroffenen ist in geeigneter Weise hinzuweisen, sorgfältige Berufsberatung empfehlenswert.
- Bei XO/XY-Mosaik werden Entfernung der Gonaden und anschließende Hormonsubstitution empfohlen, da erhöhte Entartungsgefahr.
- Neugeborene mit XO/XY-Mosaik und intersexuellem Genitale werden nach heutigen Erfahrungen besser als Mädchen aufgezogen. Die operative Korrektur des äußeren Genitales ist in der Regel gut durchführbar.

Krankheitsbilder
Turner-Syndrom, Ullrich-Turner-Syndrom, XO-Syndrom

Genetik

- Das vorhandene X-Chromosom ist überwiegend mütterlicher Herkunft, bei dem fehlenden zweiten Geschlechtschromosom kann es sich, sowohl um ein X- wie um ein Y-Chromosom handeln. Neben durchgehender Monosomie X Strukturveränderungen, Mosaike oder eine Kombination von beiden.
- Das Isochromosom der langen Arme X gilt als häufigste Strukturaberration, weiterhin unterschiedlich große Deletionen der kurzen Arme des X-Chromosoms, Ringbildungen und Kombinationen von Duplikationen und Deletionen.
  Der typische Phänotyp entsteht immer durch partielle oder komplette Deletion am kurzen Arm des X-Chromosoms.
- Mosaike finden sich häufig, sie sind mit verschiedenen Zellinien möglich, bis zu fünf sind beobachtet worden.
- Der Phänotyp wird wesentlich durch die verschiedenen Zellinien bestimmt, man spricht daher bei Mosaiken von Turner-Gruppe und trennt sie vom eigentlichen Turner-Syndrom ab. Die körperlichen Merkmale sind geringer ausgeprägt, die Fertilität ist meist erhalten, wenn auch oft eingeschränkt. Es werden häufiger Töchter mit durchgehender Monosomie X beobachtet. Gehäuftes Auftreten von Aborten ist beschrieben, unter den Kindern werden neben geschlechtschromosomalen Veränderungen auch häufiger Anomalien der Autosomen, besonders des Chromosom 21, gefunden.
- Pränatale Diagnostik wird bei Turner-Mosaik angeraten.
- Finden sich bei Mosaiken in der zweiten Zellinie Y-Chromosomen, so kommt es in der Mehrzahl der Fälle zu unterschiedlichen Graden intersexueller Ausprägung des inneren und äußeren Genitales. Die Träger dieser Mosaike sind immer steril. Frühzeitige Entfernung der dysgenetischen Gonaden wegen Malignitätsgefährdung empfohlen.

Beratung

- Die Wiederholungswahrscheinlichkeit nach Geburt eines Kindes mit Turner-Syndrom bei Geschwistern ist nicht erhöht. Für Nachkommen gesunder Geschwister praktisch kein erhöhtes Wiederholungsrisiko.
- Frauen mit Turner-Mosaik ist in jeder Schwangerschaft zu pränataler Diagnostik zu raten. Bisher sind etwa 50 Schwangerschaften bei Frauen mit Turner-Syndrom beobachtet worden, für die ein Mosaikstatus nicht nachweisbar war.

Usher-Syndrom

Definition

Innenohrschwerhörigkeit mit Pigmentdegeneration der Retina.

Klinisches Bild

- Im frühen Kindesalter Nachweis einer Schallempfindungsschwerhörigkeit, in der Folge häufig Sprachentwicklungsstörung. Zusätzlich nicht selten Hinweis auf Vestibularisbeteiligung. Um die Pubertät Entwicklung einer dann progredienten Sehstörung, der eine Pigmentdegeneration der Retina zugrundeliegt. In einem Viertel der Fälle geistige Retardierung oder Entwicklung einer Psychose.
- Je nach Schwere, Progredienz und Manifestationsalter werden verschiedene Typen unterschieden:
  - Typ I   ausgeprägte Taubheit, Retinopathia mit 10 Jahren beginnend,
  - Typ II   mäßiggradige bis leichte Hörstörung, Retinopathia pigmentosa nach der Pubertät beginnend,
  - Typ III Hörstörung und Retinopathia pigmentosa erst um die Pubertät auffallend,
  - Typ IV   (bisher nur eine Familie) Hörstörung mit Retinopathia pigmentosa nur bei Knaben beobachtet.

Vorkommen

1:30 000 in Skandinavien, 4,4:100 000 in USA. Die Störung wird vermutlich zu selten diagnostiziert.

Differentialdiagnose

Hallgren-Syndrom, Rötelnembryopathie, Refsum-Syndrom.

Therapie

Hörgeräteversorgung, logopädische Betreuung.

Genetik

Typ I bis Typ III: autosomal rezessiver Erbgang. Multiple Allelie wird diskutiert.
Typ IV: vermutlich X-chromosomal rezessiver Erbgang.
Genort Typ II Chromosom 1q32.

Krankheitsbilder
Usher-Syndrom

Beratung

- Entsprechend dem autosomal rezessiven Erbgang (mit Ausnahme von Typ IV). Für Betroffene, die einen nicht verwandten Partner mit andersartiger Seh- oder Hörstörung wählen, besteht praktisch kein erhöhtes Risiko für Kinder mit Usher-Syndrom. Ursache der Behinderung des Partners beachten!
- Eltern betroffener Personen sollten frühzeitig auf die zu erwartende Doppelbehinderung des Kindes aufmerksam gemacht werden, um eine optimale Förderung und entsprechende Berufswahl zu ermöglichen.

Krankheitsbilder
VATER-Assoziation/VACTERL-Assoziation

Definition/allgemeine Vorbemerkung

Kombination verschiedener Fehlbildungen mit charakteristischem Erscheinungsbild, bisher ohne bekannte Ursache.
- Die Bezeichnung geht auf eine Ansammlung von Symptomen zurück:
  V = vertebrale und vaskuläre Anomalien,
  A = anale und aurikuläre Fehlbildungen,
  C = kardiale Fehlbildungen, vor allem Septumdefekte,
  T = tracheoösophageale Fistel,
  E = Ösophagusatresie,
  R = Radiusaplasie, renale Fehlbildungen, Rippenanomalien,
  L = Extremitäten-(limb-)Fehlbildungen.
- Nicht immer sind alle Symptome vorhanden; für die Diagnosestellung müssen 3 bis 4 der zunächst für die VATER-Assoziation angenommenen Fehlbildungen nachweisbar sein. Chromosomenauffälligkeiten oder teratogene Faktoren in der Schwangerschaft sind nicht erfaßt worden. Die Entstehung wird zwischen der 5. und 7. Schwangerschaftswoche angenommen.

Klinisches Bild

Bei Vorhandensein einiger der genannten Merkmale sollten die übrigen beim Neugeborenen sorgfältig überprüft werden. Von normaler geistiger Entwicklung kann im allgemeinen ausgegangen werden. Prognose von der Schwere der Symptome abhängig.

Vorkommen

Selten, sporadisch, 0,5–160:10 000 Geburten. Androtropie.

Differentialdiagnose

CHARGE-Assoziation, Klippel-Feil-Syndrom, andersartige Assoziationen von Symptomen bei verschiedenen genetischen Syndromen.

Therapie

Symptomatisch, soweit erforderlich.

Genetik

Bisher keine Hinweise für familiäre Häufungen.

Beratung

Nach der Geburt eines Kindes besteht weder für weitere Kinder noch für Nachkommen erstgradiger Verwandter ein erhöhtes Wiederholungsrisiko.

Krankheitsbilder
Vitamin-D-resistente Rachitis, Phosphatdiabetes

Definition

Rachitisähnliches Erscheinungsbild, das auf normale Vitamin-D-Therapie nicht anspricht.

Klinisches Bild

- Nach dem 1. Lebensjahr Kleinwuchs, O-Beine und Coxa vara, die Epiphysen erscheinen aufgetrieben. Watschelgang ohne muskuläre Hypotonie.
- Röntgenologisch für Rachitis typische grobsträhnige Knochenveränderungen, unscharfe Begrenzung der Metaphysenendzone, becherförmig deformierte Epiphysen.
- Die langen Röhrenknochen zeigen erhebliche Verbiegungen, besonders im Bereich der unteren Extremität.
- Laborchemisch Hypophosphatämie immer nachweisbar, durch verminderte Reabsorption von Phosphat in den Nierentubuli erklärbar.

Vorkommen

Selten, klinische Manifestation im männlichen Geschlecht wesentlich deutlicher als im weiblichen. Hypophosphatämie in beiden Geschlechtern vorhanden.

Differentialdiagnose

Vitamin-D-Mangel-Rachitis, Pseudo-Vitamin-D-Mangel-Rachitis.

Therapie

Hohe Dosen Vitamin D, zusätzlich Phosphor in Form von Na_2HPO_4 und NaH_2PO_4. Behandlung langfristig notwendig. Regelmäßig Stoffwechselkontrollen.

Genetik

X-chromosomal dominanter Erbgang.
Genort Xp 22.

Beratung

Entsprechend dem X-chromosomal dominanten Erbgang, das bedeutet, daß sowohl bei Töchtern wie bei Söhnen einer betroffenen Frau mit dem Wiederauftreten der Störung zu rechnen ist, wobei Töchter weniger stark betroffen sind als Söhne. Alle Töchter eines betroffenen Mannes sind Genträgerinnen. Frühdiagnose im Säuglingsalter wegen entsprechender therapeutischer Maßnahmen!

Waardenburg-Syndrom, Klein-Waardenburg-Syndrom

Definition

Monogenes Fehlbildungssyndrom mit lokalisierten Pigmentstörungen.

Klinisches Bild

- Charakteristische Auffälligkeiten bzw. Fehlbildungen sind:
  - Dystopia canthorum 99%,
  - breite und hohe Nasenwurzel 70%,
  - zusammengewachsene Augenbrauen 45%,
  - Heterochromie der Iris 25%,
  - Taubheit 20%,
  - weiße Stirnhaarlocke 17%.
- Weitere Merkmale: Vitiligo, vorzeitiges Ergrauen der Haupthaare sowie eine nicht im Bereich der Stirn lokalisierte weiße Strähne, gelegentlich Hypopigmentierungen im Bereich des Fundus oculi, Lippen-Kiefer-Gaumen-Spalte oder Extremitätenfehlbildungen.
- Intrafamiliär große Expressivitätsschwankungen der Veränderungen, daher wird die Diagnose manchmal übersehen und erst bei starker Ausprägung eines Betroffenen bei seinen Verwandten erfaßt.

Die meist hochgradige Taubheit gilt als schwerwiegendstes Symptom.

Vorkommen

1:45 000 in Europa, in verschiedenen Rassen beobachtet. Beide Geschlechter gleich häufig betroffen.
Große Stammbäume mit diesem Syndrom sind bekannt, jedoch wird das Vollbild nur selten beobachtet.

Differentialdiagnose

Partieller Albinismus, Taubheit anderer Genese.

Therapie

Keine, bei Hörstörungen Hörgeräteversorgung.

Krankheitsbilder
Waardenburg-Syndrom, Klein-Waardenburg-Syndrom

Genetik

- Autosomal dominanter Erbgang mit hoher Penetranz, jedoch unterschiedlicher Expressivität.
- Sporadische Fälle als Neumutation anzusehen. Korrelationen zum väterlichen Zeugungsalter nachgewiesen.

Genort Chromosom 2q37.3.

Beratung

Entsprechend dem autosomal dominanten Erbgang.
Hinweis auf variable Expressivität. Mikrosymptome bei erstgradig Verwandten sporadischer Fälle suchen! Gelegentlich wird eine Generation übersprungen.

Krankheitsbilder
Weill-Marchesani-Syndrom, Sphärophakie-Brachymorphie-Syndrom

Definition

Genetisches Syndrom mit Linsenveränderung und Kleinwuchs.

Klinisches Bild

Bei Geburt Nachweis einer Mikrosphärophakie, nicht selten Linsendislokation. Entwicklung einer sekundären Katarakt oder eines sekundären Glaukoms. Gleichzeitig Nachweis von Brachydaktylie an Händen und Füßen, Brachyzephalie und Minderwuchs. Pyknischer Habitus, gelegentlich Gelenksteifigkeit, häufig hochgradige Myopie.

Vorkommen

Selten, 1:100 000 geschätzt.

Differentialdiagnose

Brachydaktylie als isoliertes Merkmal,
andere Minderwuchsformen,
das Syndrom kann als Contretyp zum Marfan-Syndrom angesehen werden.

Therapie

Symptomatisch, augenärztliche Überwachung.

Genetik

Autosomal rezessiver Erbgang, Konsanguinitätsrate in den beobachteten Familien hoch. Gelegentlich Teilmanifestationen bei Heterozygoten. Heterogenie des Krankheitsbildes wird diskutiert, da in einzelnen Familien das Krankheitsbild autosomal dominant vererbt zu sein scheint.

Beratung

Entsprechend dem autosomal rezessiven Erbgang, vor allem bei Geschwisterbefall oder Nachweis einer Konsanguinität der Eltern. Bei Nachweis Betroffener in aufeinanderfolgenden Generationen und Ausschluß von Pseudodominanz entsprechend dem autosomal dominanten Erbgang.

Krankheitsbilder
v. Willebrand-Jürgens-Syndrom

Definition

Erbliches Blutungsübel mit verlängerter Blutungszeit.

Klinisches Bild

- In der Kindheit meist deutlicher als im späteren Alter Neigung zu verlängerter Blutung nach Verletzung oder Operation, die in der einzelnen Familie unterschiedliche Schweregrade zeigen kann. Haut- und Schleimhautblutungen, Epistaxis und blaue Flecken häufig, nach chirurgischen Eingriffen gelegentlich schwerste Blutungen.
- Wegen des nicht selten gleichzeitig erniedrigten Faktor VIII Vorkommen von Gelenkblutungen, Menorrhagien oder postpartalen Blutungen. Die Konzentration aller Faktor-VIII-Komponenten steigt während der Schwangerschaft an, daher postpartal nicht selten nahezu normale Konzentration der Gerinnungsfaktoren nachweisbar.
- Die verlängerte Blutungszeit beruht auf Defekt der Plättchenadhäsion an das subendotheliale Kollagen der Gefäßwand. Dadurch verzögerte Thrombusbildung, Verlängerung der Blutungszeit.
- Die Untergliederung in verschiedene Subtypen (I, IIa und IIb) macht genaue gerinnungsphysiologische Analyse erforderlich, aus der entsprechende Substitutionsfaktoren abzuleiten sind. Zum Teil werden verminderte Faktorenaktivitäten gemessen, zum Teil finden sich große, mittelgroße oder kleine Multimere des Willebrand-Proteins.

Vorkommen

Regionale Häufigkeitsunterschiede; die Störung gilt als eine der häufigsten angeborenen Blutgerinnungsstörungen.

Differentialdiagnose

Hämophilie A, Hämophilie B.

Therapie

Bei leichten Formen Lokalmaßnahmen, sonst Transfusionen von Normalplasma; die gleichzeitige Gabe von Faktor VIII führt zu länger anhaltender Verbesserung der Gerinnungssituation.

Krankheitsbilder
v. Willebrand-Jürgens-Syndrom

Genetik

Autosomal dominanter Erbgang, gelegentlich deutlichere Manifestation im weiblichen Geschlecht. Intrafamiliär erhebliche Schwankungen des Schweregrades möglich. Intraindividuell im Laufe des Lebens Abschwächung der Symptomatik erkennbar.
Genort Chromosom 12pter−p12.

Beratung

Entsprechend dem autosomal dominanten Erbgang unter Hinweis auf starke intrafamiliäre Schwankungen der Krankheitsausprägung. Sorgfältige Zuordnung des vorliegenden Subtyps, um bei Operationen und Risikosituationen entsprechende Substitution zu ermöglichen. Risikopersonen sollen einer entsprechenden Diagnostik zugeführt werden, sorgfältige Überwachung in Schwangerschaft und postpartaler Phase dringend erforderlich.
Notfallausweis!

Krankheitsbilder
Williams-Beuren-Syndrom, supravalvuläre Aortenstenose, Elfin face syndrome

Definition

Charakteristisches Retardierungssyndrom mit Aortenstenose und Begleitstörungen, häufig Hyperkalzämie im Kindesalter.

Klinisches Bild

- Meist erniedrigtes Geburtsgewicht, gelegentlich Entwicklung von Verstopfung, Appetitlosigkeit, Übelkeit oder auch Polyurie und Polydipsie. Bei diesen Kindern in den ersten 18 Lebensmonaten relativ häufig eine Hyperkalzämie zu erfassen, in anderen Fällen ist sie nicht nachweisbar.
- Charakteristische Gesichtsbildung mit Hypertelorismus und lateralem Epikanthus, Pausbäckchen, vollen Lippen, kleiner Stupsnase, als Elfengesicht beschrieben. Zahnschmelzstörungen, Malokklusion des Gebisses bei breiter Maxilla und schmaler Mandibula werden im Laufe der Zeit deutlich. Bei $2/3$ der Patienten Aortenfehler, meist supravalvuläre Aortenstenose. Davon gesondert nicht selten periphere Pulmonalisaststenosen nachweisbar.
- Die Patienten sind fröhlich und gutmütig, etwas distanzlos; oftmals tiefe, rauhe Stimme. Im Laufe der Zeit wird eine geistige Retardierung deutlich.
- Noch ist nicht bekannt, ob die Hyperkalzämie bereits intrauterin bestand und für die Pathogenese der Auffälligkeiten verantwortlich ist. Erhöhte Calciumwerte im Serum wurden auch bei Geschwistern Betroffener nachgewiesen, die keine Hinweise für ein Williams-Beuren-Syndrom zeigten.

Vorkommen

Etwa 1:10 000, beide Geschlechter gleich häufig betroffen.

Differentialdiagnostik

Isolierte supravalvuläre Aortenstenose, Aortenstenose bei Marfan-Syndrom, Rötelnembryopathie. Bei voller Ausprägung kaum differentialdiagnostische Schwierigkeiten.

Therapie

Kardiochirurgische Therapie häufig notwendig, im übrigen symptomatische Behandlung.

Williams-Beuren-Syndrom, supravalvuläre Aortenstenose, Elfin face syndrome

Genetik

Obleich die meisten Beobachtungen sporadische Fälle darstellen, werden in den Familien rauhe Stimme und Aortenfehler bei erstgradigen Verwandten häufiger nachgewiesen. Daher wird autosomal dominanter Erbgang mit einer Penetranz von 60% diskutiert. Bei einem Teil der sporadischen Fälle wird an das Vorliegen einer dominanten Neumutation gedacht.

Beratung

Ist bei den Eltern eines ersten betroffenen Kindes mit Sicherheit eine Schwachform des Syndroms auszuschließen, so ist nur mit einem unwesentlich erhöhten Wiederholungsrisiko bei Geschwistern zu rechnen. Bei isolierter supravalvulärer Aortenstenose Wiederholungsrisiko für erstgradige Verwandte zwischen 1:3 und 1:4.

Krankheitsbilder
Wilms-Tumor, Nephroblastom

Definition
Embryonaler Tumor der Niere mit und ohne Begleitstörungen.

Klinisches Bild
Gelegentlich im Neugeborenenalter, meist bis zum 4. Lebensjahr auftretender einseitiger, in 10% beidseitiger, maligner Tumor im Bereich der Niere. Es handelt sich um einen bereits pränatal angelegten embryonalen Tumor, der häufig erst später erfaßt wird. Diagnosestellung oft zufällig durch Palpation ohne klinische Beschwerden. Ultraschall und i.v. Urogramm klären die Diagnose und dienen der Erfassung einer evtl. Beidseitigkeit des Tumors.
Histologisch: Mischgeschwülste, meist Adenomyosarkom, mit hoher maligner Potenz und häufig schon bei Ersterfassung nachweisbarer Fernmetastasierung (Lunge).

Vorkommen
1:9000 Kinder, keine Geschlechtsbevorzugung.
Bei einem kleineren Teil der Betroffenen bestehen zusätzlich Aniridie, Hemihypertrophie oder die Symptome eines Wiedemann-Beckwith-Syndroms.
Teilweise strukturelle Aberration am Chromosom 11p.

Differentialdiagnose
Hypernephrom, Neuroblastom, Zystenniere (Palpation).

Therapie
Je nach Krankheitsstadium primäre Operation, gefolgt von Zytostase, zum Teil auch Radiotherapie.
Ab Stadium III und IV präoperativ zytostatische und Radiotherapie mit gutem Erfolg zur Verkleinerung des Tumors. Überwachung der anderen Niere.
Prognose: 75–80% Dauerheilung.

Genetik
Wilms-Tumoren (beidseitig) gelten als nicht erblich. Auf begleitende Störungen und dabei vorkommende Chromosomenaberrationen ist zu achten, speziell Deletion 11p13, hier wird auch der Genort vermutet.

Beratung
Empirische Wiederholungswahrscheinlichkeit für erstgradige Verwandte aufgrund großer Studien 1:20. Bei Nachweis einer Chromosomenabweichung Untersuchung der Eltern notwendig.

Xeroderma pigmentosum

Definition

Genodermatose, die unter UV-Licht-Einfluß zur Entwicklung maligner Hauttumoren führt.

Klinisches Bild

- Bereits im Kindesalter an sonnenlichtexponierten Hautpartien Auftreten von Erythemen, Blasenbildung und Pigmentierungen mit Übergang in Keratosen und Ulzera, Teleangiektasien sowie atrophischen Veränderungen. Maligne Entartung in Basaliome, Spinaliome und Melanome häufig, auch Angiome, Fibrome und Sarkome können entstehen.
- Pathogenetisch liegt eine Störung der Exzisionsreparatur für durch UV-Licht geschädigte DNA zugrunde. Der normalerweise in den Zellen ablaufende Reparaturvorgang ist blockiert, so daß DNA-Brüche persistieren. Auf dieser Basis ist die maligne Entartung zu verstehen.
  Bei schweren Verlaufsformen deutliche Reduzierung der Lebenserwartung.

Vorkommen

1–3 auf eine Million.

Differentialdiagnose

Bloom-Syndrom, Fanconi-Anämie, leichte Form des Xeroderma pigmentosum.

Therapie

Anwendung von Lichtschutzsalben und Vermeidung besonderer UV-Licht-Exposition. Überwachung der Hautveränderungen und frühzeitige Exzision bzw. Strahlentherapie verdächtiger Hautareale.

Genetik

- Autosomal rezessiver Erbgang, Konsanguinitätsrate der Eltern erhöht, Heterozygote gelegentlich an Pigmentanomalien zu erkennen.

Krankheitsbilder
Xeroderma pigmentosum

- Die Korrektur der unter UV-Licht entstandenen Mutationen in der DNA verläuft in mehreren Schritten, die jeweils Ursache eines genetischen Defektes darstellen können. Sieben derartige Gendefekte sind durch Hybridisierungsversuche Betroffener identifiziert worden.

Beratung

Entsprechend dem autosomal rezessiven Erbgang.
Auf Notwendigkeit guter Überwachung hinweisen.
Pränatale Diagnostik an Amnionzellen durch Inkubation mit Bromuridin und nachfolgender UV-Bestrahlung möglich.

Krankheitsbilder
XX-Männer

Definition

Karyotyp 46,XX bei männlichem Phänotyp.

Klinisches Bild

- Klinefelter-Phänotyp.
  Die klinische Symptomatik wird weitgehend bestimmt durch die Bruchstelle in Xp und damit durch die Größe des deletierten Abschnittes des X-Chromosoms.
- Daher Erscheinungsbild sehr variabel, insbesondere auch hinsichtlich Minderwuchs und Turner-Stigmata. Einzelne Merkmalsträger sind leicht geistig retardiert, zeigen eine Ichthyosis und einen Steroidsulfatasemangel.

Vorkommen

Unter männlichen Neugeborenen 1:10 000.
Alter der Eltern bei der Zeugung nicht erhöht.

Differentialdiagnose

Klinefelter-Syndrom.

Therapie

Hormonelle Substitution in einem Teil der Fälle.

Genetik

In der Mehrzahl der Fälle Translokation X/Y, wobei der Austausch über die terminalen Regionen der jeweils kurzen Arme erfolgt. Einzelne Formen von Insertion wurden beschrieben.

Beratung

Genaue chromosomale und molekulargenetische Abklärung unbedingt erforderlich. Phänotypisch gesunde und fertile Frauen können Überträgerinnen sein, bei ihnen besteht teilweise ein erhöhtes Abortrisiko.

Krankheitsbilder
XYY-Syndrom

Definition

Gonosomale Aberration mit breitem Symptomspektrum, Karyotyp 47, XYY (Abb. 35 u. 36).

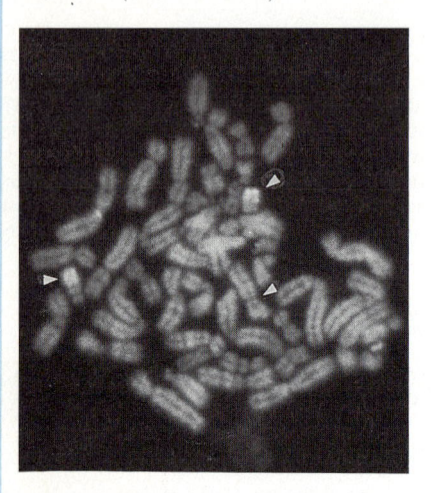

Abb. 35 Karyotyp 47, XYY, QFQ

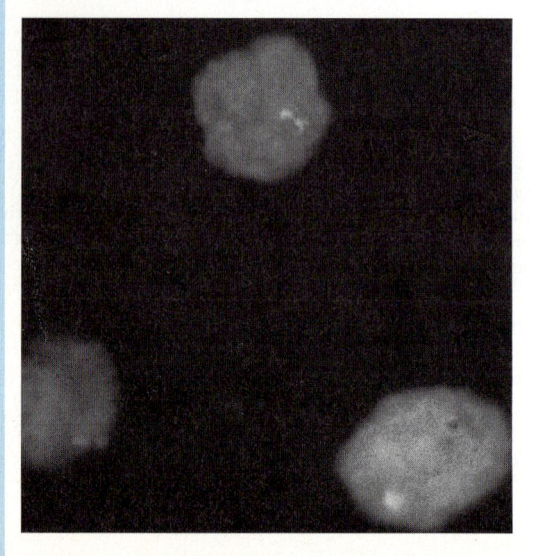

Abb. 36 Interphasekern; Nachweis von 2 F-Bodies

Krankheitsbilder
XYY-Syndrom

Klinisches Bild

- Schwangerschaftsverlauf und Geburtsmaße normal. Akzeleriertes Längenwachstum im Kindesalter, Endgröße im Mittel 1,85 m, große Streubreite. Pubertät meist normal verlaufend, im Erwachsenenalter vermehrt kardiovaskuläre Störungen, Myopie, Bindegewebsschwäche, Varikosis. Die IQ-Mittelwerte liegen um 5 bis 10 Punkte unter denen der männlichen Durchschnittsbevölkerung, die Reduktion ist vor dem Hintergrund des IQ der Eltern zu sehen.
- Im Verhalten vermehrt Anpassungsschwierigkeiten, die Jungen sind leicht impulsiv, in Streßsituationen aggressiv, neigen zu psychischer Unausgeglichenheit sowie zu Kontaktproblemen.

Vorkommen

Unter männlichen Neugeborenen 1:900.
Alter der Eltern bei Zeugung nicht erhöht.

Differentialdiagnose

Klinefelter-Syndrom. Marfan-Syndrom.

Therapie

Wenn erforderlich, psychische Führung und Psychotherapie.

Genetik

- Karyotyp 47,XYY in über 90%, Mosaike selten, z.B. 46,XY/47,XYY oder 45,X/46,XY/47,XYY.
- Erfassung des Chromosomenbefundes meist zufällig, auch der Mosaike. Ist die zweite Zellinie des Mosaiks ein unauffälliger männlicher Karyotyp, so ist ein normaler männlicher Phänotyp zu erwarten, liegt zusätzlich eine zahlenmäßig bedeutsame Zellinie mit dem Karyotyp 45,XO vor, so kann es zur Ausprägung eines intersexuellen äußeren Genitales und dysgenetisch entwickelten Gonaden kommen, wobei ein erhöhtes Tumorrisiko zu berücksichtigen ist.
- In Einzelfällen finden sich Karyotypen 48,XYYY und Mosaike sowie 49,XYYYY und Mosaike. Mit steigender Zahl der Y-Chromosomen nimmt das Ausmaß der geistigen Behinderung zu, es können Dysmorphien beobachtet werden.

Beratung

Übertragung des Karyotyps von Vater auf Sohn ist mehrfach beobachtet worden.

Krankheitsbilder
Zwerchfelldefekt

Definition

Einseitig oder beidseitig auftretende Zwerchfellhernie oder Zwerchfellaplasie mit zum Teil sehr schlechter Lebenserwartung.

Klinisches Bild

Meist nach der Geburt auftretende Atemstörung durch Verlagerung von Bauchinhalt in die Thoraxhöhle und hypoplastischer Ausbildung der gleichseitigen Lunge. Bei der seltenen beidseitigen Form Überleben unmöglich. Bei einseitiger Aplasie schlechte Prognose wegen fehlender Operationsmöglichkeiten.
Der Zwerchfelldefekt gilt als Hemmungsfehlbildung.

Vorkommen

Nicht ganz selten, meist als isolierte Störung auftretend, 75% linksseitig, 3% bilateral.

Differentialdiagnose

Zwerchfelldefekt in Kombination mit anderen Fehlbildungen, z.B. bei Edwards-Syndrom, bei Pierre-Robin-Sequenz, bei Klippel-Feil-Syndrom.
Andere Ursachen für postpartale Atemnot, z.B. Potter-Sequenz, Hydrops fetalis mit Aszites und Hochdrängen der Zwerchfelle.

Therapie

Wenn möglich Operation.

Genetik

Meist sporadisch, gelegentlich Geschwisterbefall, am ehesten multifaktorielle Verursachung.

Beratung

Wiederholungswahrscheinlichkeit nach der Geburt eines ersten betroffenen Kindes 2%, besteht Konsanguinität der Eltern, ist das Risiko möglicherweise höher. Pränatale Erfassung mit Ultraschalldiagnostik erscheint möglich.

Krankheitsbilder
Zystennieren

Definition/allgemeine Vorbemerkung

Die verschiedenen Formen von Zystennieren unterscheiden sich sowohl hinsichtlich des histologischen Befundes wie auch von Erbgang und Prognose. Autosomal dominant und autosomal rezessiv vererbte Form zeigen symmetrische Ausprägung und progredienten Verlauf. Demgegenüber findet sich die Nierendysplasie vom histologischen Typ Potter II nicht selten einseitig, kann als Zufallsbefund erfaßt werden und bedeutet klinisch in manchen Fällen keinerlei Beeinträchtigung. Die maximale Ausprägung der Nierendysplasie ist das völlige Fehlen einer Nierenanlage bzw. das Vorliegen funktionsloser dysplastischer Nierenanlagen mit der Folge einer Oligohydramnie, vgl. „POTTER-Sequenz".

Autosomal rezessiv erbliche Zystennieren Typ Potter I

Klinisches Bild

Zystische Umwandlung der Sammelrohre, gleichzeitig kongenitale Leberfibrose. In Abhängigkeit von Anteil erweiterter Sammelrohre und Ausmaß der Leberfibrose klinisch u. a. extreme Nierenvergrößerung, Hypertonie und Niereninsuffizienz sowie portale Hypertension nachweisbar. In Einzelfällen stellen die vergrößerten Nieren ein Geburtshindernis dar, im späteren Kindesalter treten oft Auswirkungen der portalen Hypertension in den Vordergrund. Lebenserwartung deutlich reduziert.

Vorkommen

1:20000 bis 1:40000, meist sehr frühe Manifestation.

Differentialdiagnose

Nierendysplasie (Typ Potter II),
autosomal dominant erbliche Zystennieren (Typ Potter III), Gruber-Meckel-Syndrom.

Therapie

Symptomatisch, Infektionsprophylaxe, antihypertensive Therapie, Nierentransplantation trotz obligater Leberbeteiligung nicht kontraindiziert; ggf. Shunt-Operation zur Therapie der portalen Hypertension.

Genetik

Autosomal rezessiver Erbgang mit intrafamiliär relativ konstanter Expressivität. Breites Manifestationsspektrum durch Annahme von Compound-Heterozygotie. Genort noch unbekannt.

Krankheitsbilder
Zystennieren

Beratung

Entsprechend dem autosomal rezessiven Erbgang.
Eine ultrasonographische frühe vorgeburtliche Diagnostik nach vorangegangenem betroffenen Kind mit Nachweis vergrößerter Nieren und erhöhter Echodichte des Nierenparenchyms und kleiner Fruchtwassermenge kann allenfalls nur dann in Aussicht gestellt werden, wenn derartige Veränderungen bereits in einer vorangegangenen Schwangerschaft frühzeitig erfaßbar waren. Erhöhungen der AFP- und Trehalaseaktivität im Fruchtwasser als Hinweiszeichen bisher nicht gesichert.

Autosomal dominant erbliche Zystennieren Typ Potter III, adulte polyzystische Nierenerkrankung

Klinisches Bild

- Der Bezeichnung Typ Potter III entspricht ein charakteristischer morphologischer Befund, bei dem die Anordnung von Nephronen und Sammelrohren wahrscheinlich gestört ist und Zysten in unterschiedlichem Ausmaß in allen Teilen von Nephron und Sammelrohren beobachtet werden. Derartige histologische Veränderungen können in meist geringerer Ausprägung auch bei zystischen Nierenveränderungen im Rahmen von Syndromen nachgewiesen werden.
- Manifestation klinischer Erscheinungen zwischen dem 30. und 50. Lebensjahr, gelegentlich später (9. Dekade) sowie wesentlich früher (Neugeborenenalter). Stets bilaterale Symptomatik, der Beginn kann über Jahre asymmetrisch sein. Schmerzen in der Lendengegend, tastbarer Nierentumor, Zeichen der Niereninsuffizienz/Urämie sowie Hämaturie, Hypertension und Proteinurie sind Hauptsymptome. 50–70% der Patienten entwickeln eine Hypertonie, ca. 30% weisen Hirnbasisaneurysmen auf. 10% sterben an der Folge einer Gefäßruptur. In 30% meist symptomlose Leberzysten.

Vorkommen

1:1000, eine der häufigsten monogen erblichen Erkrankungen.

Differentialdiagnose

Andere Formen zystischer Nierenerkrankungen, z.B. autosomal rezessiv erbliche polyzystische Nierenerkrankung Typ Potter I, Gruber-Meckel-Syndrom, Nierendysplasie, erworbene Zystennieren, z.B. bei lange bestehender Niereninsuffizienz bzw. Dialysebehandlung.

Krankheitsbilder
Zystennieren

Therapie

Konsequente Infektprophylaxe und antihypertensive Therapie, in Spätphasen Dialyse und Nierentransplantation.

Genetik

- Autosomal dominanter Erbgang mit vollständiger Penetranz.
- Die früher gelegentlich beschriebene verminderte Penetranz ist vermutlich durch erschwerte Erfassungsmöglichkeiten vor der Ultraschalldiagnostik zu erklären.
- Genort auf Chromosom 16p. Einzelne Familien mit dem gleichen Krankheitsbild weisen keine Koppelung zu diesem Genort auf. Ein weiterer Genort ist bisher bekannt.

Beratung

- Durch ultrasonographische Diagnostik erstgradiger Verwandter betroffener Personen Nachweis von Anlageträgern in 90% bis zum 20. Lebensjahr, bei nahezu allen bis zum 30. Lebensjahr. Intrafamiliär ähnlicher Krankheitsverlauf, gelegentlich jedoch sehr unterschiedliche Verläufe innerhalb einer Familie.
- Mehrfaches Auftreten auch früh manifestierender Formen in einzelnen Familien nachweisbar, modifizierende Allele werden diskutiert.
- Eine Schwangerschaft beeinflußt das Krankheitsbild bei ausreichender Nierenfunktion in der Regel nicht.
- Ultrasonographische Pränataldiagnostik nur in seltenen Fällen bei extremer Frühmanifestation möglich.
- In geeigneten Familien (mehr als 90%) indirekte Genotypdiagnostik mit gekoppelten genetischen Markern möglich, wird wegen des mäßigen Krankheitswertes nur in seltenen Fällen in Anspruch genommen.

Nierendysplasie (Typ Potter II), dysgenetische Zystenniere bis Nierenagenesie

Klinisches Bild

- Feingeweblich frühembryonale Differenzierungsstörung der Niere mit Nachweis embryonaler Strukturen, primitiver Gänge und in einem Teil der Fälle Knorpel. Je nach Zeitpunkt und Ausmaß der Störung Spektrum von bilateraler Nierenagenesie bei sehr früher

Krankheitsbilder
Zystennieren

Störung bis zu geringgradigen zystischen Veränderungen im Bereich des Kortex und hydronephrotischen Veränderungen bei später Störung reichend. Einseitiger Befall häufig.
- Je nach Manifestation erstreckt sich das klinische Erscheinungsbild von der Symptomatik der Potter-Sequenz bis zum Fehlen jeglicher klinischer Symptome, z. B. bei einseitiger Veränderung.

Vorkommen

Exakte Häufigkeitsangaben unbekannt, Nierenagenesie s. Potter-Sequenz 1:1000 bis 1:3000 Neugeborene.

Differentialdiagnose

Andere zystische Nierenveränderungen, auch im Rahmen von Syndromen.

Therapie

Bei Einseitigkeit oft nicht erforderlich, evtl. symptomatisch, Infektionsprophylaxe, Operation.

Genetik

Überwiegend sporadisches Vorkommen.
In Einzelfällen familiäre Häufung, daraus Vererbungsmodus zu erschließen.

Beratung

- Bei einseitiger Nierendysplasie und fehlender familiärer Belastung Wiederholungswahrscheinlichkeit für erstgradige Verwandte deutlich unter 5%. Finden sich weitere Betroffene in der Familie, kann das Risiko deutlich, bis zu 50%, erhöht sein. Bei Nachweis eines Syndroms oder einer Chromosomenaberration Beratung entsprechend der Grundkrankheit.
- Entsprechende Veränderungen können in aller Regel in einem frühen Stadium der Schwangerschaft durch Ultraschall diagnostiziert werden.

Beratungssituationen und Therapie
Altersrisiko der Mutter

Definition

Häufigkeitszunahme bestimmter Chromosomenveränderungen bei Kindern in Abhängigkeit vom Alter der Mutter bei Empfängnis.

Erläuterung

Nach dem 35. Lebensjahr der Frau übersteigt das Auftreten von freien Trisomien beim Kind die mittlere Häufigkeit der entsprechenden Störungen in der allgemeinen Bevölkerung (Abb. 37).
Klinisch bedeutsam sind vor allem:
Trisomie 21 – Down-Syndrom,
Trisomie 13 – Pätau-Syndrom,
Trisomie 18 – Edwards-Syndrom,
Trisomie X – 47,XXX – Triplo-X-Syndrom,
47,XXY – Klinefelter-Syndrom.
Ursächlich wird eine Non-disjunction der Chromosomen bei der Bildung der Eizelle in der Meiose angenommen. Eine Eizelle mit 24 Chromosomen kommt zur Befruchtung. Dadurch ist eines der Chromosomen dreifach vorhanden, d. h. trisom.

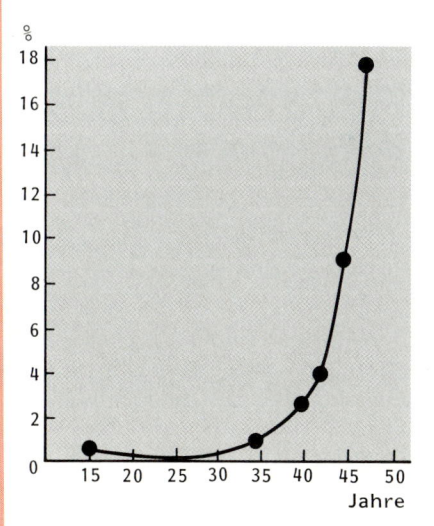

Abb. 37 Häufigkeitsanstieg für freie Trisomie in Abhängigkeit vom mütterlichen Alter

Beratungssituationen und Therapie
Altersrisiko der Mutter

Durch Familienstudien wurde nachgewiesen, daß in 15% der Fälle von freier Trisomie 21 das überzählige Chromosom väterlichen Ursprungs ist. Dennoch wird bei der Risikoberechnung dem Mutteralter der bedeutendere Einfluß zugemessen (Tab. 22).

Beispiele

S. oben.

Besonderheiten

Das Auftreten der Chromosomenkonstellation 47,XYY sowie der einzigen lebensfähigen Monosomie 45,X − Ullrich-Turner-Syndrom − sind vom Alter der Eltern bei der Zeugung des Kindes unabhängig.

Beratungssituationen und Therapie
Altersrisiko der Mutter

Tabelle 22 Chromosomenaberrationen in Abhängigkeit vom Mutteralter, pränatale Untersuchung nach Ferguson-Smith, 1984

Mutter-alter (J)	Zahl der Schwangerschaften	+21	+18	+13	XXX	XXY	XO	XYY	Mosaike	Unbalancierte Translokation	Risikoziffer in % *
35	5409	0,35	0,07	0,05	0,07	0,09	0,05	0,05	0,04	0,07	0,91
36	6103	0,57	0,08	0,03	0,08	0,08	0,10	0,02	0,05	0,05	1,09
37	6956	0,68	0,09	0,03	0,07	0,04	0,06	0,03	0,13	0,04	1,24
38	7926	0,81	0,15	0,04	0,08	0,08	0,08	0,02	0,06	0,06	1,39
39	7682	1,09	0,19	0,06	0,12	0,16	0,03	0,04	0,07	0,06	1,87
40	7174	1,23	0,25	0,12	0,06	0,15	0,04	0,03	0,07	0,10	2,13
41	4763	1,47	0,36	0,17	0,15	0,29	–	0,04	0,08	0,02	2,64
42	3156	2,19	0,63	0,19	0,28	0,35	0,03	0,03	0,16	–	3,77
43	1912	3,24	0,78	0,05	0,31	0,31	–	–	0,10	0,10	5,02
44	1015	2,95	0,49	–	0,49	0,39	–	–	–	–	4,33
älter 44	869	5,17	0,43	0,11	0,57	1,15	–	0,23	0,11	–	7,82
Summe	52965										

* (ohne balancierte Translokationen)

Beratungssituationen und Therapie
Altersrisiko des Vaters

Definition

Häufigkeitszunahme von dominanten Neumutationen in Abhängigkeit vom väterlichen Zeugungsalter.

Erläuterung

Dominante Neumutationen treten in Samenzellen häufiger als in Eizellen auf. Als Ursache wird u.a. eine durch die hohe Teilungsaktivität der Spermatogonien höhere Empfindlichkeit gegenüber Mutagenen im Vergleich zu im Ovar ruhenden Eizellen angenommen. Die Mutationshäufigkeit steigt mit dem Vateralter deutlich (Abb. 38). Für 20jährige Männer wird die Mutationsrate in der Größenordnung 1:100 000 pro Gamete und Generation angenommen, für einen 40jährigen Mann mit 1:10 000.

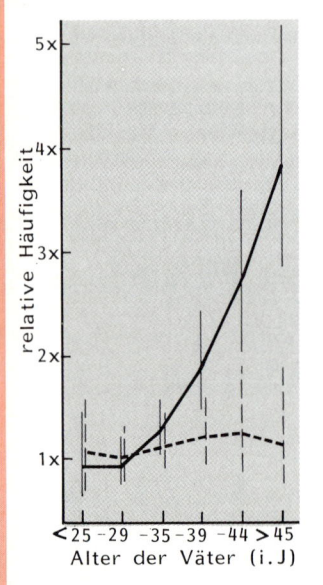

Abb. 38 Zunahme von Mutationen mit steigendem Zeugungsalter des Mannes

Beratungssituationen und Therapie
Altersrisiko des Vaters

Nachweis

Bei monogenen Merkmalen, die das äußere Erscheinungsbild des Betroffenen deutlich verändern, ist eine Neumutation dann nachweisbar, wenn das Merkmal zuvor in der Familie sicher nicht beobachtet wurde und die betroffene Person als sporadischer Erkrankungsfall erscheint. Die Analyse des Zeugungsalters der Eltern erbrachte in diesen Fällen ein deutlich erhöhtes Vateralter.

Beispiele

– Marfan-Syndrom,
– Apert-Syndrom,
– Myositis ossificans,
– Chondrodystrophie,
– Franceschetti-Syndrom.

Entsprechende Beispiele liegen für X-chromosomale Leiden vor, z. B.:
– Muskeldystrophie Duchenne,
– Hämophilie A,
– Lesch-Nyhan-Syndrom.

Erhöhtes Zeugungsalter ist hier bei dem mütterlichen Großvater des ersten Erkrankten in der Familie nachgewiesen.

Beratungssituationen und Therapie
Amaurose, Blindheit

Definition

Unfähigkeit, optische Eindrücke aufzunehmen und zu verarbeiten.

Ursachen

Blindheit kann ausgelöst werden durch:
- Fehlbildung,
- Verletzung,
- entzündliche,
- vaskuläre,
- tumoröse,
- degenerative Veränderungen des Auges in seinen verschiedenen Strukturen, des N. opticus oder der Sehbahn bzw. der zentralen Sehregion.

Datenerfassung

- Eine Amaurose kann angeboren sein (z. B. Anophthalmus, Retinaaplasie),
- im Laufe des Kindesalters oder später einsetzen,
- ein- oder beidseitig sein,
- mit oder ohne Nachtblindheit einhergehen,
- stationär oder progredient verlaufen.
- Eine Amaurose kann isoliertes Symptom sein, sie kann
- im Rahmen einer Grundkrankheit bzw. eines genetischen Syndroms als Einzelmerkmal auftreten.

Erbliche Krankheitsbilder stellen die Ursache einer Erblindung in 50% dar. Dafür gilt
- autosomal dominanter Erbgang in 22%,
- autosomal rezessiver Erbgang in 17%,
- geschlechtsgebunden vererbte Störungen 5%,
- multifaktoriell verursachte Krankheitsbilder 5%,
- abzugrenzen sind: prä- und perinatale Ursachen wie Rötelnembryopathie und retrolentale Fibroplasie, postnatale Störungen in 10%.

Empfehlung

Vor einer genetischen Beratung bei Amaurose sorgfältige Diagnostik, um exogene Ursachen zu erfassen bzw. zu prüfen, inwieweit die Sehbeeinträchtigung Symptom eines genetischen Syndroms oder eines Stoffwechseldefektes ist. Sorgfältige Familienuntersuchungen und augenärztliche Kontrollen von Risikopersonen im Kindesalter bzw. dem jeweiligen Manifestationsalter erforderlich.

Beratungssituationen und Therapie
Blutsverwandtschaft

Problemstellung

Als blutsverwandt gelten Personen, die nicht durch Heirat, sondern aufgrund gemeinsamer Vorfahren miteinander verwandt sind. Häufigkeit in Deutschland 2−3%, regionale Unterschiede; in abgeschlossenen Gegenden, religiösen oder politisch-ethnologischen Enklaven häufiger.

Datenerfassung

Vor allem ist nach bekanntermaßen autosomal rezessiv vererbten Merkmalen zu fragen, z. B.
− Hörstörungen,
− Sehstörungen,
− Hautkrankheiten,
− Wachstumsstörungen,
− geistiger Behinderung,
− gehäuften Fehl- oder Totgeburten.

Empfehlung

Angabe eines erhöhten Basisrisikos in Abhängigkeit vom Verwandtschaftsgrad, z. B. 4−8% bei Vettern I. Grades. Der Anteil übereinstimmender Gene bei diesem Verwandtschaftsgrad beträgt $1/8$.
2−3 Jahre Abstand zwischen der Geburt der einzelnen Kinder wird angeraten, um die Entwicklung von Sinnesorganen, Motorik und geistigen Fähigkeiten zu erfassen und, wenn nötig, eine erneute genetische Beratung zu ermöglichen.

Besonderheiten

Inzest ist eine besondere Form von Blutsverwandtschaft, er kann zwischen Mutter und Sohn, zwischen Vater und Tochter sowie zwischen Geschwistern stattfinden. Die Eltern stimmen in 50% der Erbanlagen überein, die Gefahr der Homozygotie rezessiver Gene ist bei Nachkommen erhöht.

Beispiele

- Ein Kind aus inzestuöser Verbindung fragt nach dem Risiko für eigene Nachkommen.
Ist der Ratsuchende frei von erkennbaren genetischen Erkrankungen, so besteht bei Vermeidung einer Verwandtenehe kein erhöhtes Risiko für Nachkommen.

Beratungssituationen und Therapie
Blutsverwandtschaft

- Ein Kind aus inzestuöser Beziehung soll adoptiert werden, die Adoptiveltern fragen nach zu erwartenden Störungen. Eine sichere Aussage ist wegen Unkenntnis elterlicher Erkrankungen meist nicht möglich. Sorgfältige Untersuchungen des Neugeborenen, besonders hinsichtlich erblicher Stoffwechseldefekte. Überwachung der Sinnesfunktionen in den ersten Lebensjahren. Das Basisrisiko für diese Kinder ist als erhöht zu betrachten, ca. 10%.

Beratungssituationen und Therapie
Ehepaar mit gehäuften Spontanaborten

Problemstellung

Die WHO definiert einen Abort als:
nichtinduzierte Trennung der Fruchtanlage von der Mutter, bevor der Fetus lebensfähig ist.
10–15% aller Schwangerschaften enden als Fehlgeburt, bezogen auf die Präimplantationsphase liegt die Zahl bei 33%.
Wiederholungswahrscheinlichkeit nach einem Abort 13,2%, nach zwei Aborten 36,9%. Häufigste Ursache mit ca. 60% Chromosomenaberrationen, 96% numerisch, 4% strukturell.

Befunderhebung

- Vorangegangene Schwangerschaften der Frau,
- familiäre Häufung von Aborten,
- Schwangerschaftswoche des Abortes,
- Auftreten spontaner Blutungen,
- Embryo angelegt/fehlend,
- Biometrie der Fruchtanlage in bezug auf Schwangerschaftsalter,
- Zottensaumausbildung,
- HCG-Werte im Serum der Mutter.
- Erfassung ursächlicher Einzelfaktoren beim Kind:

genetisch:
- Chromosomenstörung de novo,
- Letalmutation,
- Homozygotie des Genoms,
- ein Teil der Fehlbildungskomplexe,

nicht genetisch:
- Implantationsstörung,
- Eileiterschwangerschaft,
- ungünstige Plazentalokalisation,
- Plazentainsuffizienz,
- Amnionschnürfurchen,
- Doppelmißbildung.
- Erfassung ursächlicher Einzelfaktoren bei der Mutter:

genetisch:
- erbliche Chromosomenaberration,
- Verwandtenehe,
- monogene Mutation mit Letalwirkung im männlichen Geschlecht,
- ein Teil der Uterusanomalien,
- immunologische Konstellation (HLA),
- Blutgruppenunverträglichkeit (AB0, Rh, Kk),
- Diabetes mellitus,

Beratungssituationen und Therapie
Ehepaar mit gehäuften Spontanaborten

nicht genetisch:
- Alter bei Schwangerschaft,
- Mehrlingsschwangerschaft,
- Implantationsstörung, z. B. Myom, Mangelernährung,
- konsumierende Allgemeinerkrankung,
- Infektionen (Toxoplasmose, Zytomegalie u. a.),
- endokrine Störungen (Schilddrüse),
- Aufnahme teratogener Agenzien (Alkohol),
- Belastung durch toxische Substanzen (Schwermetalle),
- kurzfristig zurückliegende Abrasio,
- Traumata.
- Erfassung ursächlicher Einzelfaktoren bei dem Vater:
genetisch:
- erbliche Chromosomenstörung,
nicht genetisch:
- Alter bei Zeugung.

Beispiele

Chromosomale Ursachen:
- Triploidie der Fruchtanlage (3n = 69).
Häufigste Ursache: fehlende Reduktionsteilung in der Meiose I der Frau oder Dispermie. Keine Altersbeziehung.
  - *Empfehlung:* pränatale Chromosomenanalyse in jeder weiteren Schwangerschaft.
- Erblicher Chromosomenumbau (balancierte, reziproke Translokation, Inversion):
Zwei zytogenetisch nicht untersuchte Aborte, daraufhin Chromosomenanalyse der Eltern aus Lymphozyten. Unauffälliger weiblicher Karyotyp bei der Frau, balancierte reziproke Translokation zwischen dem langen Arm des Chromosom 18 und dem kurzen Arm des Chromosom 22 bei dem Mann. Als Folge ist nicht nur die unbalancierte Weitergabe der Translokation mit erhöhtem Abortrisiko, sondern auch das Risiko der Geburt eines Kindes mit chromosomal bedingtem Fehlbildungssyndrom zu berücksichtigen.
  - *Empfehlung:* pränatale Diagnostik in jeder Schwangerschaft. Zytogenetische Diagnostik bei erstgradigen Verwandten des Mannes empfehlen.
  Nach zwei bis drei Aborten ungeklärter Ursache zytogenetische Untersuchung der Eltern erforderlich, auch wenn bereits ein gesundes Kind vorhanden ist.

Beratungssituationen und Therapie
Exogene Belastungen in der Schwangerschaft

Problemstellung

- Die Bedeutung exogener Belastungen für eine Frühschwangerschaft ist abhängig vom Zeitpunkt der Einwirkung. 8–10 Tage nach Konzeption wird die Alles-oder-nichts-Regel angenommen. Sie besagt, daß schwere Schädigungen in dieser Zeit ein Absterben der Frucht bewirken, jedoch vermögen die pluripotenten Zellen des Keimlings in dieser Entwicklungsperiode eine große Zahl von Noxen auszugleichen, so daß bei Fortbestehen der Schwangerschaft nicht mit einer Schädigung des Kindes zu rechnen ist.
In der Phase der Organogenese (10. bis 50. Entwicklungstag) können Defekte und Fehlbildungen entstehen; nach dieser Phase ist bei Einwirkung schädigender Einflüsse mit Wachstumsstörungen, Disruptionen, Dysplasien und evtl. Tumorbildung – je nach Art und Einwirkungsort der Noxe – zu rechnen.

Erfassung von Belastungsfaktoren

- Medikamente und chemische Substanzen.
Bei Exposition am Arbeitsplatz oder Anwendung einer Narkose oder der Einnahme von Medikamenten ist zu klären:
  - Was, wann und wie lange in der Schwangerschaft,
  - wieviel,
  - welche Kombination wurde eingenommen/hat eingewirkt?

Bewertung

Im Einzelfall ist zu überlegen, ob pränatale Diagnosemöglichkeiten zur Erfassung spezieller, durch die chemischen Substanzen ausgelöster Fehlentwicklungen des Kindes herangezogen werden können. Beispiel: Neuralrohrdefekt nach Valproinsäureapplikation.
- Strahlenbelastung (diagnostisch, therapeutisch, Isotopenanwendung).
Es ist zu fragen:
  - Wer war exponiert (er/sie),
  - welche Körperregion ist belastet,
  - welche Dosis wurde angewendet,
  - zu welchem Zeitpunkt erfolgte die Exposition (vor Schwangerschaft, wie lange vor Schwangerschaft; bei bestehender Schwangerschaft, in welcher Schwangerschaftswoche)?

Der Unterschied zwischen Oberflächendosis der Mutter und fetaler Dosis ist zu beachten (Tab. 23 u. 24).
Im Einzelfall genaue Erfassung der Dosis der Strahlenbelastung, verwendetes Gerät, Einstellung, Zahl der Aufnahmen, kV-Daten. Eine fetale Strahlenbelastung von 1 rem bewirkt eine Anhebung des Basisrisikos um 0,5 %.

Beratungssituationen und Therapie
Exogene Belastungen in der Schwangerschaft

Tabelle 23 Strahlenexposition von Mutter und Embryo bei Untersuchungen mit Röntgenstrahlen – Mittelwerte und übliche Schwankungsbreiten bei verschiedenen Untersuchungsverfahren (Angaben in rem) (nach Stieve)

Untersuchungsart	MUTTER		FETUS	
	Mittelwert der Einfalldosis	Schwankungsbreite	Mittelwert der Einfalldosis	Schwankungsbreite
Schädel	0,65	0,5 – 1,0	0,0002	0,0001–0,004
Lunge	0,14	0,01– 2,0	0,003	0,0002–0,05
Abdomen (Übersicht)	0,4	0,1 – 5,0	0,1	0,025 –1,3
Becken (Übersicht)	0,7	0,25– 2,8	0,2	0,06 –0,7
Lendenwirbelsäule	3,5	0,8 –12,0	0,6	0,2 –3,0
Magen-Darm-Passage	3,8	2,5 –80,0	0,4	0,06 –4,0
Kontrasteinlauf	15,0	5,0 –50,0	0,9	0,01 –3,0
Gallenblase	2,0	0,5 – 5,0	0,05	0,01 –0,5
i.v. Pyelogramm	2,0	0,5 –10,0	0,4	0,2 –1,0
Hysterosalpingographie	2,5	1,0 –20,0	0,5	0,3 –3,0

Tabelle 24 Strahlenexposition von Mutter und Fetus bei den wichtigsten Untersuchungen mit radioaktiven Stoffen. GK Ganzkörperdosis, SD Schilddrüsendosis, LE Leberdosis

Nuclid	Applizierte Aktivität µCi	Ganzkörperdosis der Mutter (mrad)	Ganzkörper-/Organdosis des Fetus (Mittelwerte in mrad)
^{131}J-Jodid	50	1–100	GK: 9 SD: 25000
^{99m}Tc-Pertechnetat	1000	10–15	GK: 17 SD: 560
^{198}Au-Kolloid	300	390	–
^{75}Se-Methionin	300	2400–3900	GK: 3000
^{59}Fe-Citrat/Chlorid	10	180	GK: 250 LE: 3700

Besonderheit

Belastung des Vaters mit Strahlentherapie und/oder Zytostase *vor* der Zeugung erhöht das Risiko für das Kind nicht mehr, wenn die Therapie 3 Monate vor der Zeugung abgeschlossen war. Ein Jahr Karenz wird als optimal angesehen.

Beratungssituationen und Therapie
Exogene Belastungen in der Schwangerschaft

- Infektionskrankheiten vor oder während der Schwangerschaft.
  Es ist zu fragen:
  - Welche Infektion (Virus/Bakterium),
  - wie war die Immunitätslage der Mutter vor der Infektion,
  - wie ist die Immunitätslage jetzt,
  - wann in der Schwangerschaft trat die Infektion auf,
  - wie liegt die Inkubationszeit zur Schwangerschaft,
  - welche klinischen Symptome sind aufgetreten?

  Zeitpunkt der Infektion und Immunitätslage der Mutter sind besonders bedeutsam. Zu fordern ist eine Titerkontrolle – möglichst im gleichen Labor – im Abstand von 10–14 Tagen, eine Gefährdung ist nur dann anzunehmen, wenn ein sicherer Titeranstieg von mindestens zwei Stufen erfaßt wird.

  Im Einzelfall ist zu überprüfen, ob in der Inkubationszeit die Gabe von Immunseren zum Schutz der Mutter empfehlenswert ist und ob eine Infektion des Feten durch Immunglobulinbestimmung im Nabelschnurblut gesichert werden soll.

- Impfungen vor und während der Frühschwangerschaft.
  Es ist zu fragen:
  - Welcher Impfstoff – Lebendimpfstoff oder attenuierter Erreger –,
  - Immunitätslage vor Impfung,
  - passive oder aktive Impfung?

  Zu prüfen ist, ob bei Impfstoffen die Molekulargröße der angewendeten Eiweißkörper eine Plazentapassage und damit einen Übertritt auf das Kind gestattet.

Empfehlung

Individuelle Rückfrage bei der Herstellerfirma (Medikament, Impfstoff) kann zu möglichst exakter Abschätzung des jeweiligen Risikos führen. Rückmeldungen eigener Beobachtungen (auch negative!) an die Herstellerfirmen sind besonders bedeutsam, da auch eine Summe von Einzelfallbeobachtungen die Abschätzung evtl. bestehender Risiken gestattet und für spätere Anfragen hilfreich sein kann.

Beratungssituationen und Therapie
Fehlbildungs-/Retardierungssyndrom bei erstem Kind

Problemstellung

Die überraschende Geburt eines Kindes mit Fehlbildungs-/Retardierungssyndrom ist ein häufiger Anlaß zur genetischen Beratung. Gefragt wird nach dem Wiederholungsrisiko bei weiteren Kindern.

Datenerfassung

- Familiendaten werden erhoben für den Patienten, Geschwister und Halbgeschwister sowie deren Kinder, Eltern des Patienten, Großeltern, Onkel und Tanten sowie deren Kinder.
- Dokumentiert werden:
Fehlbildungen,
Erkrankungen,
Retardierungen,
Todesursachen,
Fehlgeburten, Totgeburten, früh verstorbene Kinder.
- Pränatalperiode und Geburt des Patienten:
Analyse der eingenommenen Medikamente der Mutter, Erkrankungen der Mutter, evtl. diesbezügliche Diagnostik.
- Klinische Symptomatik des Patienten, ggf. pathologisch-anatomischer Befund.
- Entwicklungsverlauf des Patienten.

Zusatzdiagnostik

- Chromosomenanalyse,
- Virustiterbestimmung (Röteln, Zytomegalie) und Untersuchung auf Toxoplasmose,
- biochemische Analysen in Urin und Blut, EEG, CT.

Differentialdiagnostische Zuordnung

Aus den erfaßten Daten ist es meist möglich, eine Zuordnung vorzunehmen in:
- Chromosomenstörung,
- Stoffwechselstörung,
- bekanntes Fehlbildungs-/Retardierungssyndrom (monogen oder multifaktoriell verursacht),
- exogene Bedingtheit,
- nicht klassifizierbarer Fehlbildungskomplex.

Empfehlung

Das Wiederholungsrisiko wird sich an den erfaßten Ursachen orientieren ebenso wie die daraus ableitbaren Möglichkeiten der pränatalen Diagnostik im Falle einer weiteren Schwangerschaft.

Beratungssituationen und Therapie
Geistige Behinderung bei männlicher Person in der Familie der ratsuchenden Frau

Problemstellung

Genetische Zuordnung einer geistigen Behinderung stellt nicht selten ein sehr schwieriges Problem dar, wegen der Möglichkeit der geschlechtsgebundenen Vererbung ergibt sich bei männlichem Betroffenen in der mütterlichen Familie der ratsuchenden Frau eine besondere genetische Beratungssituation.

Datenerfassung

- Familiendaten über den Patienten, seine Geschwister und deren Kinder, die Eltern und deren Geschwister, besonders die Brüder der Mutter und die Kinder der Schwestern der Mutter.
- Bedeutsam erscheinen
  gleiche Erkrankungen wie bei der Ausgangsperson,
  Blutsverwandtschaft der Eltern,
  Herkunft aus Isolaten,
  Vorkommen zusätzlicher körperlicher Auffälligkeiten in Verbindung mit dem Leitsymptom „geistige Behinderung".
- Pränatalperiode und Geburt des Patienten,
  klinische Symptome, vor allem statomotorische Entwicklung,
  Körpermaße,
  Sprachentwicklung,
  sog. Meilensteine,
  Anfallsleiden,
  Nachweis eines Entwicklungsknicks,
  evtl. Todesursache.
- Photographische Abbildungen bei verstorbenen oder nicht zu untersuchenden Probanden.

Zusatzdiagnostik

Bei Probanden oder seinen ratsuchenden Verwandten:
Chromosomenanalyse,
biochemische Tests, Stoffwechsel-Screening.

Beispiele

Das verschiedenartige Vorgehen in der angegebenen Beratungssituation sei beispielhaft erläutert.
- Fragiles X-Syndrom:
  Geistige Retardierung und autistisches Verhalten kennzeichnen die Entwicklung des betroffenen Jungen. Faziale Dysmorphien, akromegale Züge, betont große Ohren führen zur Verdachtsdiagnose fragiles X-Syndrom. Die Chromosomenanalyse bestätigt den Ver-

Beratungssituationen und Therapie
Geistige Behinderung bei männlicher Person in der Familie der ratsuchenden Frau

dacht, X-chromosomaler Erbgang wird angenommen. Weitere zytogenetische Diagnostik in der Familie erforderlich, pränatale Diagnostik möglich.
- Tuberöse Sklerose:
Schwere BNS-Krämpfe im Kindesalter, papulöse Effloreszenzen in der Nasen-Wangen-Region gestatten die Annahme einer tuberösen Hirnsklerose. Im CT periventrikuläre Verkalkungsherde, auf der Haut „white spots" im Wood-Licht. Wegen des autosomal dominanten Erbganges unbedingt dermatologische Untersuchung der erstgradigen Verwandten. Sind die Ratsuchenden nicht betroffen, kein erhöhtes Wiederholungsrisiko.
- Perinataler Hirnschaden:
Postpartale Hypotonie, Entwicklung einer Spastik bei schwer geistig retardiertem Kind führt im Zusammenhang mit der Geburtsanamnese (Apgar 4,6,8) zum Verdacht des perinatalen Hirnschadens. Im CT Porenzephalie und asymmetrischer Herdbefund, im Sinne der perinatalen Hirnschädigung zu werten.
Kein Wiederholungsrisiko.
- Mukopolysaccharidose Typ Sanfilippo:
Unauffällige Entwicklung bis zum Alter von 2 Jahren, dann Entwicklungsknick mit Retardierung, Ruhelosigkeit und Auftreten gröberer Gesichtszüge. Positiver Nachweis einer Mukopolysaccharidose Typ Sanfilippo im Serum, damit Sicherung eines autosomal rezessiv erblichen Krankheitsbildes. Heterozygotenwahrscheinlichkeit für die Schwester $2/3$, Heterozygotentest beim Partner empfohlen, besonders bei Blutsverwandtschaft oder Herkunft aus der gleichen Gegend. Pränatale Diagnostik ist möglich.

Bewertung

Zusatzuntersuchungen werden nur in einem Teil der Fälle eine völlige Klärung herbeiführen. Sie werden entsprechend den im Einzelfall vorliegenden Gegebenheiten unterschiedliches Ausmaß haben. Trotz Einsatz zahlreicher und verschiedenartiger diagnostischer Maßnahmen bleibt eine relativ große Gruppe von Patienten mit geistiger Behinderung ätiologisch ungeklärt.

Beratungssituationen und Therapie
Genetische Faktoren bei Krebs- und Tumorerkrankungen

Problemstellung

Genetische Beziehungen zu Krebs- und Tumorerkrankungen sind vielfältig und vielfach belegt. Mit Hilfe molekulargenetisch-gentechnologischer Methoden konnten die Erkenntnisse über molekulare Vorgänge bei der Tumorentstehung erweitert werden.

Molekulargenetische Grundlagen

In zahlreichen Tumoren wurden sog. Onkogene entdeckt. Diese Gene sind darüber hinaus Bestandteil normaler Zellen und übernehmen dort wichtige Funktionen bei der Kontrolle der Zellproliferation und -differenzierung. Diese Befunde führten zu der Bezeichnung „Protoonkogene" für Gene in normalen Zellen und Onkogene in Tumorzellen. Onkogene werden aus Proto-Onkogenen durch Veränderungen oder unphysiologische Aktivierung, sie können dann normale Zellen in Krebszellen transformieren.
Mechanismen der pathologischen Aktivierung dieser Gene sind Gegenstand der modernen Krebsforschung, die bereits jetzt wesentliche Beiträge für das Verständnis der Entstehung von Krebskrankheiten geliefert hat.

Ursächliche Zuordnung

Familiäres Vorkommen von Tumorkrankheiten:
- mit autosomal dominantem Erbgang, z.B.
  - Basalzellnävus-Syndrom,
  - multiple endokrine Neoplasien,
  - Neurofibromatose Recklinghausen,
  - Neurofibromatose Typ II (mit Akustikusneurinom),
  - Polyposis-coli-Syndrome,
  - Retinoblastom (nur 4% aller Fälle),
  - tuberöse Sklerose,
- in der Regel ohne eindeutigen Mendelschen Erbgang, z.B.
  - Adenokarzinomatose,
  - Kaposi-Sarkom
  - malignes Melanom,
  - Mammakarzinom,
  - Schilddrüsenkarzinom,
  - Wilms-Tumor,
- Prädisposition für maligne Erkrankungen auf der Basis eines erblichen DNA-Repair-Defektes (Tab. 25),
- empirische Wiederholungsrisiken für systemische Erkrankungen bei Geschwistern Tumorkranker, die nicht nur für den gleichen Tumortyp, sondern auch für andere maligne Erkrankungen gelten (Tab. 26).

Beratungssituationen und Therapie
Genetische Faktoren bei Krebs- und Tumorerkrankungen

Tabelle 25 Erbliche DNA-Repair-Defekte

Krankheitsbild	Erbgang	Neoplasmatyp
Ataxia teleangiectatica	autosomal rezessiv	Leukämien, Karzinome
Bloom-Syndrom	autosomal rezessiv	Leukämien
Chediak-Higashi-Syndrom	autosomal rezessiv	Lymphome
Fanconi-Anämie	autosomal rezessiv	Leukämien
Xeroderma pigmentosum	autosomal rezessiv	Hauttumoren
Wiskott-Aldrich-Syndrom	X-chromosomal rezessiv	Leukämien, Lymphome

Tabelle 26 Familiäre Belastung (empirische Daten)

Grundkrankheit des Betroffenen	relative Erkrankungsrisiken für Geschwister eines Kindes mit		
	Leukämie	Lymphomen	anderen malignen Krankheiten
Leukämie	2,3	2,3	1,3
Lymphome	2,9	5,4	0,7
andere maligne Tumoren	1,2	0,6	2,7

- *Krebserkrankungen im höheren Alter:*
Tumorkrankheiten treten meist sporadisch auf, dennoch gilt für Verwandte gegenüber der Normalbevölkerung eine erhöhte Wiederholungswahrscheinlichkeit. Bei einzelnen Formen wird eine überadditive Erhöhung des Tumorrisikos durch ein Zusammenwirken mit exogenen Einflüssen (chemische Substanzen, Strahlenbelastung, Viren) beobachtet. Erstgradige Verwandte einer Person mit Lungenkarzinom weisen bei erheblichem Nikotinkonsum eine 14fache Erkrankungswahrscheinlichkeit auf. Nachweis von High-risk-Personen mit Hilfe der Arylcarbonylhydroxylasebestimmung möglich.
Die Erkrankung eines Paarlings bei EZ erhöht die Erkrankungswahrscheinlichkeit des anderen deutlich.

Vorgehensweise

Ist für bestimmte Tumorarten ein erhöhtes Erkrankungsrisiko anzunehmen, muß auf regelmäßige und für den jeweiligen Krankheitsprozeß wirksame Präventiv-/Früherfassungsmaßnahmen hingewiesen werden.

Beratungssituationen und Therapie
Hörstörungen

Definition

Unfähigkeit, akustische Eindrücke aufzunehmen und zu verarbeiten. Unterschieden werden Schallempfindungsschwerhörigkeit und Schalleitungsschwerhörigkeit, daneben werden gemischte Hörstörungen und umschriebene Hörausfälle beobachtet.

Ursachen

- Fehlbildungen des Gehörganges, des Mittelohrs, des Innenohrs oder zentraler Regionen,
- entzündliche, vaskuläre, degenerative oder tumorbedingte Schädigungen der einzelnen Strukturen,
- Stoffwechselkrankheiten mit Beeinträchtigung des Hörvermögens als Begleitstörung.

Datenerfassung

- In jedem Fall einer Hörstörung ist zu klären:
  - ein- oder beidseitige Manifestation,
  - kongenitales Auftreten oder Entwicklung im frühen Alter,
  - stationärer oder progredienter Verlauf,
  - hohe oder niedrige Frequenzen betroffen,
  - Schalleitung oder Schallempfindung gestört,
  - Schweregrad der Störung.
- 35–50% aller Hörstörungen sind erbbedingt. Neben einer großen Zahl isolierter Hörstörungen, für die monogener Erbgang nachgewiesen ist, Vorkommen zahlreicher Hörbeeinträchtigungen in Kombination mit anderen Organveränderungen. Diese betreffen:
  - Veränderungen am äußeren Ohr,
  - Augenkrankheiten,
  - muskuloskelettale Veränderungen,
  - Hautkrankheiten,
  - Nierenkrankheiten,
  - neurologische Erkrankungen,
  - metabolische Defekte.

  In diesen Fällen stellt die Hörstörung das Symptom einer Grundkrankheit dar.
- Grobschematisch kann geschätzt werden, daß die monogen vererbten Hörstörungen in
  - 90% autosomal rezessiv,
  - 9% autosomal dominant,
  - in etwa 1% geschlechtsgebunden rezessiv vererbt werden.

Beratungssituationen und Therapie
Hörstörungen

Empfehlungen

- Konnte ausgeschlossen werden, daß eine exogene Ursache die Hörstörung auslöst, weisen alle in der Familie von Hörstörungen betroffenen Personen eine gleichartige Hörstörung auf und ist eine Zuordnung entweder zur isolierten Hörstörung oder zu einem genetischen Syndrom bzw. einer Stoffwechselkrankheit möglich, wird entsprechend dem anzunehmenden Erbgang beraten.
- Besonders erschwert ist die Beratung bei Vorkommen eines ersten hörgestörten Kindes, vor allem eines Sohnes, in einer bis dahin unauffälligen Familie. Besteht in solch einem Falle
  - weder Konsanguinität der Eltern,
  - noch deutlich erhöhtes väterliches Zeugungsalter,
  - noch die Zuordnung zu einem genetischen Syndrom,
  - noch die Erfassung eines exogenen auslösenden Faktors (Embryopathie) dann

  Angabe eines empirischen Risikos von 9% für weitere Kinder. Die Angabe dieser auf großen Familienstatistiken beruhenden Wiederholungswahrscheinlichkeit ist nur nach Ausschluß eines genetischen Syndroms gestattet, dem eine intensive interdisziplinäre diagnostische Zusammenarbeit vorausgegangen ist.

Beratungssituationen und Therapie
Intersexualität

Definition

Im engeren Sinne: Ausbildung eines intersexuellen äußeren Genitales,
im weiteren Sinne: alle Störungen der pränatalen Geschlechtsdifferenzierung.

Datenerfassung

- Beim Patienten:
  - alle Fehlbildungen und Abweichungen des äußeren und inneren Genitales,
  - vollständige Dokumentation von Auffälligkeiten außerhalb des Genitalbereiches,
  - Schwangerschaftsanamnese (Hormongabe, schwerwiegende Erkrankungen der Mutter),
- Familienvorgeschichte:
  - unerfüllter Kinderwunsch bei Verwandten, weitere Betroffene mit Intersexualität,
  - Verwandtschaft der Eltern,
  - Herkunft aus Isolaten.

Zusatzdiagnostik

- Chromosomenanalyse, teilweise aus verschiedenen Geweben erforderlich,
- Hormonanalyse,
- Stoffwechseluntersuchungen.

Auswahl von Differentialdiagnosen

- *Primäre Differenzierungsstörung:*
  - Chromosomenaberrationen:
    XY/XO-Mosaik,
    deletiertes Y-Chromosom,
    XXY/XY/XX-Mosaik,
    XY/XX-Chimäre,
  - Genmutation im Rahmen eines Syndroms:
    Smith-Lemli-Opitz-Syndrom,
    kamptomele Dysplasie.
- *Sekundäre Differenzierungsstörung:*
  - verminderte fetale Androgenproduktion,
  - verminderte Reaktion der fetalen Zellen auf Androgene,
  - Hormonbehandlung der Mutter in der Schwangerschaft,
  - hormonproduzierende (Nebennierenrinden-)Tumoren bei der Mutter.

Beratungssituationen und Therapie
Intersexualität

Empfehlungen

Möglichst frühzeitige Geschlechtszuordnung des Kindes mit intersexuellem äußeren Genitale ist wichtig. Für die Enscheidung sind bedeutsam:
- Chromosomenbefund,
- die in oder nach der Pubertät zu erwartende klinische Symptomatik,
- die korrigierenden Operationsmöglichkeiten des vorhandenen Genitalbefundes.

Die Zuordnung kann in manchen Fällen nicht allein aufgrund des chromosomalen Geschlechts erfolgen. Sorgfältige Abwägung im Einzelfall unter Einbeziehung der Eltern erforderlich. Auf die Gefahr maligner Entartung gemischter Gonaden sowie nicht deszendierter Hoden bei testikulärer Feminisierung ist hinzuweisen. Der optimale Operationszeitpunkt ist mit den Eltern zu erörtern.

Beratungssituationen und Therapie
Therapie von Erbkrankheiten

Problemstellung

Erbliche Ursachen einer Krankheit bedeuten nicht, daß eine Therapie für solche Krankheiten nicht vorliegt. Die Möglichkeiten der Therapie bei Erbkrankheiten reichen heute von einfachen Hilfsmitteln (z. B. Brillen, Prothesen) über Supplementierung von Genprodukten bis zu den ersten Ansätzen somatischer Gentherapie.

Verfahrensweisen

- Somatische Gentherapie:
  Hierbei soll ein intaktes Gen in diejenigen Körperzellen eingeschleust werden, in denen der Gendefekt eine Rolle spielt. Die Zellen der Keimbahn werden bei einer somatischen Gentherapie nicht verändert, so daß der Genträger das defekte Gen weiterhin an seine Nachkommen vererben kann.
  Derzeit ist diese Therapie noch nicht möglich. Am weitesten fortgeschritten sind die Entwicklungen einer somatischen Gentherapie bei Erkrankungen des Blutsystems. Manche Störungen der Hämatopoese und Immundefizienzen konnten in Tierversuchen bereits durch somatische Gentherapie erfolgreich behandelt werden.
- Keimzelltherapie:
  Grundsätzlich könnte ein Gentransfer auch im frühen Stadium der Embryonalentwicklung erfolgen. Im Tierexperiment wurden auf diesem Wege bereits einige „transgene" Tiere erzeugt. Bei einer Keimzelltherapie wären die transferierten Gene in Körperzellen und Keimzellen vorhanden und könnten an die nächste Generation weitervererbt werden.
  Neben grundsätzlichen ethischen Bedenken gegen eine solche Keimzelltherapie sprechen auch eine Reihe biologischer Argumente dagegen. Vollständig ungelöst ist noch die Frage des gezielten Einbaus von neuen Genen in das Empfängergenom. Auch die Genregulierung (ein Gen ist nur in bestimmten Entwicklungsphasen in spezifischen Geweben aktiv) ist noch nicht geklärt.
- Beispiele für Therapie bei Erbkrankheiten:
  - Supplementierung eines Genproduktes, z. B. bei Hämophilie A: Zuführung von antihämophilem Globulin,
  - Substratrestriktion, z. B. bei Phenylketonurie: phenylalaninarme Diät,
  - operative Korrektur, z. B. bei Lippen-Kiefer-Gaumen-Spalte: Korrekturoperation,
  - Prothese, z. B. bei Myopie: Korrektur der Fehlsichtigkeit mit einer Brille.

Beratungssituationen und Therapie
Unerfüllter Kinderwunsch

Problemstellung

10–15% aller Ehen bleiben ungewollt kinderlos. Der genetischen Beratung geht meist eine jahrelange vielfältig diagnostisch und psychisch belastete Zeitspanne voraus. Die Ursachen liegen etwa
- zu 40% bei der Frau,
- zu 40% beim Mann,
- zu 20% bei beiden Partnern.

Paare mit gehäuften Fehlgeburten werden nicht hierher gerechnet. Sind aus der Anamnese erkennbare Ursachen ausgeschlossen, so ergeben sich als

Auslösende Einzelfaktoren

- Bei der Frau:
anatomische Störungen:
  - Aplasien oder Fehlbildungen des inneren Genitales,
  - Obliteration der Tuben auf entzündlicher Basis oder als Folge einer Endometriose (30%),
  - postoperative Zustände,

  endokrin/ovarielle Störungen:
  - anovulatorische Zyklen (40%),
  - gestörter Regelkreis zwischen Hypophyse und Gonaden,
  - Hyperprolaktinämie,
  - stoffwechsel-/tumorbedingte Nebennierenerkrankung,
  - polyzystische Ovarien,
  - luteinierter, unrupturierter Follikel (LUF),

  psychophysische Störungen:
  - schwere konsumierende Allgemeinerkrankungen wie Leberkrankheiten, Diabetes mellitus, Schilddrüsenfunktionsstörungen, Psychosen, Tumorleiden,
  - extreme körperliche Überforderung,
  - starke psychische Anspannung, Ängste, Ambivalenz,

  chromosomal bedingte Störungen:
  - 45,X,
  - X-autosomale Aberration,
  - 46,XXi,
  - gonosomale Mosaike.

- Beim Mann:
  anatomische Störungen:
  - Aplasien oder Fehlbildungen des Genitales,
  - Bauchhoden/Kryptorchismus mit spätem Therapiebeginn,
  - Varikozele,
  - Obliteration des Ductus deferens auf entzündlicher oder traumatischer Basis,
  - postoperative Zustände,

endokrin/testikuläre Störungen:
- fehlende oder mangelhafte Spermiogenese,
- gestörter Regelkreis Hypothalamus – Hypophyse – Gonaden,

psychophysische Störungen:
- polyneuropathische Veränderungen bei Diabetes mellitus, mangelhafte Spermiogenese bei Durchblutungsstörungen, vorzeitiger Arteriosklerose, z.B. bei Hypercholesterinämie,
- schwere konsumierende Allgemeinerkrankungen wie Leberkrankheiten, Hämochromatose, Psychosen, Tumoren,

chromosomal bedingte Störungen:
- gonosomale Polysomien, außer XYY-Syndrom, vor allem Klinefelter-Syndrom : 47,XXY,
- XX-Männer (in den meisten Fällen),
- gonosomale Mosaike,
- Robertsonsche Translokation zwischen Chromosom 13 und Chromosom 14.

- Bei beiden Partnern:
  - immunologische Faktoren im Zervixschleim, die zur Immobilisierung der Spermien führen (10%),
  - psychische Probleme in der Interaktion der Partner,
  - Ängste vor der Möglichkeit einer genetischen Schädigung beim Kind,
  - überstarke Erwartungshaltung.

Empfehlungen

Die Analyse der im Einzelfall vorliegenden Ursachen des unerfüllten Kinderwunsches erfordert intensive interdisziplinäre Kooperation. Diese umfaßt u.a.:
- Basaltemperaturkurve/Spermiogramm,
- Hormonanalyse beider Partner,
- endoskopische/bildgebende Verfahren,
- feingewebliche Untersuchungen,
- zytogenetische Analyse,
- Antikörperbestimmung in Blut, Zervix- und Samenflüssigkeit, einschl. Postkoitaltests,
- internistische Untersuchung.

In manchem Fall ist nach Ausschluß der genannten Ursachen eine psychotherapeutische Gesprächsbehandlung angezeigt. Erst nach Ausschöpfung aller diagnostischen und (konservativen) therapeutischen Möglichkeiten sollten Methoden der modernen Fortpflanzungsmedizin für das einzelne Paar erwogen werden.

Genetische Beratungsstellen in der Bundesrepublik Deutschland (alte Bundesländer)

Genetische Beratungsstelle und Chromosomenlabor des Bereiches Klinische Cytogenetik
Abteilung Kinderheilkunde der RWTH Aachen
Goethestraße 27/29
5100 Aachen
Telefon (02 41) 8 08 95 91

Institut für Humangenetik der FU Berlin
Heubnerweg 6
1000 Berlin 19
Telefon (0 30) 3 20 35 67

Cytogenetisches Labor der Frauenklinik und Poliklinik Charlottenburg der FU Berlin
Pulsstraße 4−14
1000 Berlin
Telefon (0 30) 3 20 35 76

Fachgebiet Humangenetik und Klinische Genetik der Ruhr-Universität Bochum
Universitätsstraße 150
4630 Bochum
Telefon (02 34) 7 00 56 00

Institut für Humangenetik der Universität
Wilhelmstraße 31
5300 Bonn 1
Telefon (02 28) 28 70

Institut für Humangenetik und Cytogenetik der Technischen Universität
Gaußstraße 17
3300 Braunschweig
Telefon (05 31) 3 91 25 30

Zentrum für Humangenetik und Genetische Beratung der Universität
Loebenerstraße NW 2
2800 Bremen 33
Telefon (04 21) 2 18 29 25 oder 28 77

Institut für Humangenetik und Anthropologie der Universität
Universitätsstraße 1
Gebäude 2312
4000 Düsseldorf 1
Telefon (02 11) 3 11 23 55 oder 39 63

Genetische Forschungsstelle des Landschaftsverbandes Rheinland
Bergische Landstraße 2
4000 Düsseldorf 12
Telefon (02 11) 2 80 14 45

Institut für Humangenetik und Anthropologie der Universität Erlangen-Nürnberg
Bismarckstraße 10
8520 Erlangen
Telefon (0 91 31) 85 23 19

Institut für Humangenetik Universitäts-Klinikum
Hufelandstraße 55
4300 Essen 1
Telefon (02 01) 7 23 25 60 oder 25 61

Humangenetische Poliklinik der Universität
Kennedyallee 123
6300 Frankfurt 70
Telefon (0 69) 63 01 56 78

Institut für Humangenetik und Anthropologie der Universität
Albertstraße 11
7800 Freiburg
Telefon (07 61) 2 03 46 69

Institut für Humangenetik der Universität
Schlangenzahl 14
6300 Gießen
Telefon (06 41) 7 02 41 45 oder 41 46

Institut für Humangenetik der Universität
Goßlerstraße 12 d
3400 Göttingen
Telefon (05 51) 39 75 90

Institut für Humangenetik der Universität
Martinistraße 52
2000 Hamburg 20
Telefon (0 40) 4 68 31 20

Humangenetische Untersuchungsstelle der Gesundheitsbehörde
Allgemeines Krankenhaus Barmbeck
Haus 36
Rübenkamp 148
2000 Hamburg 60
Telefon (0 40) 6 38 54 00

Abteilung Humangenetik im Zentrum Kinderheilkunde und Humangenetik
Konstanty-Gutschow-Str. 8
3000 Hannover 61
Telefon (05 11) 5 32 38 88

Institut für Humangenetik und Anthropologie der Universität
Im Neuenheimer Feld 328
6900 Heidelberg 1
Telefon (0 62 21) 56 38 91

Fachrichtung Humangenetik der Universität des Saarlandes
Bau 68, Fohlenhofstraße 36
6650 Homburg
Telefon (0 68 41) 16 66 12

Institut für Humangenetik der Universität
Schwanenweg 24
2300 Kiel
Telefon (04 31) 5 97 27 90 oder 27 91

Klinische Genetik und Cytogenetik
Universitäts-Kinderklinik
Schwanenweg 20
2300 Kiel
Telefon (04 31) 5 97 39 45 oder 38 78

Cytogenetisches Labor
Universitäts-Frauenklinik
Kerpener Straße 34
5000 Köln 41
Telefon (02 21) 4 78 49 96

Abteilung für Humangenetik
Klinikum der Medizinischen Hochschule
Ratzeburger Allee 160
2400 Lübeck
Telefon (04 51) 5 00 26 20 oder 26 21

Genetische Beratungsstelle des Landes Rheinland-Pfalz
Hafenstraße 6
6500 Mainz
Telefon (0 61 31) 67 90 55 oder 56

Institut für Humangenetik, Abt. Klinische Genetik
Bahnhofstraße 7 A
3550 Marburg
Telefon (0 64 21) 28 22 13

Institut für Anthropologie und Humangenetik der Universität
Richard-Wagner-Straße 10/1
8000 München 2
Telefon (0 89) 5 20 33 81

Genetisches Labor der Kinderpoliklinik der Universität
Goethestraße 29
8000 München 2
Telefon (0 89) 5 99 63 40

Institut für Humangenetik der Universität
Vesaliusweg 12−14
4400 Münster
Telefon (02 51) 83 54 23

Abteilung für Klinische Genetik und Cytologie am Evangelischen Krankenhaus
Virchowstraße 20
4200 Oberhausen
Telefon (02 08) 8 21 65 54

Chromosomenlabor der Medizinischen Klinik I des Bürgerhospitals
Tunzhoferstraße 14−16
7000 Stuttgart
Telefon (07 11) 2 02 55 01

Institut für Anthropologie und Humangenetik der Universität
Wilhelmstraße 27
7400 Tübingen
Telefon (0 70 71) 29 64 58

Abteilung Klinische Genetik der Universität
Prittwitzstraße 6
7900 Ulm/Donau
Telefon (07 31) 1 79 40 12

Abteilung Humangenetik der Universität
Oberer Eselsberg M25
7900 Ulm/Donau
Telefon (07 31) 1 76 32 48

Institut für Humangenetik der Universität
Biozentrum am Hubland
8700 Würzburg
Telefon (09 31) 8 88 40 70

Genetische Beratungsstellen in der Bundesrepublik Deutschland (neue Bundesländer)

Institut für Medizinische Genetik
Bereich Medizin
Humboldt-Universität
Schumannstraße 20/21
1040 Berlin

Humangenetische Beratungsstelle
II. Kinderklinik des Klinikums
Berlin-Buch
Wiltbergstraße 50
1115 Berlin-Buch

Humangenetische Beratungsstelle
Institut für Laboriumsdiagnostik
Hochstraße 29
1800 Brandenburg

Humangenetisches Zentrum
Frauenklinik
Flemmingstraße 4
9010 Chemnitz

Abt. Klinische Genetik
Klinik für Kindermedizin
Thiemstraße 111
7500 Cottbus

Institut für Klinische Genetik
Medizinische Akademie
„Carl-Gustav-Carus"
Fetscherstraße 74
8019 Dresden

Abt. Medizinische Genetik
Medizinische Akademie
Klement-Gottwald-Straße 34
5082 Erfurt

Humangenetische Abteilung
Klinik für Kindermedizin
Seelower Kehre 2
1200 Frankfurt/Oder

Institut für Medizinische Genetik
Ernst-Moritz-Arndt-Universität
Fleischmannstraße 42—44
2200 Greifswald

Humangenetische Beratungsstelle
Magistrat Stadt Halle
Karl-Liebknecht-Straße 1
4020 Halle

Institut für Biologie
Bereich Medizin
Martin-Luther-Universität
Universitätsplatz 7
4020 Halle

Abteilung Humangenetik
Institut für Anthropologie und Humangenetik
Bereich Medizin
Friedrich-Schiller-Universität
Kollegiengasse 10
6900 Jena

Abteilung Humangenetik
klinik für Kindermedizin
Karl-Marx-Universität
Karl-Marx-Städter Straße 50
7039 Leipzig

Abteilung Humangenetik
Klinik für Kindermedizin
Medizinische Akademie
Leipziger Straße 44
3090 Magdeburg

Institut für Medizinische Genetik
Max-von-Otten-Straße 3
3010 Magdeburg

Abteilung Humangenetik
Genetische Familienberatung
Allendestraße
2000 Neubrandenburg

Abteilung Neurologie und Klinische Genetik
Bereich Medizin
Klinik für Kindermedizin
Wilhelm-Pieck-Universität
Rembrandtstraße 16/17
2500 Rostock

Humangenetische Beratungsstelle
Wismarsche Straße 289
2758 Schwerin

Humangenetische Beratungsstelle
Klinik für Kindermedizin
Albert-Schweitzer-Straße 3
6013 Suhl

Humangenetische Beratungsstelle
Frauenklinik
Karl-Keil-Straße 35
9547 Zwickau

Sachverzeichnis

A

Aberrationen,
Geschlechtschromosomen 304
- gonosomale 195, 312
- konstitutive 27
- X-chromosomale 168
Abortrisiko 32
AB0-System, -Phänotyp und Genotyp 80
Abschnitte, einzelsträngig 53
Abstammungsnachweis 55
- Ausschlußkonstellation 79
ACHe (= Acetylcholinesterase) 72
Acheirie s. Ektromelie 81
Achillessehnenbiopsie 62
Achondrogenesis 82, 286
- pränatale Erfassung 82
- Typ I 82
- Typ II 82
Achondroplasie (s. auch Chondrodystrophie, Chondrodystropher Zwergwuchs, Parrot-Syndrom) 14, 83 f.
Addison-Krise 85
Addison-Syndrom, erworbenes 85
Adoptionsstudien 9, 284
Adrenale Hypoplasie (s. auch Zytomegale adrenokortikale Hypoplasie) 85.
- - Histologie 85
Adrenogenitale Syndrome 18, 86 f.
- - HLA 18
- - HLA-Locus 87
- - pränatale Diagnostik 87
- - - Therapie 87
- - Pubertas praecox 86
- - Virilisierung 86
Adrenoleukodystrophie 85
Adulte polyzystische Nierenerkrankung (s. auch Zystennieren Typ Potter III) 334 f.
Affektive Psychose (s. auch Manisch-depressive Psychose) 208 ff.
AFP (= alpha-1-Fetoprotein) 72 f.
AFP-Bestimmung, Fruchtwasser 253
- Serum 253
AFP-Erhöhung, Fruchtwasser 253
AFP-Erniedrigung, Serum 253
Agenesie 16
AGS s. Adrenogenitale Syndrome 18, 86 f.
Akrozephalosyndaktylie (s. auch Apert-Syndrom) 103, 302

Albinismus 88 ff., 191
- Gelbmutante 88
- Hermansky-Pudlak-Syndrom 88
- Minimal-Pigment-Typ 88
- Nettelship-Typ 88
- okulärer (OA) 88 f.
- okulokutaner (OCA) 88 ff.
- - pränatale Diagnostik 90
- partieller 319
- totalis, Katarakt 191
- Tyrosinase-negativ 88 f.
- Tyrosinase-positiv 88 f.
Alkoholembryopathie (s. auch fetales Alkoholsyndrom) 91, 127
- Fazies 91
- Schwangerschaft 91
Allel 20, 69, 78, 101 f.
Allelie, multiple 154, 167, 244, 265, 315
Alles-oder-Nichts-Regel 347
Alport-Syndrom 92 f., 188
- Histologie 92
- intrafamiliäre Variabilität 93
- Verlauf 92
Alter, erhöhtes, Eltern 195
- mütterliches 23, 54, 127, 131, 261
Alterseffekt, mütterlicher 156
Altersrisiko, Mutter 337 ff.
- Vater 14, 340 f.
- - Myositis ossificans 341
Alzheimersche Krankheit (s. auch präsenile Demenz) 94, 126
- - Neuropathologie 94
Amaurose (s. auch Blindheit) 342
- Ursachen 342
- - erbliche 342
Amaurosis, Leber, kongenitale 194
Amenorrhoe, primäre 54, 87, 304
Amnionzellkultur 25
Amniozentese (= Fruchtwasserpunktion) (AC) 58, 73
Amyoplasie (s. auch Arthrogryposis multiplex congenita) 104 f.
Amyotrophe Lateralsklerose (s. auch Charcot-Sklerose) 95 f., 298 f.
- - intrafamiliäre Konstanz 95
Analatresie (s. auch Anus imperforatus) 97, 286
Anaphase 21
- I 22
Androgenresistenz 304
Androtropie 95, 107, 127, 143, 146, 156, 159, 186, 199, 270, 317

369

Sachverzeichnis

Anenzephalus (s. auch
  Neuralrohrdefekt) 252 f.
Aneuploidie 24, 25, 127
Angeborene Taubheit (s. sog.
  Taubstummheit) 98 f.
– – pathologisch-anatomisches
  Substrat 98
– – Wiederholungsrisiko, empirisches
  99
Angelman-Syndrom 15, 118
Angiokardiopathie, komplexe 186
Angiokeratoma corporis diffusum s.
  Morbus Fabry 227 f.
Anhydramnie 270
Aniridie (s. auch Irisaplasie) 100
– Chromosomenuntersuchung 100
α1-Antitrypsin-Mangel 101 f., 236
– Emphysem 101
– – Icterus neonatorum prolongatus
  101
– Leberzirrhose 101
– pränatale Diagnostik 102
Anus imperforatus (s. auch
  Analatresie) 97
Aortenisthmusstenose 170 f., 313
Aortenstenose 171
Apert-Syndrom (s. auch
  Akrozephalosyndaktylie) 103, 302,
  341
– Kraniostenose 103
Aplasie 16
Arachnodaktylie (s. auch
  Marfan-Syndrom) 174, 212 f.
Armindex 47
Arthrogryposis multiplex congenita
  (= Amc) (s. auch Amyoplasie,
  Multiple kongenitale
  Kontrakturen, s.
  Guerin-Stern-Syndrom) 104 f., 199
– – – auslösende Faktoren
    kindlicherseits 104
– – – – mütterlicherseits 104
Arylsulfatase A, Reduktion 217
Aspekt 17
Aspermie 54
Assoziationen HLA-Haplotyp 18
Ataxie, spinozerebellare 15
Ataxie-Teleangiektasie-Syndrom (s.
  auch Louis-Bar-Syndrom) 206 f.
Autosomen 51
Autosomentranslokation, reziproke 33
Autosomenvariante, fluoreszierende
  37
AV-Kanal 170 f.

B

Bandenmuster 47
Barr-Körperchen 7, 35 f.
Basisrisiko 1, 43
– erhöhtes 343 f.
Bauchdeckenaplasiesyndrom (s. auch
  Prune-belly-Sequenz,
  Megazystis-Megaureter-Syndrom)
  106
– pränatale Therapie 106
– – Ultraschallkontrolle 106
Bayessches Theorem 42, 75 ff.
Bearbeitungszeit 56
Belastung, chromosomenschädigende
  54
– exogene, in Schwangerschaft 347 ff.
– – – Einzelfallbeobachtungen 349
– – – Impfungen 349
– – – Infektionskrankheiten 349
– – – Medikamente, chemische
      Substanzen 347
– – – Strahlenbelastung 347 f.
– psychische 73, 81
Bemusterung, Fußsohlen 45
– Interdigitalräume 44
– Palmae 44
Beratungsanlässe 1
Beratungsaussage 1
Besonderheiten, familiäre 64
Beugefurchen, Finger 45
Bevorzugung, männliches Geschlecht
  200, 221
Bewegungsfähigkeit, intrauterine 16
Bewegungsmuster, abnormes 54
Blindheit (s. auch Amaurose) 261,
  342
Bloom-Syndrom 31, 107 f., 192, 327
– Chromosomenbrüche 107
– Malignitätsrate 107 f.
– pränatale Diagnostik 108
– Schwesterchromatidaustausche
  107 f.
Bluterkrankheit (s. auch Hämophilie
  A) 166 f.
Blutgruppen 52
Blutgruppenmerkmale 79
Blutpunktion, fetale (= FBS) 60
Blutsverwandtschaft 3 f., 12, 43, 82,
  99, 177, 219, 280, 343 f.
Brachmann-de-Lange-Syndrom (s.
  auch Cornelia-de-Lange-Syndrom)
  116
Brachydaktylie 109 f., 321
– Hyperphalangie 110

- Typ Mohr-Wriedt 110
- 7 Typen 109 f.
Brachymesophalangie mit Nageldysplasie 110
Brachymetakarpie 110
Brachytelephalangie 110
Broad thumb syndrome (s. auch Rubinstein-Taybi-Syndrom) 282
Bruchrate, spontane 30
Buphthalmus (s. auch Glaukom) 159 f.
B-Zell-Hyperplasie des Pankreas (s. auch Nesidioblastose) 150

C

Carter-Effekt 10
Cataracta congenita 190
Charcot-Marie-Tooth-Syndrom (s. auch Neurale Muskelatrophie) 250 f.
Charcot-Sklerose (s. auch Amyotrophe Lateralsklerose) 95 f.
CHARGE-Assoziation 111 f., 113, 333
Chimären 38 f.
Choanalatresie 112 f.
Chondrodystropher Zwergwuchs (s. auch Achondroplasie) 83 f.
Chondrodystrophie (s. auch Achondroplasie) 83 f., 341
Chorea Huntington (s. auch erblicher Veitstanz) 15, 76 f., 114 f., 234
- - Erkrankungsalter 114
- - indirekte Genotypanalyse 115
Chorionzottenbiopsie (CVS) (= Eihautentnahme) 56 f., 73
Christmas-Faktor, Mangel 168
Chromatidaustausch 31
Chromatidbrüche 30
Chromatide 21, 23
Chromatinfibrillen 46
Chromosomen, akrozentrische 47
- dizentrische 28
- Formel 48
- homologe 32 f.
- kondensierte 46
- kurzer Arm (= p) 47
- langer Arm (= q) 47
- metazentrisch 47
- menschliche, Kartierung 52
- Rearrangements 107
- Strukturanalyse 46
- submetazentrische 47
Chromosomenaberration 87, 112 f., 116, 143, 173, 204, 206, 253, 257, 261, 270, 336
- autosomale 199
- de-novo 54
- gonosomale 185
- induzierte 30
- numerische 31
- strukturelle 32, 65
Chromosomenanalyse, Indikationen 54 ff.
Chromosomenbänderung, reverse 50
Chromosomenbefunde, falsch-negativ 57
- falsch-positiv 57
- Prognose 64
Chromosomenbrüche 31, 107
Chromosomenbrüchigkeit, vermehrte 206
Chromosomenbruchrate, erhöhte 108
Chromosomenbruchsyndrome 27, 31
Chromosomendarstellung 56 ff.
Chromosomendiagnostik 46 ff.
- Einschränkungen 63 ff.
- Fehlermöglichkeiten 64
- Konsequenzen 63 ff.
- postnatal 65
- pränatal 64
- Voraussetzungen 63 ff.
Chromosomengröße 46
Chromosomenmosaik 39, 54
- Monosomie 26
Chromosomenmutation 13, 27, 53
Chromosomennomenklatur 47
Chromosomenpolymorphismen 38, 53, 63 f.
Chromosomenregion, fragile 28
Chromosomensatz, haploider 22, 24
Chromosomensegment, ausgetauschtes 6
Chromosomeninstabilitätssyndrom 107, 151
Chromosomenstörungen 24 ff., 43
- Spontanabort 24 f.
Chromosomenstruktur 46
Chromosomenumbau, Kreuze 31
- strukturell balanciert 54
- Triradiale 31
Clastogene 30
Codon 66
Colitis ulcerosa 225
Cone-rod-Retinopathie 279
Contretyp 273, 321
Cooley-Anämie 306

Sachverzeichnis

Cornelia-de-Lange-Syndrom (s. auch Brachmann-de-Lange-Syndrom) 116
- Chromosomenaberrationen 116
- Dermatoglyphen 116

Cri-du-chat-Syndrom (s. auch Katzenschreisyndrom) 192 f.

Crossing-over 23, 69 f.
- ungleiches 13, 32, 38

D

Daumenfurche 45
Defektgen 71
Deformation 16
Degeneration, spinozerebellare 153
De-Grouchy-Syndrom I (s. auch Deletion 18 p) 117
De-Grouchy-Syndrom II (s. auch Deletion 18 q) 118 f.
3-β-Dehydrogenase-Defekt 86
Deletion 13, 27, 36, 38, 53, 67
- interkalare 27
- interstitielle 273
- partielle 32
- submikroskopische 65
- terminale 27
Deletion 5 p (s. auch Katzenschreisyndrom) 192 f.
- 15 qll (s. auch Prader-Willi-Syndrom) 272 f.
- 18 p (s. auch De-Grouchy-Syndrom I) 117
- 18 q (s. auch Grouchy-Syndrom II) 118 f.
Deletionsmutation 13
De-novo-Aberration 273
De-novo-Deletion 117, 119, 193
Depression 208
Dermatoglyphen 44
Diabetes insipidus (s. auch Wasserharnruhr) 120 ff.
- – renale Form 120 f., 188
- – Schwangerschaft 121
- – zentrale Form 120 f.
- mellitus (s. auch Zuckerkrankheit) 19, 120, 122 ff., 153, 253
- – alterskorrigierte Erkrankungswahrscheinlichkeiten 123
- – Fehlgeburtenquote 124
- – Fertilitätsstörungen 122 f.
- – MODY-Diabetes 122 f.
- – Schwangerschaft 123, 125

- – Typ I 122 ff.
- – Typ II 122 ff.
- – Zwillingsuntersuchungen 123

Diagnostik, pränatale (= vorgeburtliche Untersuchung) 72 ff.
- – Untersuchungen, invasive 72 f.
- – – nichtinvasive 72

Diakinese 22
Diktyotän 23
Diplotän 22 f.
Direktpräparation 61
Disruption 16, 347
DNA 66
- mitochondriale 15
DNA-Doppelhelix 46
DNA-Fingerprinting 79
DNA-Methylierungsgrad 15
DNA-Polymerase 67
DNA-Repair-Defekt 31
DNA-Sonden, radioaktiv markierte 67
Doppelhelix 66
Dorsale Schlußstörung (s. auch Neuralrohrdefekt) 252 f.
Dosiskompensation X-gekoppelter Gene 35
Down-Syndrom (s. auch Mongolismus) 13, 126 ff., 170, 249, 308, 337
- Katarakt 191
- Lebenserwartung 126
- Mosaik 313
Down-Syndrom-Scores 45
Dreifingerfurche 45
Drift, genetische 20
Drumstick 35 f.
Duarte-Variante 154
Ductus Botalli, persistierender (PDA) 170 f.
Duplikation 13, 27, 36, 38, 131
- partielle 28, 32
Duplikationsmutation 13
Dysencephalia splanchnocystica (s. auch Gruber-Meckel-Syndrom) 165
Dysgenetische Zystenniere (s. auch Nierendysplasie Typ Potter II) 335 f.
Dysmorphie 17, 54, 63, 126, 331
Dysmorphiesyndrom 144
Dysplasia renofacialis (s. auch Potter-Sequenz) 270 f.
Dysplasie 16, 347
Dystrophie, myotone 14, 272

Dystrophin 248
Dystrophinanalyse 247
Dystrophingen 13, 247f.
– Duplikationen 248
– submikroskopische Deletion 248

E

Ebstein-Anomalie 171, 210
Echokardiographie, pränatale 72
Edwards-Syndrom 13, 130ff., 170, 332, 337
Ehlers-Danlos-Syndrom 133ff., 170, 177, 194
– pränatale Diagnostik 133ff.
– Typ V 212
– Typ IX 216
– 11 Typen 133f.
Eiigkeitsdiagnostik bei Zwillingen 55
Einschnürungsregion (= Zentromer) 47
Ektodermale Dysplasie 136ff.
– – anhidrotische Form 136f.
– – – – pränatale Diagnostik 137
– – – – Wärmeregulationsstörung 136
– – hidrotische Form 136ff.
Ektrodaktylie (s. auch Spalthand/Spaltfuß) 292
– Peromelie 110, 266
Ektromelie (s. auch Acheirie) 81
Elfin face syndrome (s. auch Williams-Beuren-Syndrom) 324f.
Encephalomyelitis disseminata (s. auch Multiple Sklerose) 245f.
Endogene Psychose, bipolarer Verlauf 208f.
– – unipolarer Verlauf 208f.
Enteritis regionalis (s. auch Morbus Crohn) 225f.
Entwicklungsfeld 16
Enzephalozele (s. auch Neuralrohrdefekt) 252f.
Enzympolymorphismen 79
Epidermolysen 73
Epidermolysis bullosa 139ff.
– – dystrophica, pränatale Diagnostik 141
– – – Hallopeau-Siemens 139ff.
– – letalis, pränatale Diagnostik 140
– – – Herlitz 139f.
– – simplex Koebner 139f.
Epiloia (s. auch Tuberöse Sklerose) 310f.

Epikanthus 17, 63, 126, 270
Epilepsie (s. auch Morbus sacer) 142ff.
– Absencen 142
– Basisrisiko 144
– BNS-Anfälle 142
– empirische Risikozahlen 144f.
– fokale Anfälle 142
– genuine Form 142f.
– Grand-mal-Anfälle 142
– Hypsarrhythmien 142
– myoklonische Anfälle 142
– Petit-mal-Anfälle 142
– primär generalisierte Anfälle 142
– Schwangerschaft 144
– symptomatische Form 142f.
Erbanlagen, Zahl 9
Erbe/Umwelt-Diagramm 9
Erbgang, autosomal dominant 2f., 71, 76
– – kodominant 102
– – rezessiv 4f., 71
– monogen 42
– X-chromosomal dominant 8
– – rezessiv 6f., 71, 75
Erbkrankheiten, Therapie 359
– – Beispiele 359
– – Keimzelltherapie 359
– – somatische Gentherapie 359
Erbschema 8
Erkennungssequenz 66
Erkrankungen, multifaktoriell bedingte 42
– neuromuskuläre 16
Erkrankungsrisiko 7f.
Erkrankungswahrscheinlichkeit 10
Euchromatin 46
Exon 66
Exostosen, multiple kartilaginäre 146f.
– – – Entartung, maligne 146f.
Expressivität 3, 15, 109
– unterschiedliche 147, 169, 173
– variable 152, 194, 202, 270, 292, 302
– wechselnde 109, 112, 146, 213, 268

F

Faktoren, exogene 43, 177
Fallotsche Tetralogie 171
Familiäre Hypercholesterinämie 148f.
– – Heterozygotie 148
– – Homozygotie 148

Sachverzeichnis

– – LDL-Rezeptor 149
– Kolonpolypose (s. auch Polyposis coli) 269
– Nesidioblastose (s. auch B-Zell-Hyperplasie des Pankreas) 150
Familiärer hämolytischer Ikterus (s. auch Sphärozytose) 293f.
Familienstammbaum 40f.
– Darstellung, graphische 40f.
– gebräuchliche Symbole 41
Fanconi-Anämie (s. auch Panmyelopathie Fanconi) 107, 151, 327
– Chromosomenbrüche 151
– pränatale Diagnostik 151
Farbstoff-Flow-Messung, pränatale 72
F-Body 36
Fehlbildung 16f., 63, 124, 347
– fetale 54
– genetisch bedingte 43
– primäre 16
Fehlbildungs-/Retardierungs-Syndrom, erstes Kind 350
– – – Zuordnung 350
Fehlbildungssyndrom 16, 32
– chromosomal bedingtes 54
Felddefekt 16, 164, 266
Felderbemusterung 44
Fertilität 32
– relative 14, 78
Fetales Alkoholsyndrom (s. auch Alkoholembryopathie) 91
Fetoskopie 73, 90, 183
Föllingsche Krankheit (s. auch Phenylketonurie) 264f.
Fragile sites 27f.
Fragiles X-Syndrom (s. auch Martin-Bell-Syndrom) 214f., 351
Franceschetti-Syndrom (s. auch Mandibulofaziale Dysostosis, Treacher-Collins-Syndrom) 113, 152, 164, 341
Friedreichsche Ataxie 153
Fruchttod, intrauteriner 59f., 124f., 130
Fruchtwasserzellen 59
Fünffingerfurche 45
Furchenbildung 44
– Fußsohle 45
Furchensystem 44f.
Fusion, unbalancierte 273
– zentrische 29

G

Galaktosämie 101, 154f.
– Kataraktbildung 154
– Leberversagen 154
– pränatale Diagnostik 155
– Schwangerschaft 155
Gangliosidosen 227, 295
G_{M2}-Gangliosidose Typ I (s. auch Tay-Sachs-Syndrom) 303
Gaucher-Zellen 229
Gaumen, hoher 17
Gaumenspalte 156, 165
– mediane 204
– Mikrosymptome 156
Geburtsvorgang 43
Geistige Behinderung, männliche Person aus Familie der Frau 351f.
– – – – Beispiele 351f.
Gene (s. auch Erbanlage) 20
– gekoppelte 69
– Lokalisation menschlicher 52
Gencluster 18
Genetische Faktoren bei Krebs- und Tumorerkrankungen 353f.
Genetischer Abstammungsnachweis 79f.
Genfrequenz 5, 20, 75, 78
Genitale, äußeres, intersexuelles 54
Genkartierung 53
Genlocus 20
Genmutation 13
Genom 66
Genommutation 13, 24
Genotyp 80
Genotypdiagnostik 69ff., 307
– indirekte 69, 71, 93, 115, 244, 335
Genproduktanalyse 53
Gensequenzen, überlappende 53
Gentechnologie 66ff.
– Anwendungsbereiche 67
Genträger, heterozygote 4
Genwirkung, additive 11
Gesichtsausdruck, „griesgrämiger" 276
Geschlechterverteilung, auffällige 10
Geschlechtsbevorzugung 9f., 200, 276
Geschlechtschromatin 35ff.
Geschlechtschromosomen 51
– Mosaikbefunde 37
– Zahlenanomalie 37
Geschlechtsentwicklung, sekundäre, ausbleibende 54
– – verzögerte 54

Geschlechtsmerkmale, sekundäre, Ausbleiben 87
Gewebe, embryonal 39
– extraembryonal 39, 57
– meristematisch 39
Gewebelangzeitkultur 57, 59
Gewebebiopsie 62
Gicht und Hyperurikämie 157f.
– – Carter-Effekt 158
Glaucoma simplex 159f.
Glaukom (s. auch grüner Star, Buphthalmus, Hydrophthalmus) 159f.
– kongenitales 159
Glioma retinae (s. auch Retinoblastom) 277f.
Globoidzell-Leukodystrophie (s. auch Morbus Krabbe) 231
Glykogenose 161ff.
– Typ I v. Gierke 161f.
– – – pränatale Diagnostik 162
– Typ II, Heterozygotendiagnostik 163
– – – Pompe 162f.
– – – pränatale Diagnostik 163
Glykosphingolipidose (s. auch Morbus Fabry) 227f.
Goldenhar-Syndrom (s. auch okuloaurikulo-vertebrale Dysplasie) 16, 152, 164
Gonadenmosaik 39, 55
Gonadoblastomrisiko 55
Gonosomenpaarung, gestörte 23
Gonosomenstörung 54
G_1-Phase 21
G_2-Phase 21
Grauer Star (s. auch Katarakt) 190f.
Gruber-Meckel-Syndrom (s. auch Dysencephalia splanchnocystica) 156, 165, 261, 270, 286, 333f.
– pränatale Diagnostik 165
Grundrisiko 43
Grüner Star (s. auch Glaukom) 159f.
Guerin-Stern-Syndrom (s. auch Arthrogryposis multiplex congenita) 104f.
Gynäkomastie 195f.
Gynäkotropie 113, 117f., 131, 176, 194, 290

H

Hair-less women 304
Haltbarkeit, Blutprobe 60
Hämoglobinopathie 288f., 306
Hämophilie 53
Hämophilie A (s. auch Bluterkrankheit) 14, 53, 166ff., 322, 341, 359
– – Konduktorinneneigenschaft 167
– – molekulargenetische Untersuchung 167
– – pränatale Diagnostik 167
Hämophilie B 166, 168, 322
– – Konduktorinneneigenschaft 168
Hand and heart syndrome (s. auch Holt-Oram-Syndrom) 173
Handfurchen, Reduktion 45
Haplotyp 71
Hardy-Weinberg-Regel 78
Harlekinfetus 182
Hasenscharte (s. auch Lippen-Kiefer-Gaumen-Spalte) 204f.
Häufung in Isolaten 9
Hauptfurchen, Palmae 45
Haupthistokompatibilitätskomplex 18f.
Hauptlinien, fehlend 44
– Reduktion 44
Hauptlinienverlauf, diagonaler 44
– longitudinaler 44
Hauptmustertyp, Bögen 44
– Schleifen 44
– Wirbel 44
Hautbiopsie 62
Hautleisten 44f., 126, 130
– Diagnostik 63
– Scores 45
HbF-Bestimmung 60, 64
Hebephrenie 283
Hemihypertrophie 100
Hemizygotie 6
Hepatozerebrale Degeneration (s. auch Morbus Wilson) 236f.
Hereditäres angioneurotisches Ödem (s. auch Quincke-Syndrom) 169
Herkunft aus Isolaten 3f., 12, 219, 357
Hermaphroditismus, echter 38
Herzfehler, angeborene 126, 131, 162, 170f., 172f., 261
– – empirische Risikoziffern 172
– – pränatale Erfassung 172
– kongenitale 162, 170f., 186
Heterochromatin, konstitutives 46f., 49

Heterochromatinblock 47
Heterogenie 5, 90, 99, 159, 244, 300, 321
Heterologenfusion 262
Heterozygote, doppelte 5
Heterozygotenrisikoeinschätzung 76
Heterozygotie 2, 148
Hintergrund, ethnischer 64
Histone 46
Histonoktamer 46
HLA-D-Region 18
HLA-System 52, 79
HLA-Typen 73
HMSN I und II (hereditary motor and sensory neuropathy) (s. auch Neurale Muskelatrophie) 250 f.
Hodenbiopsie, Meioseuntersuchung 55
Holt-Oram-Syndrom (s. auch Hand and heart syndrome) 170, 173, 266
– Mikrosymptome 173
Homologenfusion 29, 262
Homozygotie 2, 4 f., 70, 99, 148, 343
Homozystinurie 174 f., 212
– pränatale Diagnostik 175
Hörausfälle, umschriebene 355
Hormone, schwangerschaftsspezifische 72 f.
Hörstörungen 156, 263, 355 f.
– gemischte 355
– Risiken, empirische 356
Hüftdysplasie (s. auch Hüftluxation) 176 f.
Hüftgelenksdysplasie 199
Hüftluxation (s. auch Hüftdysplasie) 10, 176 f.
– Carter-Effekt 177
– empirische Risikoziffern 177
– Endemiegebiete 176
– exogene Faktoren 177
– Grundkrankheiten 177
Hunter-Syndrom 127
Hurler-Syndrom 127
Hybridzellen 53
Hydantoinembryopathie 91, 313
Hydantoin-Syndrom 109, 144, 170, 313
Hydramnion 124
Hydrocephalus aresorptivus 178
– externus 178
– hypersecretorius 178 f.
– internus 178
– occlusivus 178

Hydrophthalmus (s. auch Glaukom) 159 f.
21-Hydroxylase 87
11-β-Hydroxylase-Defekt 86
17-Hydroxylase-Defekt 86
21-Hydroxylase-Defizienz (= Defekt) 18, 86 f.
Hydrozephalus (s. auch Wasserkopf) 178 ff., 252
– Aquäduktstenose 178 ff.
– Arnold-Chiari-Fehlbildung 179
– Balkenmangel 178
– Dandy-Walker-Zyste 179 f.
– Foramina Magendi und Luschkae, Verschluß 179
– Holoprosenzephalie 178
– Neuralrohrdefekt 178 ff.
– normotensivus 178
– postentzündlich 179
– Stoffwechselstörung 178 ff.
Hyperploidie 13, 24
Hyperurikämie 161
– sekundäre 274
Hypochondroplasie 83
Hypoglykämie 150, 161
Hypophosphatämie 318
Hypophosphatasie 82
Hypoploidie 13, 24

I

Ichthyosen 73, 181 ff.
Ichthyosis, Arylsulfatase C, Konduktorinnen 181
– congenita 182 f.
– Steroidsulfatase, mikrosomale 181
– vulgaris, autosomal dominant 181, 183
– – X-chromosomal rezessiv 181, 183
– – – – pränatale Diagnostik 183
IgA-Mangel 206
Immobilisierung, pränatale 104
Immunantwort auf Mitogen, verminderte 60
Immunglobulingene 53
Imprinting 15
Inaktivierung eines X-Chromosoms 35
Incontinentia pigmenti Bloch-Sulzberger 8, 184 f.
– – – Krankheitsphasen 184
– – – zusätzliche Störungen 184
Infertilität, männlich 196
– weiblich 304 f., 313

Insertion 27
Insertionsmutation 13
In-situ-Hybridisierung 53, 65, 273
Interkinese 22
Interphase 21
Interphasezellen 35
Intersexualität 357 f.
- Differentialdiagnose, Differenzierungsstörungen, primäre 357
- - - sekundäre 357
- Geschlechtszuordnung des Kindes 358
- Gonaden, maligne Entartung 358
Intertarsalabstand 45
Intron 66
Inversion 13, 28, 32, 54, 346
- parazentrisch 28, 32, 119, 193
- perizentrisch 28, 32, 119, 193
In-vitro-Test 30
Inzest 343 f.
Inzidenz 20, 42, 78
Irisaplasie (s. auch Aniridie) 100
Isochromatidbrüche 30
Isochromosomen 28, 38, 131
Ivemark-Syndrom 170, 186 f.
- vorgeburtliche Ultraschalldiagnostik 187

J

Jervell- und Lange-Nielsen-Syndrom 281
Juvenile familiäre Nephronophthise 92, 188 f.
- Makuladegeneration (s. auch Stargardtsche Makuladegeneration) 200, 300

K

Karyogramm 51
Karyotyp, unbalanciert 34 ff.
Karyotypanalyse 51, 53
Katarakt (s. auch Grauer Star) 190 f., 277
- isoliert 190 f.
- bei Syndromen 191, 321
Katatonie 283
Katzenauge, amaurotisches 277
Katzenschreisyndrom (s. auch Cri-du-chat-Syndrom, Lejeune-Syndrom) 192 f.
Kayser-Fleischerscher Ring 236
Kearns-Sayre-Syndrom 15

Keimbahn 13
Keimbahnzellen 7
Keimblätter 39, 58
Keimzellbildung 31 f., 34
Keimzellen, aneuploide 23
- diploide 23
- haploide 22
Keimzellmosaik 7, 13, 248
Keimzellmutation 13
Keratokonus 194
Kernmembran 21
Kielstirn 17
Kinderwunsch, unerfüllter 357, 360 f.
- - Faktoren bei beiden Partnern 361
- - - der Frau, anatomische 360
- - - - chromosomale 360
- - - - endokrin ovarielle 360
- - - - psychophysische 360
- - - des Mannes, anatomische 360
- - - - chromosomale 361
- - - - endokrin/testikuläre 361
- - - - psychophysische 361
Kinetochor 21
Kinky-hair disease (s. auch Menkes-Syndrom) 216
Klein-Waardenburg-Syndrom (s. auch Waardenburg-Syndrom) 89, 319 f.
Klinefelter-Syndrom 13, 195 f., 329, 331, 337
- intersexueller Phänotyp 196
- Mosaik 196
- Strukturanomalien 196
Klinodaktylie, Brachymesophalangie 110
Klippel-Feil-Syndrom 16, 197 f., 290, 313, 317, 332
- 3 Typen 197
Klonierung 67
Klumpfuß (s. auch Talipes equinovarus) 199, 270
Knochenmark 61
Kollagengene 53
Kollodiumbaby 182
Komplementfaktoren 18
Konduktorin 6 f.
- sichere 6
Konduktorinneneigenschaft 6 f.
Kongenitale Herzdefekte (CHD) (s. auch Herzfehler, angeborene) 170 ff., 186
Konkordanzrate 9
Kontamination, Fremdzellen 56

Kontrakturen, multiple kongenitale 104 f.
Kopplung 20
Krebserkrankungen, höheres Alter 354
Krebs- und Tumorerkrankungen, genetische Faktoren, autosomal dominanter Erbgang 353
– – – – DNA-Repair-Defekte 353 f.
– – – – molekulargenetische Grundlagen 353
– – – – ohne Mendelschen Erbgang 353
– – – – Prädisposition 353
Kugelzellanämie (s. auch Sphärozytose) 293 f.
Kulturdauer 58, 60
Kulturmethoden 56
Kulturversager 57, 59 f., 62
Kurzinkubation 57, 61

L

„Landmarks" 47
Lebersche Optikusatrophie 200
– – Konduktorinneneigenschaft, Nachweis 200
– Optikusneuropathie 15
Leberzirrhose 236
Leistenaplasie 44
Leistenbreite, Veränderungen 44
Leistendysplasie 44
Leistenhöhe, Veränderungen 44
Leistenstruktur 44
Leistentypen 44
Leistenverlauf, unregelmäßiger 44
Leistenzahl, Erhöhung 44
– Reduktion 44
Lejeune-Syndrom (s. auch Katzenschreisyndrom) 192 f.
LEOPARD-Syndrom (s. auch Progressive kardiomyopathische Lentiginose) 201 f.
Leptotän 22
Lesch-Nyhan-Syndrom 157, 203, 341
– Erfassung, Konduktorinnen 203
– pränatale Diagnostik 203
Leukämie 54, 61, 126
Leukodystrophie 231, 245
Leukopenie, fetale 60
Leukozytenantigene (HLA) 18
Lippen-Kiefer-Gaumen-Spalte 156, 204 f., 261, 359
– Hörstörungen 204
– Mikrosymptome 204
– Prophylaxe 205
– Schwangerschaft 205
Löfgren-Syndrom 223
Louis-Bar-Syndrom (s. auch Ataxie-Teleangiektasie-Syndrom) 107, 206 f.
Lymphozytenkultur 60 f.
Lyon-Hypothese 7, 35, 242
Lyonisierung 137

M

Magenpförtnerkrampf (s. auch Pylorusstenose) 276
Makrozephalie 178, 254
Malignitätsrate 107 f., 304
– erhöhte 206, 255, 263, 304
Mandibulofaziale Dysostose (s. auch Franceschetti-Syndrom) 152
Manie 208
Manifestationsalter 114
– spätes 153, 158
Manifestationsrisiko 9
Manisch-depressive Psychose (s. auch Affektive Psychose, Zyklothymie) 208 ff.
– a posteriori Erkrankungsrisiko 210 f.
– empirische Risikozahlen 210
– Frühschwangerschaft 210
Männer, hemizygote 8
Marfan-Syndrom (s. auch Arachnodaktylie) 159, 170, 174, 177, 194, 212 f., 249, 321, 324, 331, 341
– harte Kriterien 212
– kardiovaskuläre Symptome 212
– pränatale Diagnostik 213
– weiche Kriterien 212
Markergen 71
Marker-X-Syndrom (s. auch Martin-Bell-Syndrom) 214 f.
Martin-Bell-Syndrom (s. auch Marker-X-Syndrom, Fragiles X-Syndrom) 28, 214 f.
– Konduktorinnennachweis 215
Megazystis-Megaureter-Syndrom (s. auch Bauchdeckenaplasiesyndrom) 106
Meiose 21 ff., 26, 127, 337
– Paarungsstörung 34
Meiose I 22 f., 26, 127
Meiose II 22 f., 26, 127

Sachverzeichnis

Mendelsche Erbgänge 42, 71
Meningozele (s. auch Neuralrohrdefekt) 252 f.
Menkes-Syndrom, Kinky-hair disease 216
- pränatale Diagnostik 216
- Überträgereigenschaft 216
Merkmale, altersabhängige 63
- umweltlabile 10
- umweltstabile 10
- Variabilität 11
Merkmalsausprägung 2, 8, 11
Merkmalsmanifestation 6
Metachromatische Leukodystrophie (s. auch Sulfatidose) 217 f. 295
- - Heterozygotentest 218
- - Histologie 217
- - pränatale Diagnostik 218
- - Pseudodefizienz-Gen 218
Metaphase 21
Metaphase I 22
Microcephalia vera 192, 219 f.
Mikrozephalie 116, 118, 130, 144, 184, 192, 219 f., 282
- Cornelia-de-Lange-Syndrom 219
- Cri-du-chat-Syndrom 192, 219
- Mittellinienfehlbildung 220
- Phenylketonurie 219, 264
- Rubinstein-Taybi-Syndrom 219
- Trisomie 13   219, 261
- Trisomie 18   219
- Valproinsäureeinnahme 219
Minisatelliten-DNA 79
Minutiae 44
Minutiaemuster, Veränderungen 44
Mitose 21 ff., 25
- tetraploide 25
- - durch Tumortherapie 25
Mittelhandfurche 45
Mittelmeeranämie (s. auch Thalassämie) 306 f.
Mongolismus (s. auch Down-Syndrom) 126 ff.
Monosomie 26
- autosomal 38
- tertiäre 33
Monosomie-21-Mosaik 26
Monosomie 22   26
Monosomie X (= Ullrich-Turner-Syndrom) 13, 312, 338
- - Frühaborte 313
Morbus Bechterew (s. auch Spondylitis ankylopoetica) 19, 221 f.

- - HLA Typ B 27   18, 221
- Bleuler (s. auch Schizophrenie) 283 ff.
- Boeck (s. auch Sarkoidose) 223 f.
- - Histologie 223
- - Schwangerschaft 224
- Bourneville-Pringle (s. auch Tuberöse Sklerose) 310 f.
- Crohn (s. auch Enteritis regionalis) 225 f.
- - Schwangerschaft 226
- Fabry (s. auch Angiokeratoma corporis diffusum, Glykosphingolipidose) 191, 227 f., 295
- - Akroparästhesien 227
- - Cornea verticillata 227 f.
- - α-Galactosidase 227 f.
- - Heterozygotennachweis bei Frauen 228
- - pränatale Diagnostik 228
- Gaucher 229 f., 295
- - Glucosylcerebrosidase 229
- - pränatale Diagnostik 230
- - Typ I adulte Form 229
- - Typ II 256
- - - - infantile, akute Form 229
- Krabbe (s. auch Globoidzell-Leukodystrophie) 231, 295
- - Galactosylceramid-β-Galactosidase, lysosomale 231
- - Heterozygotentest 231
- - Histologie 231
- - pränatale Diagnostik 231
- Osler (s. auch Teleangiectasia hereditaria haemorrhagica) 232 f.
- - homozygote Merkmalsträger 233
- - Manifestationsalter 232
- - Mikrosymptome 233
- Parkinson (s. auch Parkinsonsche Krankheit, Paralysis agitans) 234 ff.
- - Risiko für Geschwister 235
- Pompe 229
- sacer (s. auch Epilepsie) 142 ff.
- Stargardt 200
- Wilson (s. auch Hepatozerebrale Degeneration) 234, 236 f., 245
- - Coeruloplasmin 236
- - Dauerbehandlung 237
- - Heterozygotenerfassung 237
- - Manifestationsbeginn 236
- - Schwangerschaft 237
- - Verlaufsformen 236

Sachverzeichnis

Mosaik 7, 24, 38 f., 64 f., 117, 119, 127, 131, 193, 262, 331
- Fehlinterpretation 65

Mosaiktrisomie 27
Mosaikverdacht 56
MPS Typ Hunter 240, 242
- – – Konduktorinnennachweis 242
- – – pränatale Diagnostik 242
- Typ Hurler 240
- Typ Hurler/Scheie Compound 240
- Typ Maroteaux-Lamy 241
- Typ Morquio 197, 241
- Typ Sanfilippo 240, 352
- Typ Scheie 240
- Typ Sly 241

m-RNA (= Boten-RNA, messenger-RNA) 66
Mukolipidosen 238
- Heterozygotendiagnostik 238
- pränatale Diagnostik 238
- verschiedene Typen 238

Mukopolysaccharidosen (MPS) 238 ff.
- Heterozygotenerfassung 242
- pränatale Diagnostik 242
- 6 Typen 239 ff.

Mukoviszidose (s. auch Zystische Pankreasfibrose) 243 f.
- DNA-Diagnostik 244
- Heterozygotenerkennung 244
- Mekoniumileus 243 f.
- Neugeborenenscreening 243
- Pilocarpiniontophorese (= Schweißtest) 243
- pränatale Diagnostik 244

Multiple kongenitale Kontrakturen (s. auch Arthrogryposis multiplex congenita) 104 f.
- Sklerose (s. auch Encephalomyelitis disseminata, Polysklerose) 19, 95, 217, 245 f.
- – – Erkrankungsalter 245
- – – Schwangerschaft 246
- – – Zeugungsfähigkeit, Verminderung 246

Muskelatrophie, spinale 95
Muskeldystrophie 298 f.
- Becker-Kiener 247 f.
- – – Genotypdiagnostik 248
- – – Pränataldiagnostik 248
- Duchenne 13 f., 52, 75 f., 247 f., 341
- – – Genotypdiagnostik 248
- – – Pränataldiagnostik 248

Musterbildungen, ethnische Besonderheiten 44
- familiäre Besonderheiten 44
- Fingerbeeren 44
- Uniformität 44
- Zehenbeeren 44

Musterdifferenzierung, unvollständige 44
Mutagene 31
Mutation 13 f., 20, 78
- somatische 13, 39

Mutationsrate 14, 75
- indirekte Schätzung 14

Mutteralter, Chromosomenaberrationen 339
Mutteralter, erhöhtes 54
Myelomeningozele (s. auch Neuralrohrdefekt) 252 f.
Myelozele (s. auch Neuralrohrdefekt) 252 f.
Myopie 194, 249, 321, 359
- Komplikationen 249
- Pseudodominanz 249
- hochgradige, Schwangerschaft 249

N

Nabelschnurpunktion 73
Nasenwurzel, breite 17
Nebenfurchen, Palmae 45
Negativmutante 53
Nephroblastom (s. auch Wilms-Tumor) 326
Nephronophthise, juvenile 92
Neumutation 3, 7, 83, 103, 185, 213, 292, 311, 320
- dominante 121, 340

Neurale Muskelatrophie (s. auch Charcot-Marie-Tooth-Syndrom, HMSN I und II) 250 f., 298 f.
- – – Histologie 250
- – – Krankheitsgruppe, heterogene 251
- – – Progredienz 250

Neuralrohrdefekt (s. auch Dorsale Schlußstörung) 16, 73, 177 f., 199, 252 f., 347
- ACHe-Bestimmung 253
- AFP-Bestimmung 253
- exogene Faktoren 253
- Hydrozephalus 252
- pränatale Diagnostik 253
- prophylaktische Vitaminanwendung 253

Neurodermitis 136
Neurofibromatose Recklinghausen 14, 159, 201, 254f.
– – Mutationen, häufige 255
– – somatische Mutation 254
– – Typ I 15, 254
– – Typ II 15, 179, 254f.
Niemann-Pick-Krankheit (s. auch Sphingomyelinlipidose) 217, 256, 295
– Heterozygotentest 256
– pränatale Diagnostik 256
– Sphingomyelinase 256
– Typ A 229, 256
Niemann-Pick-Zellen 256
Nierenagenesie (s. auch Nierendysplasie Typ Potter II) 335f.
Nierendysplasie Typ Potter II (s. auch Dysgenetische Zystenniere) 333, 335f.
– – – Histologie 335
– – – Ultraschall in Schwangerschaft 336
Nierenveränderung, multizystische 165
Non-disjunction 23, 127, 337
– mitotische 38
Noonan-Syndrom 91, 170, 257f., 313
– Gesichtsdysmorphien 257
– Herzfehlbildungen 257f.
Nukleolen 21
Nukleosom 46
Nukleosomfibrillen 46

O

Okuloaurikulo-vertebrale Dysplasie (s. auch Goldenhar-Syndrom) 164
Oligohydramnion 16, 104, 199, 270, 333
Oligohydramnionsyndrom (s. auch Potter-Sequenz) 270f.
Oligonucleotide 67
Onkogene 53, 353
– in Chromosomenbruchstelle 206
Ontogenese 38f.
Oogenese 24
Organogenese 347
Osteogenesis imperfecta 104, 194, 259f.
– – pränatale Diagnostik 260
– – Typ I–IV 259f.
– – Typ Lobstein 259f.
– – Typ Vrolik 259f.

Osteoporose 196
Ovarbiopsie, Meioseuntersuchung 55

P

Pachytän 22
Panmixie 20, 78
Panmyelopathie Fanconi (s. auch Fanconi-Anämie) 151
Paralysis agitans (s. auch Morbus Parkinson) 234f.
Paranoide Psychose 283
Paris-Konferenz 51
Parkinsonsche Krankheit (s. auch Morbus Parkinson) 234f.
Parkinson-Syndrom 115
Parrot-Syndrom (s. auch Achondroplasie) 83f.
Partialstörungen (= Mosaik) 64
Pätau-Syndrom 13, 131, 170, 261f., 337
Pendred-Syndrom 98, 263
– Heterozygotentest 263
Penetranz, unvollständige 268
– verminderte 2f., 139, 160, 197
Pentasomie 27
Perinataler Hirnschaden 352
Peromelie 81, 110
Phänokopie 3, 63, 278
Phänotyp 63, 65, 80, 304, 312ff.
Phänotyp/Karyotyp-Diskrepanz 65
Phenylketonurie (= PKU) (s. auch Föllingsche Krankheit) 14, 264f., 359
– Heterozygotenerfassung 265
– multiple Allelie 265
– Neugeborenenscreening 264
– pränatale Diagnostik 265
– Schwangerschaft 264
– Therapie, Beginn 264
Phokomelie 173
Phosphatdiabetes (s. auch Vitamin-D-resistente Rachitis) 318
Pigmentstörung, lokalisiert 319
Poland-Syndrom 266, 302
Polydaktylie (s. auch Vielfingrigkeit) 165, 267f., 286
– postaxiale 267
– präaxiale 267
Polygenie 11
Polymerasekettenreaktion (= PCR, polymerase chain reaction) 67
Polymorphismusanalyse 55
Polyploidie 13, 24
Polyploidisierung 25

Sachverzeichnis

Polyposis coli (s. auch familiäre Kolonpolypose) 269
Polysklerose (s. auch Multiple Sklerose) 245 f.
Polysyndaktylie 267
Population 20, 78
Populationsgenetik 20
Porengröße, Veränderung 44
Porenzahl, Veränderung 44
Potter-Gesicht (= Potter-Fazies) 16, 270
Potter-Sequenz (s. auch Oligohydramnionsyndrom, Dysplasia renofacialis) 16, 199, 270 f., 332 f., 334
– pränatale Ultraschalldiagnose 271
Prader-Willi-Syndrom 15, 65, 122, 272 f., 313
– – Aspekt 272
– In-situ-Hybridisierung 273
– molekulargenetische Diagnostik 273
Präkanzerose 269
Präsenile Demenz 94
Präsumptivvater 79
Prävalenz 20
Primer 67
Probenentnahme 56
Probentransport 56
Progressive kardiomyopathische Lentiginose (s. auch LEOPARD-Syndrom) 201 f.
Prometaphasechromosomen 273
Prophase 21 f.
Protoonkogen 28, 353
Prune-belly-Sequenz (s. auch Bauchdeckenaplasiesyndrom) 16, 106, 270
Pseudodominanz 3 ff., 12, 141, 160, 236, 280, 321
Pseudomosaik 65
Psoriasis (s. auch Schuppenflechte) 19, 274 f.
– arthropathica 274
– Korrelation HLA 275
Pubertas praecox 86, 254
Pulmonalisatresie 170 f.
Pulmonalstenose 171
Punktmutation 13
Pylorospasmus (s. auch Pylorusstenose) 276
Pylorusstenose (s. auch Pylorushypertrophie,

Pylorospasmus, Magenpförtnerkrampf) 10, 276
– Carter-Effekt 276
– Geschlechtsbevorzugung 276
Pylorushypertrophie (s. auch Pylorusstenose) 276

Q

QT-Syndrom (s. auch Romano-Ward-Syndrom) 281
Quinacrinmustard 50
Quincke-Ödem (s. auch Hereditäres angioneurotisches Ödem) 169

R

Rachischisis (s. auch Neuralrohrdefekt) 252 f.
Region, nukleolusorganisierende (= NOR) 47
– pseudoautosomale 23
Rekombination 20
Rekombinationshäufigkeit 70
Rekombinationsrate 20
Replikationsphase (= S-Phase) 35
Restriktionsenzym 66
Restriktionsfragment 66
Restriktionsfragmentlängen-polymorphismus (= RFLP) 69 ff.
Retinitis pigmentosa (s. auch Retinopathia pigmentosa) 279 f.
Retinoblastom (s. auch Glioma retinae) 16, 179, 277 f.
– Deletion 13q 278
– Neumutation 278
– Phänokopie 278
– Überwachung 277
Retinopathia pigmentosa (s. auch Retinitis pigmentosa) 200, 279 f., 300
– – und Hörstörungen 280
– – Manifestationsalter 279 f.
– – molekulargenetische Analyse 280
Rh-Unverträglichkeit 73
Ringchromosom 27, 119, 193
Risikoberechnung 338
Risikodaten, empirische 42
Risikoschätzung 42
Risikoziffern, empirische 10
Rotgrünblindheit 53
Romano-Ward-Syndrom (s. auch QT-Syndrom) 281
– EKG-Veränderungen 281
Röntgenuntersuchung, pränatale 72

Rubinstein-Taybi-Syndrom (s. auch
  Syndrom der breiten Daumen,
  Broad thumb syndrome) 170, 282
– Aspekt 282
– Dermatoglyphen 282
– Mikrozephalie 282

S
Saldino-Noonan-Syndrom 267
Salzverlust 85, 188
Salzverlustsyndrom 86f.
Sandalenfurche (= Sandalenlücke)
  17, 45, 126
Sarkoidose (s. auch Morbus Boeck)
  223f.
Satelliten 29, 47
Satellitenstiele 29, 47
SCE-Rate 31
Schalleitungsschwerhörigkeit 355
Schallempfindungsschwerhörigkeit
  355
Schizophrene Episode 283
– Psychose (s. auch Schizophrenie)
  283 ff.
Schizophrenia simplex 283
Schizophrenie (s. auch Schizophrene
  Psychose, Morbus Bleuler) 114,
  283 ff.
– a posteriori Erkrankungsrisiko
  284 f.
– Schwangerschaft 284
Schnürfurchen 81
Schuppenflechte (s. auch Psoriasis)
  274 f.
Schutzfaktoren, geschlechtsspezifische
  10
Schwellenwert 10
Schwellenwerteffekt 143
Schwesterchromatiden 31
Schwesterchromatidaustausch 107
Schwesterchromatiddarstellung 31
Segregation 20, 33, 71
Selektion 20, 78
Selektionskoeffizient 14
Sequenz 16
Sequenzhomologie 67
Serum-AFP, erniedrigt 54
Sex-Chromatin 7
Sex vesicle 23
Short-rib-polydactyly-Syndrom (s.
  auch
  Thoraxdystrophie-Polydaktylie-
  Syndrom) 286f.

– pränatale Diagnostik 287
– Typ Majewski 82, 286f.
– Typ Saldino-Noonan 82, 267, 286f.
Sichelzellanämie 13, 69, 73, 288f.,
  293, 307
– DNA-Analyse 289
– Heterozygote 288
– Heterozygotie, doppelte 289
– Homozygotie 288
– pränatale Diagnostik 289
Skoliose 174, 290f.
– Gynäkotropie 290
– Überwachung 291
SMA-Typ III, Androtropie 297
Sonographie (=
  Ultraschalluntersuchung) 72
Southern-Hybridisierung 66ff.
Southern-Hybridisierungstechnik 68,
  79
Spalthand/Spaltfuß (s. auch
  Ektrodaktylie) 292
– – Expressivitätsschwankungen 292
Spermiogenese 24
Sphärophakie-Brachymorphie-
  Syndrom (s. auch
  Weill-Marchesani-Syndrom) 321
Sphärozytose (s. auch
  Kugelzellanämie, Familiärer
  hämolytischer Ikterus) 293f.
– Manifestationsalter 293
– variable Expressivität 293f.
S-Phase 21
Sphingolipidosen 295
Sphingomyelinlipidose (s. auch
  Niemann-Pick-Krankheit) 256, 295
Spina bifida (s. auch
  Neuralrohrdefekt) 252ff.
– – aperta 252
– – occulta 252
Spinale Muskelatrophien 95, 296ff.
– – Krankheitsbeginn 299
– – Typ I, Werdnig-Hoffmann, 272,
  296f., 299
– – Typ II, Werdnig-Hoffmann,
  intermediäre Form 296f., 299
– – Typ III,
  Wohlfahrt-Kugelberg-Welander
  (= SMA-Typ III) 296ff.
– – Typ IV, adulte Form (=
  SMA-Typ IV) 296, 298f.
Spindelapparat 21, 25
Spleißen 66
Spleißmutation 13

Sachverzeichnis

Spondylitis ankylopoetica (s. auch Morbus Bechterew) 221 f.
Spontanaborte 24
- gehäufte 54, 345 f.
- - Beispiele 346
- - Ursachen, Kind, genetisch 345
- - - - nicht genetisch 345
- - - Mutter, genetisch 345
- - - - nicht genetisch 346
- - - Vater, genetisch 346
- - - - nicht genetisch 346
Sprachentwicklungsverzögerung 98, 204
Stammbauminformation 75
Stammlinie, monosome 26
Stammzellen, somatische 7
Stargardtsche Makuladegeneration (s. auch Juvenile Makuladegeneration) 300
- - Heterogenie 300
Status epilepticus 142
Sterilität 54 f.
Stoffwechseldefekt, pränatal erfaßbar 73
Störungen, neurologische 16
Strahlenexposition, Mutter und Embryo 348
Strahlentherapie, Belastung des Vaters 348
Strukturaberration, interchromosomale 27
- intrachromosomale 27
Stückaustausch 28
Subaortenstenose, idiopathische hypertrophe 171 f.
Subbanden 48
Subfertilität 55
Sulfatidose (s. auch Metachromatische Leukodystrophie) 217 f., 295
Supravalvuläre Aortenstenose (s. auch Williams-Beuren-Syndrom) 172, 324 f.
Symbrachydaktylie 266
Symptome, fakultative 17
- obligate 17
Syndaktylie 103, 266, 301 f.
- Typ I–V 301 f.
- variable Expressivität 302
- Variabilität 301
Syndrom 17
Syndrom der breiten Daumen (s. auch Rubinstein-Taybi-Syndrom) 282
Synphalangie 266

T
Talipes equinovarus (s. auch Klumpfuß) 199
Tandemtranslokation 127
Tapetoretinale Degeneration 279, 300
Taubheit 261, 319
Taubheitssyndrome 263
Taubstummheit (s. auch Angeborene Taubheit) 98 f.
Tay-Sachs-Syndrom (s. auch G_{M2}-Gangliosidose Typ I) 217, 219, 229, 295, 303
- Heterozygotennachweis 303
- Hexosaminidase-A-Defekt 303
- pränatale Diagnostik 303
Technik, molekulargenetische 53
Teleangiectasia hereditaria haemorrhagica (s. auch Morbus Osler) 232 f.
Telomere 21, 47
Telophase 21
Telophase I 22
Testikuläre Feminisierung 304 f., 358
- - Konduktorinnen 304
Tetraploidie 24
Tetrasomie 13, 27
Thalassaemia major 306 f.
- minima 306
- minor 306 f.
Thalassämie (s. auch Mittelmeeranämie) 13, 73, 289, 293, 306 f.
- Genotypanalyse 307
- Hämoglobinelektrophorese 307
- Heterozygotennachweis 307
- Malaria-Resistenz 306
- pränatale Diagnostik 307
α-Thalassämie 306
β-Thalassämie 306
Thoraxdystrophie-Polydaktylie-Syndrom (s. auch Short-rib-polydactyly-Syndrom) 286 f.
T-Lymphozyten, geringe Anzahl 60
Transformation bei Medikamentenbehandlung 63
Transformationsstörungen, krankheitsbedingte 61
- primäre 60, 63
Transformierbarkeit 60
Transkription 66
Translation 66
Translokation 32, 53 f.
- balancierte 29, 32, 127
- - reziproke 346

- reziproke 13, 28, 32, 34, 117, 119, 127, 194, 273
- – unbalancierte 273, 346
- Robertsonsche 29, 127, 129, 262
- unbalancierte 29, 32, 34, 117, 119, 131, 193
- X-autosomale 6, 119, 167

Translokationsträger 32, 73, 119, 128 f.
- Geschlecht 32

Transposition, große Gefäße 170 f.
Treacher-Collins-Syndrom (s. auch Franceschetti-Syndrom) 152
Trikuspidalatresie 170 f.
Trimethadionsyndrom 116, 145
Triplett-Code 66
Triploidie 13, 24, 346
Triplo-X-Syndrom (s. auch Trisomie-X-Syndrom, XXX-Syndrom) 308 f., 337
- Mosaik 308
- Sonderformen 309

Triradius, axial, Position 44
Trisomie 13, 26 f.
- Autosomen 27
- doppelte 27
- freie 337, 339
- partielle 27
- tertiäre 33

Trisomie 13 (s. auch Pätau-Syndrom) 13, 165, 261 f., 267
Trisomie 18 (s. auch Edwards Syndrom) 13, 91, 130 ff., 252
Trisomie 21 (= Down-Syndrom) 13, 126 ff., 337
Trisomie 21, freie 127 ff., 338
Trisomie-X-Syndrom (s. Triplo-X-Syndrom) 27, 308 f.
Trivalente 23
Truncus arteriosus 170 f.
Tuberöse Sklerose (s. auch Epiloia) 179, 310 f., 352
- – intrafamiliäre Expressivitätsschwankungen 311
- – Koenen-Tumoren 310
- – Mikrosymptome 311
- – Neumutation 311
- – pränatale Diagnostik 311
- – Überwachung 310

Tumor 54, 62, 179
Tumorzellen 24 ff.
Turner-Gruppe 314
Turner-Mosaik 314
- – Malignitätsgefährdung 314

Turner-Syndrom (s. auch Ullrich-Turner-Syndrom, XO-Syndrom) 28, 53, 117, 170, 197, 257, 272, 312 ff., 338
- Berufsberatung 313
- Hygroma colli 312
- Isochromosom 314
- Katarakt 191
- Lymphödem 312
- Mosaik 314
- Mosaikträgerinnen 313
- Streak-Gonaden 313

U

Ullrich-Turner-Syndrom (s. auch Turner-Syndrom) 13, 284, 312 ff., 338
Ultraschallbefund, auffälliger 54
Umbauten, interchromosomal 28
- intrachromosomal 27

Umweltfaktoren, Art 9
Univalente 23
Untersuchungszeitpunkt 63
Untersuchungen, pränatale, Fruchtwasser 73
- – Hautbiopsien 73
- – Nabelschnurblut 73
- – Zellen 73

Usher-Syndrom 98, 279, 315 f.
- Berufswahl 316
- Doppelbehinderung 316
- Typ I–III, multiple Allelie 315
- Typ I–IV 315

V

VACTERL-Assoziation (s. auch VATER-Assoziation) 97, 112 f., 317
Valproinsäuresyndrom 145
VATER-Assoziation (s. auch VACTERL-Assoziation) 112, 270, 317
- Androtropie 317

Vaterschaft 79
Vaterschaftsausschluß 79
Vaterschaftsnachweis, sicherer 79
Ventrikelseptumdefekt (= VSD) 170 f.
Vererbung, maternale 15
- mitochondriale 15
- multifaktorielle 9 f.
- – Häufung in Isolaten 9
- Nicht-Mendelsche 15

Sachverzeichnis

- paternale 15
- polygene 9

Verwandtenehe 5, 43
Vielfalt, genetische 22
Vielfingrigkeit (s. auch Polydaktylie) 267 f.
Vierfingerfurche 17, 45, 63, 126, 131, 261, 313
Vitamin-D-resistente Rachitis (s. auch Phosphatdiabetes) 318
- Frühdiagnose 318
- Kleinwuchs 318

Vorhofseptumdefekt (= ASD) 170 ff.

W

Waardenburg-Syndrom (s. auch Klein-Waardenburg-Syndrom) 98, 319 f.
- Mikrosymptome 320
- Neumutation 320
- Taubheit 319
- Zeugungsalter, Vater 320

Wachstumsgene 53
Wachstumsretardierung 54, 118, 130, 192
Wachstumsverhalten, auffälliges 86
Wahrscheinlichkeit, a posteriori 75
- a priori 75
Warfarin-Syndrom 109, 170
Wasserharnruhr (s. auch Diabetes insipidus) 120 f.
Weill-Marchesani-Syndrom (s. auch Sphärophakie-Brachymorphie-Syndrom) 109, 191, 321
- Brachydaktylie 321
- Heterogenie 321
- Katarakt 191, 321
- Manifestation bei Heterozygoten 321
- Myopie 321
- Pseudodominanz 321

Wiederholungsrisiko 2, 4, 12, 42, 132
Wiederholungswahrscheinlichkeit 4, 99
v. Willebrand-Jürgens-Syndrom 166, 168, 322 f.
- Faktor VIII in Schwangerschaft 322
- Schwangerschaft 323
- Schweregrad, intrafamiliäre Schwankungen 323
- Subtypen 322

Williams-Beuren-Syndrom (s. auch Supravalvuläre Aortenstenose, Elfin face syndrome) 192, 324 f.

- Schwachform 325

Wilms-Tumor (s. auch Nephroblastom) 16, 100, 326
- Aniridie 326
- Hemihypertrophie 326
- Histologie 326
- strukturelle Chromosomenaberration 326

Wolfsrachen s. Lippen-Kiefer-Gaumen-Spalte 204 f.

X

X-Chromatin 35, 37
X-Chromosom, fakultativ heterochromatisch 27, 35
- spät replizierendes 50
Xeroderma pigmentosum 327 f.
- - Heterozygotenerkennung 327
- - Pathogenese 327
- - pränatale Diagnostik 328
- - 7 Gendefekte 328
- - Überwachung 327

XO-Syndrom (s. auch Turner-Syndrom) 312 ff.
XO/XY-Mosaik 313
XXi 6
XX-Männer 329
- molekulargenetische Abklärung 329
- X/Y-Translokation 329

XXX-Syndrom (s. auch Triplo-X-Syndrom) 308 f.
XYY-Syndrom 330 f., 338
- Chromosomenbefunde 331
- erhöhtes Tumorrisiko 331

45,XO 6
47,XXY (= Klinefelter-Syndrom) 337

Y

Y-Chromatin 35 ff.

Z

Zellen, fetale, ektodermaler Herkunft 58
- - entodermaler Herkunft 58
- - mesodermaler Herkunft 59
- somatische, Alterung 26

Zellinie, permanente 26 f.
Zellinkubation 56 ff.
Zelltyp, Zottenstroma 57
- Zytotrophoblast 57

Zellzüchtung 56 ff.
Zellzyklus 21

Zentriol 21
Zentromer 29, 38
– Querteilung 38
Zentromerlokalisation 47
Zeugungsalter 7
– mütterlicher Großvater 7, 167, 203, 341
– Vater 14, 83f., 103, 152, 185, 213, 280, 320
Zottenstroma 57
Zuckerkrankheit (s. auch Diabetes mellitus) 19, 122ff.
Zwerchfelldefekt 332
– pränatale Erfassung 332
– Zwerchfellaplasie 332
– Zwerchfellhernie 332
Zwergwuchs, disproportionierter 83
Zwillingsforschung 143
Zwillingspaare, eineiige 9, 79
– zweieiige 9
Zwillingsschwangerschaft 16, 38, 104, 199, 253
– Verschmelzen der Fruchtanlagen 38
Zygotän 22f.
Zygote 38
Zyklothymie (s. auch Manisch-depressive Psychose) 208ff.
Zystennieren 106, 326, 333ff.
– Histologie 333ff.
– Typ Potter I 333f.
– – – Compound-Heterozygotie 333
– – – vorgeburtliche Diagnostik 334
– Typ Potter II 165, 270, 333
– Typ Potter III (s. auch Adulte polyzystische Nierenerkrankung) 333ff.
– – – Genotypdiagnostik 335
– – – Hirnbasisaneurysmen 334
– – – Histologie 334
– – – Leberzysten 334
– – – Manifestationsalter 334
– – – Schwangerschaft 335
– – – verminderte Penetranz 335
Zystische Fibrose (= Mukoviszidose) 52
– Pankreasfibrose (s. auch Mukoviszidose) 243f.
Zytomegale adrenokortikale Hypoplasie (s. auch Adrenale Hypoplasie) 85
Zytotrophoblast 57

Klein
Genetik in der medizinischen Praxis
1988. 424 Seiten, 82 Abbildungen, 94 Tabellen
⟨flexibles Taschenbuch⟩ DM 44,–

Berg
Schwangerschaftsberatung und Perinatologie
3., neubearbeitete und erweiterte Auflage
1988. 560 Seiten, 144 Abbildungen, 117 Tabellen
⟨flexibles Taschenbuch⟩ DM 46,–

Döring
Empfängnisverhütung
Ein Leitfaden für Ärzte und Studenten
12., überarbeitete Auflage
1990. 181 Seiten, 20 Abbildungen, 26 Tabellen
⟨flexibles Taschenbuch⟩ DM 22,–

Heckl
Der Arztbrief
Eine Anleitung zum klinischen Denken
2., durchgesehene Auflage
1990. 139 Seiten, 2 Abbildungen, 8 Tabellen
⟨flexibles Taschenbuch⟩ DM 19,80

Preisänderungen vorbehalten

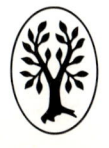

Georg Thieme Verlag Stuttgart · New York

Hansen
Praktische ärztliche Untersuchungs- und Behandlungstechnik
Diagnostische und therapeutische Eingriffe,
Einfache Funktionsprüfungen, Blutgruppenbestimmung und
Bluttransfusion, Wiederbelebung
5., überarbeitete Auflage
1987. 254 Seiten + 2 Farbtafeln, 129 Abbildungen, 3 Tabellen
〈flexibles Taschenbuch〉 DM 35,–

Heintz/Althof
Das Harnsediment
Atlas, Untersuchungstechnik, Beurteilung
4., überarbeitete Auflage
1989. 144 Seiten, 104 z. T. farbige Abbildungen, eine Tabelle
〈flexibles Taschenbuch〉 DM 30,–

Tornatore/Sramek/Okeyz/Pi
Unerwünschte Wirkungen von Psychopharmaka
1991. 201 Seiten, 7 Tabellen
〈flexibles Taschenbuch〉 DM 30,–

Stück/Röhrig/Rudolph (Hrsg.)
AIDS bei Frauen und Kindern
Leben mit der Krankheit
1989. 120 Seiten, 12 Tabellen, 3 Abbildungen
〈flexibles Taschenbuch〉 DM 22,–

Preisänderungen vorbehalten

Georg Thieme Verlag Stuttgart · New York